健康正能量（5）

——蔬菜养生祛病，就这么简单！

本册主编 许彦来　李运伦　赵　峻

丛书主编 李富玉　孙建光

青岛出版社　QINGDAO PUBLISHING HOUSE　国家一级出版社　全国百佳图书出版单位

前　言

中国第一部医学专著《黄帝内经》中的《素问·藏气法时论》指出："五谷为养，五果为助，五畜为益，五菜为充。气味合而服之，以补益精气。"其中的"五菜"指的就是我们生活中的各色蔬菜，所谓"五菜为充"是指这些蔬菜能够补充人体所需的维生素，增强人体免疫力。

"五菜为充"绝非仅仅是填饱肚子那么简单，它更是中华民族几千年养生保健"食疗"效果的精炼概括与证明。它的养生保健效果，在《本草纲目》中已有记载："谨和饮食五味，脏腑以通，血气以流，骨正筋柔，腠理以密，寿命可以长久……菜之于人，补非小也。"

流传于中国民间的许多有关饮食的俚话俗言都与蔬菜的保健功能有关。如"食，不可无绿"；"三天不吃青，两眼冒金星"；"萝卜上市，郎中下乡"；"青菜豆腐保平安"；"四季吃生姜，百病一扫光"；"早吃三片姜，胜过人参汤"；"冬吃萝卜夏吃姜，不劳医生开药方"等等，不胜枚举，不一而足。

改革开放以来，我国经济发展突飞猛进，人们的生活水平与质量不断提高，"饱腹充饥"不再是人们饮食的惟一重点，合理、科学的健康饮食已成为衡量人们生活水平的一个重要方面。五谷为养，五菜为充，返璞归真，回归自然；"绿色工程"，方兴未艾！"药食同源"已成为人们崇尚自然、贴近自然的保健方式。"五谷为养……五菜为充"，历史早已验证了蔬菜与健康的关系！

蔬菜作为人们日常生活中不可或缺的食材，它以绿色、纯天然、价廉物美的特点在人们构建高品质的生活中占有重要地位。但是，由于多方面的原因，很多人对蔬菜的认识还不是很全面、透彻，有的甚至知之甚少，因而在打造合理、健康、科学的饮食方面存在着一些误区。如不知道如何合理搭配食物、不清楚如何烹饪能更合理地保存蔬菜的营养成分、不明白某种蔬菜特有的食疗效果或宜忌等。为了让广大读者对蔬菜有更多更全面的了解，进而达到以蔬菜养生的目的，我们结合大量的事实资料及权威专家的建议，编写了本书。

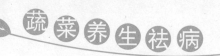

　　全书从养生的观点出发，不仅对常见的蔬菜，从营养成分、养生功效、食用技巧等方面进行了详细的介绍，而且对于蔬菜的应用，如蔬菜美容、蔬菜减肥、蔬菜祛病、不同人群的蔬食调理等方面也给予了全面的论述。此外，本书还提供了大量的蔬菜养生食疗方，让您可以轻松地根据自己的体质和喜好，充分选择自己需要的蔬菜养生餐。

　　本书内容通俗易懂、内容翔实，注重科学性、实用性、知识性和可读性，适合各阶层读者品读，是现代家庭养生保健的必备书。

目 录

第一章 五彩蔬菜：菜篮子里的"保健药"

蔬菜以其物美价廉、营养丰富深受人们欢迎。古人有"五菜为充"的说法，在人们越来越注重生活品质的今天看来，这里的"充"字远远超出了"充饥"的含义。现代研究认为，蔬菜含有丰富的维生素、纤维素、糖类、淀粉、钙、磷、铁、无机盐以及锌、硒、碘等微量元素，是维护健康的必不可少的重要营养成分。由此可见，蔬菜在维持人体的正常生理代谢和抗病能力方面发挥着不可或缺的重要作用。蔬菜如此重要，生活中，岂能少了它？赶紧来看看蔬菜有哪些功效吧。

第二章 健康解码：养生蔬菜大点兵

蔬菜是我们生活中必不可少的食物，几乎每天我们都会接触到几种不同的蔬菜。或许你并不知道，看似寻常的蔬菜却有着不一般的效用。科学养生，观念要更新，从日常饮食准备，从蔬菜革命开始。"自然、健康"是现代人所崇尚的养

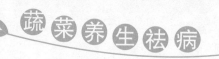

生方式,更是现代人对自然的回归与革新。蔬菜养生即是这样一种自然而又健康的方式。然而,蔬菜品种繁多,不同的蔬菜有着不同的养生功效。只有认识各种蔬菜的养生效果,才能够更好地发挥各种蔬菜的养生功效,做个真正的健康人。

目录

第三章　食蔬有方：美味蔬菜健康吃

　　"人可以一月不吃鱼肉，但不可一日无蔬"。当今社会，人们越来越注重健康的生活饮食，对蔬菜的要求也越来越高。俗话说"若想身体好，经常吃蔬菜"。吃

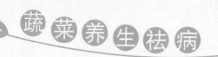

蔬菜养生祛病　　　　　　　　　就这么简单！

　　蔬菜,乍听之下,这是件再寻常不过的事情了。但是,若想既科学又合理地吃蔬菜,则没有你想象的那么简单。其实,吃蔬菜也是大有学问的,若食用方法不当,不注意食用蔬菜的某些细节,如没有根据自己的体质合理选择蔬菜,烹饪方式不恰当,过量食用蔬菜,常吃与蔬菜相克的食物,则不但起不到养生保健的作用,而且还有可能对健康产生不利影响。那么,我们究竟应该怎么吃蔬菜才是科学、健康的呢?

第四章　蔬菜美容:源自天然的美丽

　　柳枝的婀娜源自大地丰富的营养,人们娇美的容颜、细嫩的皮肤、乌黑的头发、明亮的眼睛、洁白的牙齿等都离不开食物的滋润。在为人们提供各种养分的众多食物中,蔬菜是其中不可或缺的一部分。蔬菜中的硫化物可降低血脂,扩张血管,清除皮肤白斑,使头发油亮;蔬菜中的酶可助消化,润肠道,排毒养颜,使全

目 录

身皮肤红润有光泽；蔬菜中的蛋氨酸和胱氨酸可有效改善发质。可以说蔬菜是人体维生素的重要来源，只要我们通过蔬菜的科学食疗及外用，就可轻轻松松变美丽！

第五章　蔬菜减肥：做一个苗条"蔬"女

　　肥胖者的食品要求是低热量、低脂、低糖、高维生素、优质蛋白质。蔬菜中所含的纤维素、特殊物质和水分对减轻人类体重,减少脂肪的堆积都极有好处。这得益于蔬菜中的纤维素在肠道中停留的时间短于其他食品,它可以通过干扰营养物质的过分吸收,从而达到减少脂肪堆积的目的;同时纤维素本身的产热能力极低,可以降低热量的贮存。此外,蔬菜中含有的许多物质都能促进脂肪的分解,使体内的脂肪消耗。所以,采用吃蔬菜的方法减肥,对于既怕胖又"贪嘴"的人来说是两全其美的方法。

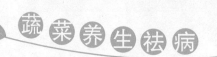
第六章　蔬菜祛病：做自己的蔬菜医生

蔬菜之所以具有保健和多种医疗效果,其主要原因是它含有大量的营养素,其所含有的蛋白质、氨基酸、糖及有机酸都具有很高的药用价值。人们可以根据自身的体质、健康状态,对症食菜、择优食用,以充分汲取新鲜蔬菜中的营养成分,调和天然药物养生祛病的功效,烹制出具有滋补、祛病功效的药膳,从而达到疗疾养生,延年益寿的效果。常吃这些新鲜蔬菜,不仅可以有效控制人体的体重,还可以减少患病的危险,有效促进人体的健康。

目 录

第七章　菜有所属：不同人群的蔬食调理

　　人们虽然与蔬菜朝夕相处，但对于它们的了解远远不够。蔬菜就像我们身体的好朋友，我们离不开它。专家认为，纯粹的素食主义和纯粹的肉食主义都不是健康的养生方式，最好的养生方法是营养均衡，素荤结合。每个人都有自己的择友标准，我们的身体也是。为了便于每个人都能迅速找到适合自己的养生蔬菜，本章我们将按照年龄、性别、不同职业和不同需求将适合您的蔬菜一一道来。

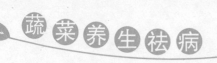

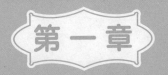

第 一 章

五彩蔬菜：菜篮子里的"保健药"

蔬菜以其物美价廉、营养丰富深受人们欢迎。古人有"五菜为充"的说法，在人们越来越注重生活品质的今天看来，这里的"充"字远远超出了"充饥"的含义。现代研究认为，蔬菜含有丰富的维生素、纤维素、糖类、淀粉、钙、磷、铁无机盐以及锌、硒、碘等微量元素，是维护健康的必不可少的重要营养成分。由此可见，蔬菜在维持人体的正常生理代谢和抗病能力方面发挥着不可或缺的重要作用。蔬菜如此重要，生活中，岂能少了它？赶紧来看看蔬菜有哪些功效吧。

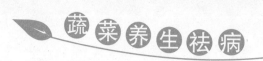 就这么简单!

蔬菜营养价值大盘点

我们每天都应该均衡地摄入包括碳水化合物、蛋白质、脂肪、水、维生素、矿物质、膳食纤维等在内的各种营养素。这些营养素不仅包含在米面、肉类、鸡蛋、牛奶等食物中,蔬菜中也含有很多人体必须的营养素,并且很多营养素是在蔬菜以外的食物中找不到的。那么蔬菜包含哪些主要营养成分呢?具体而言包括以下八种:

1. 蛋白质

蛋白质是一切生命的物质基础,是机体细胞的重要组成部分,是人体组织更新和修补的主要原料,能维持机体正常的新陈代谢和各类物质在体内的输送,为人体提供热量等。含蛋白质丰富的蔬菜有马铃薯、芋头及毛豆、豌豆、蚕豆、扁豆、豇豆和四季豆等鲜豆类。

2. 碳水化合物

蔬菜或多或少都含有热能性的碳水化合物,尤其是糖和淀粉。马铃薯、山药、荸荠、藕等含有很多的淀粉。南瓜含有一定的糖,是能量的很好来源。

3. 脂肪

蔬菜中也含有少量的脂肪,它们是人体必需而体内又不能自行合成的不饱和脂肪酸,有着维持新陈代谢平衡的作用。

4. 维生素

蔬菜是人体所需维生素的重要来源,蔬菜中所含的维生素对人体健康起着非常重要的作用。人体如果缺乏这些维生素,就会引发各种疾病。

(1)维生素A 维生素A具有维持上皮细胞正常结构与功能、促进生长发育、参与人体体内代谢的作用。如果人体缺乏维生素A会引发夜盲症、干眼病、皮肤角质化等一系列的疾病。各种蔬菜中如芹菜、油菜、菠菜、番茄、荠菜、韭菜、胡萝卜、辣椒中均含有丰富的胡萝卜素。胡萝卜素是维生素A的前身物质，进入人体后可转化为维生素A。

（2）维生素B族　维生素B族都是水溶性维生素。常见的有维生素B_1（硫胺素）、维生素B_2（核黄素）及叶酸。维生素B_1缺乏会引起脚气病；维生素B_2缺乏会引起视疲劳、角膜充血、口角炎等；如在怀孕头3个月内缺乏叶酸，容易导致胎儿神经管畸形，增加裂脑儿、无脑儿的发生率。含维生素B_1较多的蔬菜有：金针菜、香椿、香菜、莲藕、土豆等；含维生素B_2较多的蔬菜有：菠菜、芥菜、白菜、芦笋、蕹菜、金针菜等。富含叶酸的蔬菜有：莴苣、菠菜、番茄、胡萝卜、青菜、龙须菜、花椰菜、油菜、小白菜、扁豆、豆荚、蘑菇等。

（3）维生素C　维生素C又叫抗坏血酸，是一种水溶性维生素。维生素C的功效更大，尤其具有美容的功效。相反，如人体缺少了维生素C，则很容易造成血管及牙龈出血，导致坏血病的发生。此外它还能预防癌症的发生，延缓人体的衰老。富含维生素C的蔬菜有辣椒、西兰花、菜花、红薯、卷心菜、番茄等各种深色蔬菜及野菜等。

（4）维生素E　维生素E能使细胞膜不受损伤，因而它能维持骨骼肌、平滑肌和心肌的正常结构和功能。维生素E还能防治皮肤干燥，增强皮肤对湿疹、疥疮的抵抗力，防止维生素A在消化道内氧化从而有利于维生素A的吸收，并可延长维生素A在肝内的贮存时间，防止上皮细胞过度增生、角化，保护上皮细胞，从而使皮肤润滑细嫩。同时，它还能防止皮肤中的胆固醇受紫外线照射而产生晒斑及致癌物质，预防晒斑与皮肤癌的发生。在蔬菜中，富含维生素E的有菠菜、生菜、甘蓝等。

（5）维生素PP　一般蔬菜中维生素PP（烟酸）的含量较少，只有辣椒中含量较为丰富。维生素PP有维持皮肤和神经细胞健康的功能。如果缺乏维生素PP，就会发生癞皮病或糙皮病，双手、两颊及其他裸露部位会出现左右对称的皮炎，皮损处有明显而界限清楚的色素沉着，冬季易导致冻疮，同时还可导致高脂血症、冠心病等病症。

5. 矿物质

人体组织中有20多种矿物质，它们是构成身体组织、调节生理功能和维持

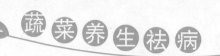

人体健康的重要物质。而在蔬菜中,矿物质的含量占 0.3%~2.8%,由于品种的不同,无机盐在各类蔬菜中的含量自然也不相同。叶菜类含量比较高,为 0.4%~2.3%;其次为鲜豆类,为 0.6%~1.7%。

蔬菜中矿物质主要有钙、磷、铁、钾、镁、硫及微量元素碘、铜,其中以钾的含量为最多,其次是钙、磷、铁。蔬菜中的无机盐除具有调节人体生理功能等作用外,还是组成人体各组织的重要成分。钙、铁、钾等在人体生理上是碱性物质,可以中和体内酸性物质,以维持体内酸碱平衡。

6. 膳食纤维

膳食纤维是不易被消化的营养素,可以清洁消化道内壁和增强消化功能,稀释和加速食物中的致癌物质和有毒物质的排出,保护脆弱的消化道和预防结肠癌;可以快速排泄胆固醇,帮助血糖和胆固醇控制在最理想的水平。膳食纤维大量存在于牛蒡、白萝卜、白菜、空心菜、茭白、韭菜、芹菜、苦瓜、海带、木耳、山药、银耳、豆芽、豌豆等豆类及菌藻类蔬菜中。

7. 芳香类物质

蔬菜中含有芳香类物质,具有特殊香味,并含有各种色素,可增加感官性状;含有各种有机酸,对维生素 C 有保护作用。芳香油、有机酸以及硫化物,可以促进人体的内分泌活动,也有一定的杀菌、防病作用。

8. 特殊的化学成分

一些食用菌中含有特殊的化学成分,能降血脂、降血糖,清除细菌、病毒,还有抗癌的作用。

养生小贴士

蔬菜益寿又延年

许多蔬菜含有一定的清除氧自由基的能力,如大蒜、青菜、荠菜、卷心菜、胡萝卜、青椒、番茄等,能增强机体活力和抗病能力。大量研究证明,经常食蔬菜，能够预防多种与增龄有关的退行性病变，对脑老化、皮肤老化及机体衰老可以产生一定的延缓作用。

蔬菜种类多，营养各不同

蔬菜有广义和狭义之分。广义的蔬菜，是指凡植物通常柔软、脆嫩、多肉、多汁或具有特殊的气味等，不论其为根、茎、叶、花、果实、种子或菌体，可供个人佐餐、副食或调味者；狭义的蔬菜，是指以十字花科和葫芦科为主，可以做菜吃的植物。

除水果外，蔬菜是维生素 C 的重要来源，也是维生素 A、叶酸、维生素 B 族的重要来源，因而蔬菜有"健康食品"、"长寿食品"、"美容食品"的美誉，特别是绿色蔬菜，其营养价值与保健功效更是养生饮食的"天然长寿药"。蔬菜有根、茎、叶、花、果实，同一种蔬菜中不同部位的营养素的含量也不同，其中根由于要吸收土壤中的各种营养素来维持自己的生长，所以根部的营养素含量相对较高，虽然大部分蔬菜的根不能食用，但靠近根部的茎的下端营养素的含量也是很丰富的。同理，同一蔓上的黄瓜，接在下端的比接在上端的营养要高。蔬菜的皮因与外界进行频繁的物质交换，营养素的含量也很高，靠外的部位好于靠里的部位。叶的营养价值也很高，因为叶是植物进行光合作用的场所，如芹菜的叶就比茎的营养价值高。

一般情况下，蔬菜按照食用部分可分为根菜类、茎菜类、叶菜类、果菜类、花菜类等类型。

1. 根菜类蔬菜

凡是以肥大的肉质直根为食用部分的蔬菜都属于根菜类。这类蔬菜含有大量的淀粉或糖类，是热能很高的副食品，除做蔬菜直接食用外，还可以作为食品工业原料来进一步加工。根菜类主要品种包括萝卜、胡萝卜、芜菁、根用芥菜、甘蓝等。

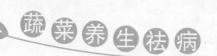

2. 茎菜类蔬菜

茎菜类蔬菜供人食用的主要部分是茎部。茎分为地上茎和地下茎。地上茎蔬菜包括莴笋、石刁柏、竹笋、榨菜、茎蓝等；地下茎蔬菜包括马铃薯、姜、芋头等。

3. 叶菜类蔬菜

叶菜类蔬菜品种较多，是人们经常吃的主要蔬菜之一。包括大白菜、小白菜、甘蓝、油菜、菠菜、葱、芹菜、韭菜、茴香、芫荽等。此类蔬菜的叶片肥大、鲜嫩，含水分较多。

4. 果菜类蔬菜

果菜类是以植物的果实为食用部分的蔬菜。果菜类蔬菜包括黄瓜、冬瓜、南瓜、丝瓜、苦瓜、茄子、甜椒、辣椒、番茄、菜豆、豌豆、豇豆、蚕豆等。此类蔬菜富含维生素和无机盐，营养价值较高。

5. 花菜类蔬菜

花菜类的主要种类有菜花、黄花菜及各种豆芽菜。这些新鲜蔬菜的特点是都含有大量水分，大部分鲜菜的水含量在90%以上，碳水化合物的含量不高，蛋白质含量少，脂肪含量更低，因此不能作为获取热能和蛋白质的营养来源。但是它们在膳食中依然很重要，因为它们是无机盐、维生素和食物纤维的重要来源。

养生小贴士

哪些蔬菜相对安全？

按蔬菜种类来说，一般以下蔬菜相对较安全：

（1）不易粘附农药及其他污染物的蔬菜。如冬瓜、长蒲、丝瓜和甘蓝（包心菜）、结球白菜等，它们是削皮或剥去外叶后供食用的，可以把粘附在表皮或外叶上的农药残留及其他污染物去掉。

（2）抗性强、病虫危害较少的蔬菜。如南瓜、苦瓜、芥菜、洋葱、芹菜、莴苣、

健康正能量（5）

6

大蒜、黄秋葵、百合、竹笋（特早笋除外）等，这些蔬菜施农药次数一般较少或不施农药。

（3）根菜类和薯芋类蔬菜。如萝卜、胡萝卜、大头菜和马铃薯、芋、姜、菊芋（洋姜）、山药、草石蚕（螺丝菜）等，这些蔬菜供食用部分生长在土壤里，如果种植基地土壤或灌溉水未受污染，即使叶部施农药对食用部分影响也较小，同时这类蔬菜本身抗病虫害能力强，施农药次数也较少。

（4）水生蔬菜。如莼菜、莲藕、水芹、慈菇等，如果水、土壤未受污染，也较安全。

（5）冬季和早春栽培的蔬菜。因为此时期气温低，病虫害发生少，危害轻，蔬菜栽培无需施农药。

让你爱上蔬菜的八大理由

蔬菜不仅能烹调成美味佳肴，为人体提供丰富的维生素、矿物质和纤维素等人体必需的营养素，而且具有良好的药用价值。人们可以根据自身的体质、健康状态，对症吃菜，以充分汲取新鲜蔬菜中的营养成分，调和天然药物养生治病的功效，烹制出具有滋补、食疗功效的药膳，能助疗疾养生，延年益寿。常吃新鲜蔬菜，可以有效控制体重，减少罹患疾病的危险，维护健康。

1. 增强免疫力

蔬菜是膳食纤维、维生素与矿物质的最佳来源，可以增强人体组织机能及免疫力。特别是具有强抗氧化作用的维生素 E 主要存在于绿叶蔬菜中，因此要多食绿叶蔬菜，以增加血流中的维生素 E，从而增强身体的免疫功能，预防心血管病。

2. 调节人体酸碱平衡

科学研究表明，多食用富含矿物质的蔬菜，特别是含钾量高的蔬菜，可使血

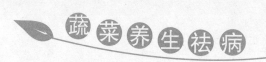

液偏碱性,以中和摄入人体的精米、精面等主食和动物性食品而产生的酸性物质,从而达到酸碱平衡。

3.带来好气色

一般而言,营养失调会导致气色不佳,尤其是缺少铁、维生素 B_{12}、叶酸、维生素 C、铜、锌等,更会让人"面有菜色",所以应多吃富含上述物质的蔬菜。对于经常脸色苍白、食欲不振、头晕、头痛、无精打采、容易疲倦的人,要留意是否贫血。轻度的缺铁性贫血,通过适当的饮食调理很快就能得以改善。

4.维护胃健康

日常要多吃清淡食物,它可以使人保持好胃口,促进食物中的营养物质被人体更好地吸收。经常吃蔬菜,会使胃保持正常的张弛变化,让人具备正常的饥饿感和饱腹感。《中国居民膳食指南》指出正常的成年人每天应吃 300~500 克蔬菜。每个人都应从小养成吃蔬菜的好习惯,从断奶前就开始吃菜泥,以锻炼、养护我们的胃,逐步建立起一个健康的消化系统。

5.帮助排毒

对于现代人来说,由于环境的污染和饮食无度,使人体饱受毒素的侵害,当毒素在人体内累积到一定程度后,就会引发各种疾病。因此,排出毒素、净化身体是现代人的健康养生秘诀之一。蔬菜对于排毒有很显著的作用,它们所含的膳食纤维、柠檬酸等成分对阻止毒素在体内积累、分解各种毒素有很好的效果。因此,适当吃些蔬菜,对维持身体正常机能、保证人体健康大有益处。

6.永葆青春

虽然人从出生到终了是一个逐渐衰老的过程,但根据自身的体质与机体状况选择食用适合自己的蔬菜,可在一定程度上清除让机体衰老的自由基,从而保持年轻,留住美丽的容颜。

7. 预防疾病

疾病重在预防。人们在不同的季节患的疾病通常是不一样的,但如果每个季节都能做到合理膳食,就能达到预防疾病的目的。例如,春季常食菠菜可以起到养护肝脏的作用；夏季吃荷叶、莲子可清热解暑；秋季吃玉竹可以利脾养胃；冬季吃生姜可提高抗寒能力。

8. 筑起抗癌防线

蔬菜中的一些物质能在人体中筑起坚固的防线,抑制癌症的侵袭,有些物质还能阻止人体内致癌物质的形成。例如,番茄中的两种酸类能阻止人体内亚硝胺的产生,从而起到抗癌的作用。大蒜所含的有机硫化物也能中和人体内某种潜在的致癌物质。一旦致癌物质进入人体细胞,某些蔬菜所含的物质,如西兰花中的萝卜硫素等,也能进入细胞之内,刺激细胞中的蛋白分子,把致癌物质包围起来。这时细胞膜会自动打开一个缺口,把被包围的致癌物质从细胞内送出,通过血液排泄掉,从而避免细胞核的变异。

养生小贴士

生食蔬菜抗癌效果好

专家认为,生食蔬菜能够有效地保护人体的免疫系统。此外,很多蔬菜中都含有干扰素诱发剂,它可刺激人体正常细胞产生干扰素,进而产生一种抗病毒蛋白,而这种功能只有在生食的前提下才能实现。抗病毒蛋白既能抑制癌细胞的生长,又能有效地调节机体免疫力,激活巨噬细胞,从而起到防癌抗癌的作用。常可生食的蔬菜有萝卜、白菜、芹菜、花菜、藕、葱、蒜等以及可生食的水果,但生食应注意卫生。对脾胃虚弱、消化力差、患慢性胃肠疾病的人,生食当视情况而定,不宜过量。

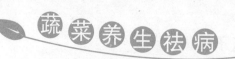

蔬菜养生祛病　　　就这么简单！

四性五味话蔬菜

中医学认为，自然生长的任何一种蔬菜都具有四性五味的功效。

1. 蔬菜的四性

四性即寒、凉、温、热四种属性，介于四者中间的称为平性。

中医认为药物有四性，根据"药食同源"的原理，蔬菜也分为四性。了解食物的属性，再针对自己的体质食用，对身体大有裨益。

（1）寒、凉性蔬菜　可清热降火、解暑除燥，温热性体质适用，如容易口渴、怕热、喜欢冷饮者。寒性蔬菜有空心菜、苦菜、苋菜、苦瓜、瓠瓜、番茄、蕨菜、冬瓜、竹笋等，凉性蔬菜有芹菜、茄子、白萝卜、油菜、菠菜、丝瓜、黄瓜、蘑菇等。

（2）温、热性蔬菜　可抵御寒冷、温中补虚，寒凉体质适用，如怕冷、手脚冰凉、喜热饮者。温性蔬菜有韭菜、生姜、葱、芥菜、香菜、大蒜等，热性蔬菜有辣椒、花椒、胡椒等。

（3）平性蔬菜　可开胃健脾、强壮补虚，且容易消化，各种体质都能食用。平性蔬菜有大白菜、黄花菜、银耳、胡萝卜、洋葱、荠菜、香椿、大头菜、芋头、黑木耳等。

2. 蔬菜五味功效

五味是指酸、苦、甘、辛、咸，蔬菜也有五味。五味的蔬菜虽各有好处，但食用过多或不当也有负面影响，要依据不同体质来食用。

（1）苦味蔬菜　能泄热、除燥，常吃对于热病烦渴、中暑、目赤、疮疡肿毒等有利。主要蔬菜有苦瓜、苦菜、百合、槐花、大头菜、香椿等。

（2）甘味蔬菜　可补益、和中、缓急，能滋补强身，作为五脏虚证的辅助食疗，同时也可用来缓和拘急疼痛等症状。主要蔬菜有玉米、甘红薯、黑木耳、白木耳、丝瓜、冬瓜、黄瓜、南瓜、蘑菇、大白菜、黄花菜、洋白菜、芹菜、蕹菜、蕨菜、菠菜、荠菜、茄子、番茄、茭白、白萝卜、胡萝卜、洋葱、竹笋、芋头等。

（3）辛味蔬菜　可宣散和行气血。这类蔬菜，如葱、辣椒、姜、大蒜、萝卜等配合其他药物或食物，制成饮料，可治疗风寒感冒、感冒咽痛、胃寒呕吐、胃痛等症。主要蔬菜有：辣椒、花椒、芹菜、韭菜、芥菜、香菜、油菜、生姜、葱、洋葱、大蒜、茴香等。

（4）酸味蔬菜　可生津养阴，胃酸不足、皮肤干燥之人可多食。主要蔬菜有：豆类、种籽类。

（5）咸味蔬菜　可通便补肾。主要蔬菜有：苋菜、海带、紫菜等。

另外，淡味蔬菜可利尿、治水肿。如冬瓜、薏苡仁等。

养生小贴士

蔬菜的归经

蔬菜的"归经"，就是指蔬菜对于人体各部位的特殊作用，它表明蔬菜对人体作用具有重点选择性。如白菜归胃经；韭菜归心经。当然，蔬菜对人体所起的作用，有一定的适应范围。如同是性味甘寒的蔬菜，归经也有所不同；同为补益的蔬菜，有的归入心经，养心安神；有的入脾胃经，故能健脾养胃。蔬菜同药物一样，有一药归两经或三经，也有一菜归两经或三经，如菠菜归肝经、胃经和肠经；黄瓜归肺经、脾经、胃经、肠经、膀胱经等等。

蔬菜的归经与"味"有一定的联系，一般情况下，辛味蔬菜归肺经；甘味蔬菜归脾经；酸味蔬菜归肝经；苦味蔬菜归心经；咸味蔬菜归肾经。

蔬菜的滋养是人体赖以生存的基础，各种不同的蔬菜可分别进入某脏某经，从而滋养脏腑、经脉、气血，乃至四肢、骨骼、皮毛等。食物进入人体，通过胃的吸收、脾的运化，然后输送全身，成为营养素（中医称为水谷精微）而滋养人体，这种后天的水谷精微与先天的真气结合，形成人体的正气，从而维护正常的生命活动和抗御邪气（致病因素）。

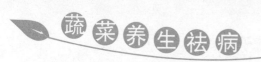

什么体质吃什么菜

人的体质不同,在选吃蔬菜上也有不同的宜忌。如肥胖的人,应多食蔬果和含纤维素多的食物,肉食和油腻的食物应该少吃或不吃;又如阳盛体质的,应多吃蔬菜,少吃辛辣燥热的食物等。总之,饮食调养应根据人的体质差异合理安排,这样,既有针对性,又能避免调养失当。

医学界关于人的体质有许多分类,下面是其6个基本类型的分类方法,可供读者参考、对照和自测。

1.常体(正常质)

(1)基本特征　①体格强壮,胖瘦适中。②脸色红润,精气充足。③脾胃功能良好,不贪食、厌食,食后自我感觉好。④大、小便通顺,有规律,无便秘现象。⑤很容易适应气候变化,很少感冒。⑥喝水有度。⑦舌色正常。

(2)饮食调养原则　原则上各种食物都可食用,从而五味调和、温凉适中、阴阳平补。平时要保持良好的饮食习惯,做到饮食有度,忌多食偏食。

(3)蔬菜宜忌　常体人的蔬菜宜忌无特别规定。

2.寒体(迟冷质)

(1)基本特征　①体格非胖即瘦,胖者呈虚胖的表象。②口唇色淡,常不觉口渴,喝水很少,喜喝热饮。③面部常淡白灰暗,无光泽。④常感四肢寒冷。⑤经常出汗,出汗时觉得皮肤滑凉。⑥清晨时便急,便稀而泻快。⑦夜间小便次数多,尿色如清水状。⑧舌色淡白,舌边有齿印表痕。

(2)饮食调养原则　饮食方面应以温补肾阳、祛寒气为目的,宜吃温热平性的食物,少吃寒凉食性的食物。

(3)蔬菜宜忌　可多吃大蒜、葱、洋葱、韭菜、芥菜、香菜、香椿、大头菜、辣椒等,少吃丝瓜、黄瓜、茄子、芹菜、菠菜、油菜、苋菜等凉性蔬菜。

3. 倦体（倦质）

（1）基本特征 ①脸色苍白。②手脚时常无名麻木。③心律不齐,记忆力低下。④稍一劳作就出汗,但自己没有热的感觉。⑤常显乏力,头晕目眩,有短暂失忆现象。⑥女性月经色淡量减或经色不淡、经量增多,无规律。

（2）饮食调养原则 以补益气血、健脾养肾为主,宜吃温性和平性的食物,少吃寒凉性食物。

（3）蔬菜宜忌 白菜、黄花菜、香椿、芋头、木耳、韭菜、马铃薯、胡萝卜、南瓜可多吃。芦笋、番茄、苦瓜、芹菜、菠菜、油菜、苋菜、丝瓜、黄瓜、茄子应少吃。

4. 湿体（腻滞质）

（1）基本特征 ①嘴中有黏的感觉,饭后时时觉得嘴里有甜味。②口常干但又不想喝水,喝了水仍觉口干。③体格肥大（也有较瘦的）,脸色萎黄干枯。④总觉胸满,呼吸时感梗阻,时而头昏目眩,时而恶心、呕吐。⑤大便一日数次,尿混浊且多泡沫。⑥舌苔有厚有薄,颜色或白色、或灰、或黄、或黑色。

（2）饮食调养原则 以提高肺、脾、肾功能,消除体内痰湿积滞为主,宜吃温平食物,少吃寒凉及燥热食物。

（3）蔬菜宜忌 胡萝卜、四季豆、豇豆、豌豆、扁豆、荷兰豆可多吃;韭菜、芥菜、香菜、辣椒、芹菜、菠菜、油菜、丝瓜、黄瓜、茄子应少吃。

5. 瘀体（晦涩质）

（1）基本表征 ①面色晦暗,常显不净。②眼周有黯黑或紫色的眼圈,面部黑色素斑点较多。③皮肤粗糙、落屑、干燥,甚至如鱼鳞状;指甲面不平滑,有条状或白色花纹,重者变得又厚又硬,如石灰状。④脸上有扩张的血丝,手压即退,手放即现。⑤胃脘部偶有饱胀感,时胀时消,手按时感到不适。⑥头、胸、腹、背、腰或四肢部位有固定的疼痛感,或感气胀,或感针刺。⑦舌质呈现为青紫色或舌质暗。

（2）饮食调养原则 瘀体的饮食调养应以活血化瘀为主,宜吃温性和平性食物,少吃寒性食物。

（3）蔬菜宜忌 黑木耳、香菇、猴头菇、金针菜、油菜、洋葱可多吃;除蘑菇

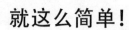

外,寒凉食性的蔬菜都应尽量少吃。

6. 热体(燥红质)

（1）**基本特征** ①时觉口干,但饮不解渴;不爱喝热茶,爱喝凉水。②手足心热,少眠心烦。人好动,心烦急,常失眠,易发怒。③体格消瘦者较多。④脸色以深红色为多,口唇、牙龈、鼻子也都红,牙龈有出血现象。⑤早上第一次小便色黄且量少。⑥大便几日一次,干结,成栗子状,多伴有痔疮。⑦舌质呈青紫色或舌质暗。

（2）**饮食调养原则** 以清其内热为主,宜多吃寒凉平性之食,少吃温热食性的食物。

（3）**蔬菜宜忌** 番茄、茭白、苦瓜、竹笋、黄瓜、芹菜、菠菜、油菜、苋菜、丝瓜宜多吃。韭菜、辣椒、香菜、大蒜、洋葱、芥菜、南瓜、大头菜、葱、生姜应少吃。

以上是 6 种体质类型的主要特征和饮食宜忌。可根据自己与常体的不同,特别是最突出的一些表征,从面色、舌苔舌质、怕冷怕热、大小便情况、身体感觉等多方面,针对不同点,与寒、热、倦、湿、瘀 5 种病理体质的基本表征去对照,找出最接近于自己的一个基本体质类型,然后再去进行食物的选用和食养。

养生小贴士

蔬菜时令不同,品质有区别

蔬菜的品质与环境有密切的关系,比如气候、温度、空气中粒子的浓度、土壤、水分等等,高科技温室栽培、大棚蔬菜与时令蔬菜相比,往往外观好看、体积较大,但味道和营养却不如露天栽培的时令蔬菜,比如冬天温室里的黄瓜,看上去又绿又嫩,非常可爱,但味道和营养都不如夏季日光下的黄瓜。同在室外,提早种植的蔬菜在营养价值上也不同于时令蔬菜,所以说,反季节蔬菜可以调剂人们的口味,提高营养还应多吃时令蔬菜,在价格上时令蔬菜也占优势。

用中医的眼光看蔬菜

中国传统的五行学说认为世界的元素是由金、木、水、火、土架构而成,此五行各有其代表色,分别是白、绿、黑、红、黄。同时五行学说也可以对应人体的五个重要脏器,即肺、肝、肾、心、脾。这种对应关系透露出一个信息,即只要均衡地食用这五钟颜色的蔬菜,就能平衡滋养五脏,增强身体的抵抗力与自愈力,延年益寿。

1. 调节情绪的白色蔬菜

中医认为,多吃白色食物,具有养肺的功效。偏白色的蔬菜,如菜花、山药、白萝卜、莲藕、茭白、竹笋、冬瓜、洋葱等,通常含有丰富的膳食纤维及一些抗氧化物质,有助于安定情绪、理清思绪,并补肺润燥,对皮肤有保湿作用。另外,它们还具有提高免疫功能、预防溃疡病和胃癌的作用。

2. 鲜活明媚的绿色蔬菜

中医认为"青(绿)"对应到人体的肝脏部位,而五行中肝又属木,所以青色在五行中也属"木","青"益肝气循环、代谢,有益消除疲劳、舒缓肝郁、防范肝疾,能明目、保健视神经,提升免疫功能。绿色蔬菜如菠菜、芦笋、芹菜、生菜、青椒等富含维生素 C、维生素 B_1、维生素 B_2、胡萝素和铁、硒、钼等微量元素以及大量膳食纤维,有利于维持人体的酸碱平衡,保持肠道内正常菌群的繁殖,改善消化功能,使大便通畅,还有预防紫外线伤害的作用。绿色蔬菜对高血压及失眠有一定的镇静功效,同时还有益于肝脏的休养生息,维持良好的肝脏排毒功能,做好体内环保。另外,绿色的蔬菜还含有酒石黄酸,能阻止糖类变成脂肪囤积,可以说是维持好身材所不可或缺的法宝。

3. 质朴味浓的黑色蔬菜

黑色食物对应五行为水,入肾,可以增强肾脏之气,能够保健养颜、抗衰老、防癌等,对生殖、排泄系统大有裨益。黑色蔬菜的营养价值最高,代表蔬菜包括紫菜、海带、香菇、黑木耳等,其表皮之所以呈现黑色,是因为含有丰富的色素类物质等。这些色素类物质具有很强的抗氧化性,能起到抗衰老的作用。与浅色蔬菜相比,黑色蔬菜含有更加丰富的氨基酸和微量元素,可提高人体抵抗力。此外,黑色蔬菜中的钾、镁、钙等矿物质的含量也高于普通蔬菜,这些矿物质大多以有机酸盐的形式存在于蔬菜中,对维持人体的离子平衡、保护肾脏有重要作用。

4. 热情如火的红色蔬菜

中医认为,红色属于五行中的"火",在五脏中对应上人心,能增强心脏之气,提高人体组织中细胞的活性。红色蔬菜呈现红色的原因是其含有类胡萝卜素,它能抑制促进癌细胞形成的活性氧,还能提高人体免疫力。其代表蔬菜有番茄、红甜椒、胡萝卜等。它们含有番茄红素、β–胡萝卜素、维生素 A、维生素 C、氨基酸、铁、锌、钙等,可以增加入体细胞的活力,预防感冒,并能刺激食欲和神经系统,有益于心脏的健康。近几年来,番茄红素这个词被越来越多的男性所了解,因为这种东西对男性的前列腺有益。于是,这些含有番茄红素的食品也逐渐成了男性饮食的新宠。

5. 感觉清新的黄色蔬菜

黄色食物对应五行为土,入脾,能增强脾脏之气,促进和调节新陈代谢。黄酮类物质使蔬菜呈现黄色,同时具有抗酸化的作用,对动脉粥样硬化、癌症、细胞老化有预防效果。胡萝卜、南瓜、黄花菜、黄甜椒、红薯、黄豆等黄色食品都含有丰富的胡萝卜素、维生素 C、维生素 E 和少量的油脂,可以健脾护肝,预防胃炎、夜盲症,使皮肤变得细嫩,并有中和致癌物质的作用。黄色蔬菜还富含维生素 A 和维生素 D。维生素 A 能保护胃肠黏膜,维生素 D 具有促进钙、磷两种矿物质吸收的作用,进而收到壮骨强筋之功效,能延缓生理老化,调节胃肠的消化功能。

养生小贴士

吃多少蔬菜才能获得健康效应?

诚然,吃蔬菜有益健康,而且还可以防癌。但是仅吃一点点蔬菜,是不能充分获得其健康效应的。要想在膳食中占据10%的份额,需要每天摄入500~1000克的蔬菜,而且最好能有一半以上的深绿、红色或橙色蔬菜。此外,蔬菜烹调应当清淡,那些油脂浸透、炒糊烤焦的蔬菜,是没有防癌效果的。

常饮蔬菜汁,健康又美丽

蔬菜汁是一种健康的饮品,它含有丰富的多种维生素和矿物质,易被人体消化吸收,具有增强体力、健肤美容、抗菌消毒、延缓衰老的功能。特别是在清晨常饮蔬菜汁,能排除体内堆积的毒素和废物,是中老年人最理想的绿色饮料。

此外,蔬菜汁来源广泛,可随四季变化更换品种,其制法也很简单,只需一台榨汁机,将蔬菜洗净切成小片或小段,放入榨汁机中压榨取汁即可。如果你不喜欢蔬菜中的生味,也可在饮用时加点蜂蜜或白糖。近些年,在欧美一些国家喝蔬菜汁非常盛行,被誉称为"植物之血"和"饮料之王"。

那么哪些蔬菜可榨汁喝呢? 在此,我们简单列举了几种可经常饮用的蔬菜汁:

1. 菠菜汁

菠菜性味凉、甘,无毒,有补血止血、止渴润肠、帮助消化、促进胰腺分泌等功效,对头晕、目眩、风火赤眼、糖尿病、便秘等症有疗效,特别对夜盲症功效卓著。菠菜汁质柔味美,富含多种维生素和铁、钙、锌等矿物质,常饮菠菜汁,可用来防治缺铁、钙、锌而引起的各种病症。但由于菠菜有点涩味,故不宜单纯榨汁饮用,可将其掺入其他鲜菜汁中,再加适量白糖饮用。

2. 番茄汁

番茄性味酸平、微甘，无毒，有清热解毒、凉血平肝的功效。其所含的番茄素，对各种细菌和真菌均有抑制作用；它还有生津止渴、健胃消食和利尿的功效。番茄汁色泽鲜艳，营养丰富，味道酸甜，堪称优美的饮料。若将它与等量的西瓜汁混合同饮，不但味道更佳，而且对治疗糖尿病颇为有效。

3. 胡萝卜汁

胡萝卜性味甘平、微温，无毒，有健脾胃、助生津、益气补中之效，对积食痞结有通便化滞等功用。近代医学研究发现，胡萝卜还有降压、强心、消炎和抗过敏等作用。胡萝卜汁与其他菜汁混合同饮，滋味更美。将胡萝汁与牛奶各半掺和一起，既含有丰富的维生素，又含有大量的蛋白质和钙质，是一种健身佳品。

4. 白菜汁

白菜性味甘平，有解热除烦、通利肠胃之功。常服白菜汁可预防坏血病，减少肠癌的发病率，对胃溃疡尤有显著疗效。取新鲜的嫩白菜，切碎、压榨取汁，就得到一种稍带甜味的淡绿色饮料；也可根据个人所爱，掺入其他蔬菜汁同饮。

5. 芹菜汁

芹菜性味甘凉，无毒，有降压利尿、凉血止血的作用，对高血压、头痛、头晕、小便热涩不利、风湿、妇女带下等症都有一定疗效。现代医学研究还发现：芹菜茎、叶中含有芹菜苷、挥发油等，并含有丰富的维生素，是一种天然增食欲、助消化、降血压的饮料。用芹菜榨汁时应注意：因芹菜叶较苦，应把它除去；另外，宜选用深绿色的芹菜，营养成分更丰富。饮用芹菜汁时，若加上几滴柠檬汁或其他鲜果汁，会使香味大增。

6. 黄瓜汁

黄瓜性味微寒，具有清热利尿、防湿、滑肠、镇痛等作用。黄瓜含有多种维生素和矿物质，其所含的丙醇二酸，可抑制糖类物质转变为脂肪，故也是减肥佳品。黄瓜含水分较多,细嫩清香,特别适合榨汁饮用,是夏令解暑佳品之一。鲜黄瓜汁除做饮料外,还可作为美容剂,发挥洁肤护肤的功效。

7. 韭菜汁

韭菜性味甘辛、温,无毒,有健胃提神、止汗固涩等作用。韭菜中含有大量的维生素 C 还有甲基素蒜类杀菌物质。韭菜洗净后用开水浸泡半小时,压榨取汁饮,对呃逆具有独特的疗效。但是由于韭菜中还含有硫化物、甙类和苦味质,故不宜单独饮用,可掺入其他饮料同饮。

养生小贴士

蔬菜榨汁时注意事项

自制蔬菜汁时应注意以下几点:

（1）要选择新鲜嫩绿的蔬菜,过老的或放置较久、发干打蔫的均不宜取用。

（2）要冲洗干净,把蔬菜枝叶上附着的农药、虫卵及其他病菌都冲洗掉。

（3）在水中浸泡的时间不可过长,以免蔬菜中的水溶性维生素流失。

另外还应注意:榨好的蔬菜汁必须当天喝完,绝不能存放到第二天,以防变质、腐败,引起中毒。

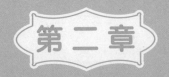

第二章

健康解码：养生蔬菜大点兵

蔬菜是我们生活中必不可少的食物，几乎每天我们都会接触到几种不同的蔬菜。或许你并不知道，看似寻常的蔬菜却有着不一般的效用。科学养生，观念要更新，从日常饮食准备，从蔬菜革命开始。"自然、健康"是现代人所崇尚的养生方式，更是现代人对自然的回归与革新。蔬菜养生即是这样一种自然而又健康的方式。然而，蔬菜品种繁多，不同的蔬菜有着不同的养生功效。只有认识各种蔬菜的养生效果，才能够更好地发挥各种蔬菜的养生功效，做个真正的健康人。

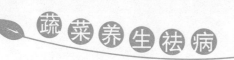

苦瓜——植物胰岛素

苦瓜又叫癞瓜、凉瓜、锦荔子,癞葡萄等,为葫芦科植物苦瓜的果实,全国各地均有栽培。苦瓜虽具有特殊的苦味,但仍然受到大众的喜爱。这不单纯因为它的口味特殊,还因为它具有一般蔬菜所无法比拟的神奇作用。苦瓜虽苦,却从不会把苦味传给"别人",如用苦瓜烧鱼,鱼块绝不沾苦味,所以苦瓜又有"君子菜"的雅称。苦瓜是药食两用的食疗佳品。中医认为,苦瓜性寒,味苦;入心、脾、肺经。具有清热祛暑、明目解毒、利尿凉血的功效。主治热病烦渴、中暑、丹毒、目赤、痈肿、痢疾、少尿等病症。

1. 营养成分

每 100 克苦瓜可食部分含水分 84 克,蛋白质 1.0 克,脂肪 0.1 克,纤维素 1.4 克,碳水化合物 3.5 克,维生素 B_1 0.03 毫克,维生素 B_2 0.03 毫克,维生素 PP 0.4 毫克,钙 14 毫克,磷 35 毫克,锌 0.36 毫克,钾 256 毫克,钠 2.5 毫克。此外,还含有苦瓜碱、半乳糖醛酸、果胶及多种氨基酸等物质。

2. 养生功效

(1)降血糖 苦瓜含有多种降糖成分;能刺激胰岛素分泌,预防和改善糖尿病的并发症,被誉为"植物胰岛素"。

(2)抗癌防瘤 苦瓜中含有多种有抗癌活性的蛋白质,能激发人体免疫系统的防御能力,把不正常细胞和致癌物质"吞掉"。苦瓜素有抑制恶性肿瘤细胞生长和扩散,甚至将其杀死的功效。

(3)清暑退热 苦瓜含生物碱类物质奎宁,有利尿、消炎、退热、清心明目的功效。所含苦味成分金鸡纳霜,能抑制过度兴奋的体温中枢,起到清暑解热的作用。

(4)健肤美容 苦瓜对一般的细菌也有较好的抑制作用,并能促进伤口的愈合。常食苦瓜还有利于皮质的更新,保持皮肤细嫩与弹性。

(5)健脾开胃 苦瓜中的苦味素能增进食欲,健脾助消化。

3. 养生保健食谱

（1）苦瓜茶　苦瓜 1 个，绿茶适量。将苦瓜上端切开，挖去瓤，装入绿茶，把瓜挂于通风处阴干；将阴干的苦瓜，取下洗净，连同茶切碎，混匀。每取 10 克放入杯中，以沸水冲沏饮用。此茶具有清热解暑、利尿除烦之功效。适宜于中暑发热、口渴烦躁等病症。

（2）苦瓜汁　鲜苦瓜 500 克。先将苦瓜洗净切片，入锅中加水 250 毫升，煮10 分钟左右，瓜熟即可，食瓜饮汁。本汁具有清热明目的功效。适宜于肝火上炎、目赤疼痛者饮之。

（3）苦瓜拌芹菜　苦瓜、芹菜各 150 克，芝麻酱、蒜泥各适量。先将苦瓜去皮、瓤，切成细丝，用开水烫一下，再用凉开水过一遍，沥掉水分，然后将芹菜、苦瓜同拌，加入作料调匀即可。本菜肴具有凉肝降压的功效。适宜于肝阳上亢之高血压患者食用。

（4）苦瓜泥汁　生苦瓜 3 个，白糖 60 克。先将苦瓜洗净，捣烂如泥，加入白糖拌匀，2 小时后将水汁挤出，一次性凉饮。此汁具有清热、利湿、通窍之功效。适宜于湿热上扰而引起的耳聋、耳胀痛、舌红苔黄、小便短赤等病症。

养生小贴士

苦瓜食用宜忌

苦瓜切成丝，焯水后再烹饪，既可减少苦味，又可去除大部分草酸，不影响人体对钙的吸收。苦瓜适宜与鸡蛋同炒，能保护骨骼、牙齿及血管，使铁质吸收得更好。苦瓜适宜于糖尿病、癌症、痤疮、痱子患者。需要注意的是，苦瓜寒凉，一次不要吃得过多，脾胃虚寒者谨慎食用。此外，苦瓜具有一定的抑精和堕胎作用，生育期的男子和孕妇不宜多食。

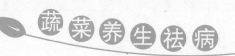
空心菜——洁齿的绿色精灵

空心菜又名蕹菜、无心菜、通心菜等,为旋花科植物蕹菜的茎叶,是南方的"奇特菜"。空心菜适应性强,容易栽培,生长快,采收期长,产量高,以嫩梢、嫩叶食用,清凉解毒。中医认为,空心菜性寒,味微甘,入肠、胃经。具有清热解毒、利湿、止血等功效。主治鼻衄、便秘、淋浊、便血、痔疮、痈肿、折伤、蛇虫咬伤等病症。

1.营养成分

每 100 克含水分 90.1 克,蛋白质 2.3 克,脂肪 0.3 克,碳水化合物 4.5 克,纤维素 1.0 克,钙 100 毫克,磷 37 克,铁 1.4 毫克,胡萝卜素 2.1 毫克,维生素 B_1 0.06 毫克,维生素 B_2 0.16 毫克,维生素 C 28 毫克。

2.养生功效

（1）清热解毒,消肿止痛　空心菜中粗纤维含量极为丰富,由纤维素、木质素和果胶等组成。果胶能加速体内有毒物质排泄,木质素能提高巨噬细胞吞食细菌的活力,杀菌消炎。

（2）通便防癌　空心菜中的大量纤维素,可增进肠道蠕动,加速排便,对于防治便秘及减少肠道癌变有积极的作用。

（3）增强体质,洁齿防龋　空心菜中有丰富的维生素 C 和胡萝卜素,其维生素含量高于大白菜,这些物质有助于增强体质,防病抗病。此外,空心菜中的叶绿素有"绿色精灵"之称,可洁齿防龋除口臭,美白皮肤,堪称美容佳品。

（4）降低血糖　空心菜中含胰岛素成分,故能降低血糖,可作为糖尿病患者的食疗佳蔬。

3.养生保健食谱

（1）空心菜三菇　空心菜 150 克,柏子仁 30 克,姜片 3 克,蘑菇、金针菇各 100 克,草菇 10 粒。柏子仁捣碎用纱布包好,煎取汁 100 毫升;蘑菇、金针菇、草菇控干，空心菜洗净，切段；炒锅倒入花生油烧热，下三菇过油捞起；空心菜炒熟，沥干，加酱油、醋、香油、味精拌过，腌后排盘底；炒锅加油烧热，下生姜煸过，加酱油、柏子仁汤、醋、糖，倒入三菇，烧5分钟后加味精拨炒，盛于盘中；锅中酌加水，调水淀粉、香油成稀芡，淋于菜上即成。此菜具有养心补虚的功效，对于体弱厌食者有辅助治疗作用。

（2）空心菜辣椒丝　空心菜250克，红辣椒50克，大蒜头1个。空心菜去叶留杆，洗净切段；红辣椒洗净，去蒂籽，切细丝；大蒜头拍碎；炒锅置旺火上，加油烧热，倒入辣椒丝、空心菜秆，快速翻炒，将熟时下食盐、大蒜、味精，炒匀起锅。此菜清香微辣，具有健脾益胃、增进食欲的功效，是夏秋季节开胃助食的佳品。

（3）空心菜鸡蛋汤　空心菜150克，鸡蛋2枚，葱花适量。将空心菜去杂洗净切段；鸡蛋磕入碗内搅匀；油锅烧热，下葱花煸香，投入空心菜煸炒，加入精盐炒至入味，出锅待用；锅内放适量清水烧沸，徐徐倒入鸡蛋，煮成鸡蛋花时倒入炒好的空心菜，点入味精，调好口味，出锅即成。此汤具有滋阴养心、润肠通便的功效。适宜于咳嗽、心烦失眠、便秘、便血、痔疮、痈肿等病症。

养生小贴士

空心菜食用宜忌

空心菜遇热容易变黄，烹调时要充分热锅，大火快炒，不等叶片变软即可熄火盛出，避免营养成分流失。但加热的时间过短，茎部的老梗会生涩难咽。所以要记得择去。空心菜性寒滑利，故体质虚弱、脾胃虚寒、大便溏泄者不宜多食。

莲藕——水生灵蔬

莲藕，又名莲菜，为睡莲科草本植物莲的肥大根茎。我国大部分地区有栽培。秋、冬季或春季采挖，洗净用。莲藕微甜而脆，可生食也可做菜，而且药用价值相当高。用莲藕制成粉，能消食止泻，开胃清热，滋补养性，预防内出血，是上好的流质食品和滋补佳珍，在清咸丰年间，就被钦定为御膳贡品了。中医认为，莲藕性寒，味甘；入心、脾、胃经。具有清热凉血、散瘀止泻、健脾生肌、开胃消食、益血止血之功效。主治肺热咳嗽、烦躁口渴、脾虚泄泻、食欲不振及各种血症。

1. 营养成分

每 100 克莲藕中含水分 77.9 克，蛋白质 1.0 克，脂肪 0.1 克，碳水化合物 19.8 克，纤维素 0.5 克，钙 19 毫克，磷 51 毫克，铁 0.5 毫克，胡萝卜素 0.02 毫克，维生素 B_1 0.11 毫克，维生素 B_2 0.04 毫克，维生素 PP 0.4 毫克，维生素 C 25 毫克。

2. 养生功效

（1）通便止泻，健脾开胃　莲藕中含有黏液蛋白和膳食纤维，能与人体内胆酸盐、食物中的胆固醇及甘油三酯结合，使其从粪便中排出，从而减少脂类的吸收。莲藕散发出一种独特清香，还含有鞣质，有一定健脾止泻作用，能增进食欲、促进消化、开胃健中，有益于胃纳不佳、食欲不振者恢复健康。

（2）益血生肌　莲藕的营养价值很高，富含铁、钙等微量元素，植物蛋白质、维生素以及淀粉含量也很丰富，有明显的补益气血，增强人体免疫力的作用。故中医称其："主补中养神益气力"。

（3）清热凉血　莲藕生用性寒，有清热凉血作用，可用来治疗热性病症；莲藕味甘多液，对热病口渴、衄血、咯血、下血者尤为有益。另外，莲藕"出淤泥而不染，濯清涟而不妖"，生长于寒湿之地，生来就具有清心安神，清暑去烦之功。

（4）止血散瘀　藕含有大量的单宁酸，有收缩血管的作用，可用来止血。中医认为其止血而不留瘀，是热病血症的食疗佳品。

3. 养生保健食谱

（1）蜜蒸藕　鲜藕 500 克，蜂蜜 150 毫升，面粉 50 克。先将藕洗净，切去节，用面粉加水调成糊封住藕下头，再从孔中灌满蜂蜜，竖放于笼中，蒸熟，然后去除藕下端面糊，倒掉孔中的蜜，削去藕皮，用刀切片、装盘，即可食。此菜糯软香甜，具有开胃健脾、凉血清热的作用。凡发热口渴、肺热咳嗽、咽干口燥、咯血、便血者均可食之。

（2）藕圆　新鲜大湖藕1000克，糯米500克。将藕去皮去节，洗干净，入锅中煮，待煮至烂熟时捞起，捣烂如泥；糯米淘干净，蒸成烂米饭，捣黏成粑，拌入藕泥，做成丸子；锅中加油，待油烧至五成热时，下丸子入油锅中炸，至金黄色，捞起沥油，锅中加白糖水，煮沸后，将炸好的丸子加入糖水中，小火煨煮片刻，待糖水收干时起锅。此菜具有健脾开胃、增进食欲的功效。适宜于纳呆食少、食欲不振等病症。

（3）五汁饮　鲜藕、鲜梨、生荸荠、生甘蔗各500克，鲜生地250克。将以上5种鲜品洗干净榨汁。此汁具有益胃生津、除烦止渴的功效。适宜于肺燥咳嗽、咽干口渴、发热、血友病等病症。小便热痛者服之亦有效。

（4）藕粥　粳米500克，大湖藕250克。将藕洗净切碎，与粳米同入沙锅中熬粥，至粥将熟时，加入适量盐、香油，搅拌均匀，粥熟即可食用。此粥具有健脾开胃、止泄泻之功。适宜于各种脾虚腹泻之病症，老年体弱者常食之，有增强体质的作用。

莲藕食用宜忌

　　煮藕时忌用铁器，以免引起食物发黑。食用莲藕，要挑选外皮呈黄褐色，肉肥厚而白的，如果发黑，有异味，则不宜食用。脾胃虚弱及患肺痨的人，可常食煮熟的藕。孕妇产后一般需忌食生冷，但因为藕能消瘀，可以不忌。

金针菇——益智菇

　　金针菇学名毛柄金钱菌，俗称构菌、朴菇、冬菇等，属伞菌目口蘑科金针菇属，是一种木材腐生菌，易生长在柳、榆、白杨树等阔叶树的枯树干及树桩上。金针菇以其菌盖滑嫩、柄脆、营养丰富、味美适口而著称于世。据测定，金针菇氨基酸的含量非常丰富,尤其是赖氨酸的含量特别高,赖氨酸能促进儿童智力发育,国外著称为"益智菇"。中医认为,金针菇性寒,味甘咸,入肝、胃经,具有补肝、益肠胃、抗癌等功效。主治清热通便、溃疡、癌瘤等病症。

1.营养成分

每 100 克鲜品中含水分 90.2 克,蛋白质 2.4 克,脂肪 0.4 克,纤维素 2.7 克,碳水化合物 3.3 克,胡萝卜素 30 微克,维生素 B_1 0.15 毫克,维生素 B_2 0.19 毫克,维生素 PP 4.1 毫克,维生素 C 2 毫克,磷 97 毫克,铁 1.4 毫克,锌 0.39 毫克。金针菇还含有 8 种人体所必需的氨基酸。

2.养生功效

（1）抗菌消炎　金针菇菌丝体、子实体中提取的有效成分对小鼠耳郭炎症模型有抗炎作用,对人体也有抗菌消炎的作用。

（2）防高血脂,降胆固醇　金针菇可阻抑动物因喂饲料而引起的血脂升高,降低胆固醇,能防治心脑血管疾病。

（3）抗疲劳　实验证明,服用一定时间的金针菇的小鼠,其乳酸脱氢酶活力、肌糖原、肝糖原含量均显著增加。由此可见它具有抵抗疲劳、消除疲劳的作用。

（4）抗肿瘤　金针菇多糖对小鼠移植性肉瘤 S180、肝癌 H22 和 LeuiS 肺癌均有明显的抗活作用,其强度与云芝多糖相近。从金针菇中提取的朴菇素,也能有效地抑制肿瘤的生长,具有明显的抗癌作用。

（5）促进新陈代谢　研究表明,金针菇能有效地增强机体的生物活性,促进体内新陈代谢,有利于食物中各种营养素的吸收和利用。

3.养生保健食谱

（1）金针菇炖土鸡　金针菇 100 克,土子鸡 250 克。将子鸡内脏去之,洗净入沙锅中加水炖至九成熟,再入金针菇,待菇煮熟即可起锅食用。此菜具有补益气血的功效。适宜于体虚气血不足之人经常食用。

（2）金针菇麻辣豆腐　金针菇 50 克,豆腐 8 块(约 400 克),四川火锅料适量。将金针菇用冷水浸开，豆腐切成小方块；锅内精油烧熟起烟，即刻倒入火锅料、豆腐。翻炒数次，入金针菇焖熟即可。此肴具有健脾开胃、促进食欲的功效。适宜于脘腹胀满、饮食减少、体倦肢弱等病症。

（3）金针菇肉片汤 金针菇 150 克，猪瘦肉 250 克。金针菇洗净，瘦肉切片。烧开水，先入肉片煮沸，入金针菇，加精盐适量，菇熟即可。此汤具有补益肠胃的功效。适宜于虚弱之人食之。

（4）金针菇猪肝汤 猪肝 300 克，金针菇 100 克。猪肝切片，用薯粉拌匀，与金针菇一同倒入锅中煮，入少许精盐、香油，猪肝熟即可起锅食用。此汤具有补肝利胆、益气明目的功效，可作为肝病患者的辅助食疗菜肴。

养生小贴士

金针菇食用禁忌

变质的金针菇不要吃。金针菇宜熟食，不宜生吃。脾胃虚寒者宜少吃。

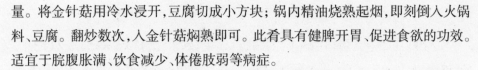

竹笋——刮油去脂佳蔬

竹笋又称毛笋、毛竹笋等，为禾本科多年生植物竹子的嫩茎。主要产于我国长江流域及南方各地，是我国南方的一种普通的蔬菜。竹笋的种类很多，可以分为冬季采摘的冬笋，春季采摘的春笋，以及夏季采摘的鞭笋。其中以冬笋的质量最佳，春笋次之，鞭笋最差。竹笋一年四季皆有，但惟有春笋、冬笋味道最佳。烹调时无论是凉拌、煎炒还是熬汤，均鲜嫩清香，是人们喜欢的佳肴之一。中医认为，竹笋性寒，味甘；入胃、肺经。具有开胃健脾、宽胸利膈、通肠排便、开膈豁痰、消油腻、解酒毒等功效。主治食欲不振、胃口不开、脘痞胸闷、大便秘结、痰涎壅滞、形体肥胖、酒醉恶心等病症。

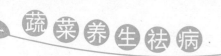

1.营养成分

每 100 克冬笋含蛋白质 4.1 克,脂肪 0.1 克,碳水化合物 5.7 克,钙 22 毫克,磷 56 毫克,铁 0.1 毫克,并含有维生素 B_1、维生素 B_2、维生素 C 及胡萝卜素等多种维生素。竹笋中所含的蛋白质比较丰富,人们所需的赖氨酸、色氨酸、苏氨酸、苯丙氨酸、谷氨酸、胱氨酸等都有一定含量。

2.养生功效

(1)健脾开胃　竹笋内一种白色的含氮物质,构成了竹笋独有的清香,具有开胃、促进消化、增强食欲的作用。

(2)排毒通便　竹笋甘寒通利,其所含有的植物纤维可以增加肠道水分的贮留量,促进胃肠蠕动,使粪便变软利于排出,可用于治疗便秘,预防肠癌。

(3)降脂防癌　竹笋具有低糖、低脂的特点,富含植物纤维,可降低体内多余脂肪,防治高血压、高血脂、高血糖,且对消化道癌肿及乳腺癌有一定的预防作用。

(4)增强机体免疫力　竹笋被视为"刮油去脂"之品,竹笋中植物蛋白、维生素及微量元素的含量均很高,有助于增强机体的免疫功能,提高防病抗病能力。

3.养生保健食谱

(1)清炒冬笋　小冬笋 500 克。将冬笋去皮苞,洗净切薄片,锅置旺火上,下麻油,烧热后下冬笋片炒,加入适量酱油、酒、盐等调味品。笋烧熟后起锅装盘。此菜具有刮油消腻、解酒利膈、清热化痰的作用。年老体胖、高血脂、高血糖者宜常食,痰多、醉酒者食之有益。

(2)多味腌笋　鲜笋 2000 克。将笋去壳及老苞,洗净,切寸段,与花椒末、精盐、香料拌匀后,入笼中,旺火蒸熟,取出,晒干,淋上香油装坛封口。随食随取。此菜具有开膈消痰、增进食欲、疏通肠道的作用,痰多者宜食之。

(3)蜜拌番笋　小春笋 500 克,蜂蜜适量。将小春笋去皮苞,制如参形,入沸水中氽过,微加蜜水拌之,装入盘中即可。此菜形似人参,味为春笋,甜嫩爽口。具有开胃健脾、利气除胀、排积通便的功效。适宜于脘痞纳呆、腹胀便秘者食之。油腻食积内停,饱胀者尤宜。

养生小贴士

竹笋食用宜忌

食用前应先用开水焯过，以去除笋中的草酸。靠近笋尖部的地方宜顺切，下部宜横切，这样烹制时不但易熟烂，而且更易入味。鲜笋存放时不要剥壳，否则会失去清香味。由于竹笋中含有较多的草酸，会影响人体对钙的吸收，儿童正在长身体阶段，不宜多食。有尿路结石者也不宜食用。

苋菜——长寿蔬菜

苋菜又名野苋菜、赤苋、雁来红等，属苋科一年生草本植物。它原本是一种野菜，近几年才摆上餐桌。有的地区把苋菜称为"长寿菜"。苋菜分野生和人工栽培两种，均可供食。其根部发达，叶卵圆形或披针形，幼苗和嫩茎叶供食。主要品种有绿苋（叶为绿或黄绿色）、红苋（叶为红或紫红色）、彩色苋（叶绿间有红色或紫红色斑块）。中医认为，苋菜性寒，味甘、酸；入大、小肠经。具有清热利湿、凉血止血、止痢等功效。主治赤白痢疾、二便不通、目赤咽痛、鼻衄等病症。

1. 营养成分

每 100 克鲜品中含水分 90.1 克，蛋白质 1.8 克，脂肪 0.3 克，碳水化合物 5.4 克，纤维素 0.8 克，胡萝卜素 1.95 毫克，维生素 B_1 0.04 毫克，维生素 B_2 0.16 毫克，维生素 PP 1.1 毫克，维生素 C 28 毫克，钙 180 毫克，磷 46 毫克，铁 3.4 毫克，钾 577 毫克，钠 23 毫克，镁 87.7 毫克，氯 160 毫克。

2. 养生功效

（1）清热解毒，明目利咽　苋菜性味甘凉，对痢疾、目赤目痛、咽喉红肿不利等，均有一定的辅助治疗作用。

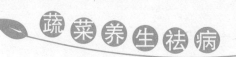

（2）营养丰富，增强体质　苋菜中富含蛋白质、脂肪、糖类及多种维生素和矿物质，其所含的蛋白质比牛奶更容易被人体充分吸收，所含胡萝卜素比茄果类高2倍以上，可为人体提供丰富的营养物质，有利于强身健体，提高机体的免疫力，故有"长寿菜"之称。

（3）促进发育　苋菜中铁的含量是菠菜的1倍，钙的含量则是其3倍，为鲜蔬菜中的佼佼者。苋菜中不含草酸，所含钙、铁进入人体后很容易被吸收利用，能促进小儿的生长发育，是骨折及贫血患者的佳蔬。

3. 养生保健食谱

（1）苋菜豆腐汤　苋菜400克，水发海米20克，豆腐250克，蒜10克。苋菜洗净，放入沸水中焯一下，捞出沥干；水发海米切末；豆腐切成小块，蒜捣成泥；炒锅放火上，加入食油，油热后下蒜泥，煸出香味后下海米和豆腐块，用少许盐焖1分钟，再加水和适量盐；将汤烧开，下苋菜一滚即离火装碗，调味精即可。此菜具有清热解毒、生津润燥的功效，对于肝胆火旺、目赤咽肿者有辅助治疗作用。

（2）炒苋菜　苋菜250克，虾仁20克。苋菜洗净，取嫩尖；虾仁洗净剁碎；锅置旺火上，加油烧热，下苋菜干炒，入虾仁，炒熟。起锅时入盐少许即可。此菜具有补虚助长的功效，尤宜儿童食用。

（3）苋菜汤　苋菜400克。取嫩尖洗净；锅内下麻油，烧热，入苋菜，旺火炒片刻，再加高汤文火煨熟，起锅装入碗中。此菜清淡凉爽，可通利二便，是燥热便秘患者的理想食疗佳品。

（4）凉拌苋菜　苋菜500克，大蒜5克。将苋菜洗净，放入沸水中焯一下捞出；大蒜捣成泥状，将焯好的苋菜放入盘中，放蒜泥、盐、香油、味精，拌匀即可。此菜清淡凉爽，具有开胃助食的功效。适宜于胃纳不佳、饮食不香、脘腹痞满等病症。

（5）紫苋粥　紫苋菜150克，粳米60克。将苋菜洗净，切碎，放入锅内，加入洗净的粳米，再加适量水和盐，武火烧沸，改为文火煮粥。此粥具有清热止痢的功效。适宜于老年体虚、大便不畅、急性菌痢、急性肠炎等病症。常食之可益脾胃，强身体。

苋菜食用宜忌

炒苋菜时可能会出很多水，因此，炒制过程中可以不用加水。烹调时间不宜过长。苋菜性凉，脾虚便溏或慢性腹泻者不宜多食。

马齿苋——天然抗生素

马齿苋又称马齿菜、马蛇子菜、蚂蚱菜、五行草、长寿菜、长命菜，属马齿苋科一年生肉质草本植物。马齿苋分布于我国各地，华北、东北、中南、西北较多，常生于荒地、田间、菜园、路旁。中医认为，马齿苋性寒，味酸；入大肠、胃、肝经，具有清热解毒、利水去湿、散血消肿、除尘杀菌、消炎止痛、止血凉血等功效。主治痢疾、肠炎、肾炎、产后子宫出血、便血、乳腺炎等病症。

1. 营养成分

每 100 克鲜品中含有水分 92 克，蛋白质 0.5 克；脂肪 2.3 克，碳水化合物 3 克，纤维素 0.7 克；钙 86 毫克，磷 56 毫克；铁 1,5 毫克；胡萝卜素 2.23 毫克，维生素 B_1 0.03 毫克，维生素 B_2 0.11 毫克；维生素 PP 0.4 毫克，维生素 C 23 毫克。此外，还含有谷氨酸、丙氨酸、天冬氨酸以及苹果酸、柠檬酸等有机酸。

2. 养生功效

（1）消除尘毒，防治溃疡　马齿苋能消除尘毒，防止吞噬细胞变性和坏死，还可以防止淋巴管发炎和阻止纤维性变化，杜绝矽结节形成，对白癜风也有一定的疗效；马齿苋还含有较多的胡萝卜素，能促进溃疡病的愈合。

（2）杀菌消炎　马齿苋对痢疾杆菌、伤寒杆菌和大肠杆菌有较强的抑制作用，可用于各种炎症的辅助治疗，素有"天然抗生素"之称。

（3）利水消肿，降低血压　马齿苋含有大量的钾盐，有良好的利水消肿作用；钾离子还可直接作用于血管壁上，使血管壁扩张，阻止动脉管壁增厚，从而起到降低血压的作用。

（4）防治心脏病　马齿苋中含有一种丰富的 Y-3 脂肪酸，它能抑制人体内血清胆固醇和甘油三酯酸的生成，帮助血管内皮细胞合成的前列腺素增多，抑制血小板形成血栓素 A2，使血液黏度下降，促使血管扩张，可以预防血小板聚集、冠状动脉痉挛和血栓形成，从而起到防治心脏病的作用。

3. 养生保健食谱

（1）凉拌马齿苋　鲜嫩马齿苋 500 克，蒜瓣适量。将马齿苋去根、老茎，洗净后下沸水锅焯透捞出；用清水多次洗净黏液，切段放入盘中；将蒜瓣捣成蒜泥，浇在马齿苋上，倒入酱油，淋上麻油，食时拌匀即成。此菜碧绿清香，咸鲜可口，具有清热止痢、乌发美容的功效。可作为湿热痢疾、白癜风患者和因缺铜元素而造成白发患者的辅助食疗菜肴。

（2）马齿苋炒鸡丝　鲜马齿苋 400 克，鸡脯肉 100 克，葱、姜末各 10 克，蛋清 1 枚。将马齿苋择洗干净，沥水备用；鸡脯肉切细丝，放碗内，加盐、味精、料酒抓匀，再放蛋清、湿淀粉抓匀；炒勺置中火上，加油烧至五成热，下入鸡丝划散，倒入漏勺沥油；炒勺置旺火上，加油烧至七成热时，煸葱、姜末，下马齿苋、料酒、清汤，炒至断生，下盐、味精、鸡丝炒匀，再放湿淀粉勾薄芡，最后淋香油，装盘即可。此菜白绿相间，鲜嫩脆爽，具有健脾益胃、解毒消肿的功效。对脾虚饮食不振、疮疖肿毒、小便不利等病症患者有一定的辅助治疗作用。

（3）马齿苋粥　鲜马齿苋 100 克，粳米 50 克，葱花 5 克。将马齿苋去杂洗净，入沸水中焯片刻，捞出洗去黏液，切碎；油锅烧热，放入葱花煸香，再投马齿苋，加精盐炒至入味，出锅待用；将粳米淘洗干净，放入锅内，加适量水煮熟，放入马齿苋煮至成粥，出锅即成。本食品清淡鲜香，风味独特，具有清热解毒、健脾养胃的功效。适宜于肠炎、痢疾、泌尿系统感染、疮痈肿毒等病症。

（4）马齿苋猪肝汤　马齿苋 45 克，金针菜 30 克，熟猪肝 50 克，鸡蛋两枚。将马齿苋洗净，切碎；金针菜水发后切成段；猪肝洗净，切成薄片；将马齿苋、金针菜放锅中，加水煮 15 分钟后，再加入猪肝稍炖，打入鸡蛋，待沸后调入精盐、味精即成。此汤细嫩清香，咸鲜味美，具有益肝明目、宽中下气的功效。适宜于肝血不足、胃气壅滞、夜盲、身体疲乏等病症。

养生小贴士

马齿苋食用禁忌

马齿苋为寒凉之品，脾胃虚弱、大便泄泻及孕妇忌食；忌与胡椒、甲鱼同食。

蕨菜——山菜之王

蕨菜，又名龙头菜、拳头菜、如意菜，属于凤尾蕨科。喜生于山区向阳地块，多分布于稀疏针阔混交林。春天的野生蕨菜破土而生，散发着清淡的幽香。蕨菜的幼芽、嫩芽有独特风味和较高的食用价值，加之又很少受环境污染，被誉为"山菜之王"。过去蕨菜一直作野生蔬菜采食，随着市场需要量的增加，近年来开始人工栽培。除国内食用外，每年大量出口，在国际市场上有较强的竞争力。中医认为，蕨菜性寒，味甘；入大肠、膀胱经。具有清热化痰、降气滑肠、健胃等功效。主治食嗝、气膈、肠风热毒等病症。

1. 营养成分

每 100 克蕨菜嫩叶含胡萝卜素 1.04 毫克，维生素 B_2 0.13 毫克，维生素 C 27 毫克，每 100 克干品含蛋白质 6.6 克，脂肪 0.9 克，碳水化合物 54.2 克，纤维素 25.5 克，维生素 C 3 毫克，维生素 E 0.53 毫克，钾 31.8 毫克，钙 1.9 毫克，镁 3.39 毫克，磷 5.16 毫克，铁 171 微克，锰 35 微克，锌 61 微克，铜 25 微克。此外，还含有 18 种氨基酸、蕨素。蕨甙、乙酰蕨素、胆碱、甾醇等。

2. 养生功效

（1）清热解毒,杀菌消炎 蕨菜素对细菌有一定的抑制作用,可应用于发热不退、湿疹、疮疡等病症。

（2）止泻利尿 蕨菜能清肠排毒,可用于泄泻、痢疾及小便不通的辅助治疗。

（3）消食减肥 蕨菜中的粗纤维能促进胃肠蠕动,减少肠胃对脂肪的吸收,起到下气通便、消食减肥的作用。

（4）安神降压 蕨菜的某些有效成分能恢复脑细胞功能,扩张血管,降低血压。

（5）强身健体 蕨菜作成粉皮、粉条代粮充饥,能补脾益气,强健机体,增强抗病能力。

另外,蕨菜还有提神、去油腻、助消化的作用。

3. 养生保健食谱

（1）凉拌蕨菜 蕨菜450克,豆腐丝50克,蒜末5克。将蕨菜用清水浸泡后切成段,放入沸水中焯一下,投凉,控干水分,放入小盆中备用;豆腐丝、蕨菜放入小盆内,再将准备好的蒜末放入,加调料拌匀,装盘即可。此菜色泽绿白,鲜香脆嫩,具有顺气化痰、清热通便的作用。对于食嗝、气膈、肠风热毒等病症有一定疗效。

（2）蕨菜炒肉丝 鲜蕨菜200克,里脊肉150克,葱花、姜末各100克。将蕨菜去掉叶柄上的茸毛和未展开的叶苞,入光叶柄至沸水锅内焯片刻捞出,切段;将猪肉洗净切丝;锅烧热,加肉丝煸炒至水干,烹入酱油,加入葱、姜煸炒至熟,再加料酒煸炒几下,投入蕨菜至入味,入味精,推匀出锅即成。此菜质地细嫩,咸鲜味美,具有滋阴补虚、强身健体的功效。适宜于食嗝、肠风热毒、瘦弱干咳、腰膝酸软等病症。

（3）脆皮蕨菜卷 鲜蕨菜100克,鸡脯肉、虾仁各25克,鲜蘑菇30克,面包渣200克,鸡蛋4枚,葱花、姜末各20克。将蕨菜洗净切成末,鸡肉、虾仁斩蓉,鲜蘑菇洗净切丁;以上各物放入碗内,加入精盐、味精、葱花、姜末、花椒油、麻油拌成馅;鸡蛋磕入碗内,加入湿淀粉调匀,用手匀摊成12个小圆皮,剩下鸡蛋待用；把蛋皮从中间一切两半，卷上馅成卷，蘸上面粉后，再蘸上剩下的鸡蛋糊，最后蘸上面包渣待用；锅内放油，烧至五成热时，将卷下锅炸成金黄色捞出沥油，码盘上桌即成。本食品营养丰富，鲜香甘美，具有健脾益胃、润肺化痰的功效。适宜于虚劳赢瘦、纳呆食少、体倦、肠风热毒、咳嗽有痰等病症。常人食之可补髓添精，强健体魄。

（4）五彩蕨菜　鲜蕨菜100克，火腿肉、水发香菇、柿椒、冬笋各50克，生姜15克。将鲜蕨菜切段，入沸水中稍焯片刻，然后用冷水过凉；火腿肉、香菇、柿椒、冬笋、生姜均切成细丝，冬笋丝入沸水中焯熟备用；炒勺置旺火上，加油烧至六成热时，依次投入蕨菜、火腿肉丝、香菇丝、冬笋丝、柿椒丝、生姜丝，煸炒出味，加精盐、料酒和清汤炒匀，稍后撒上胡椒粉、味精，淋入湿淀粉和香油，颠翻拌匀，出勺装盘即可。此菜绚丽多彩，嫩脆鲜香，具有滋阴润燥、和胃补肾的功效。适宜于肠风热毒、瘦弱干咳、脾虚腹胀、胃气上逆等病症。

养生小贴士

蕨菜食用宜忌

鲜品或干品食用前应先在沸水中浸烫一下后过凉，以清除其表面的黏质和土腥味。炒食适合配以鸡蛋、肉类。蕨菜性味寒凉，脾胃虚寒者慎用，常人亦不宜多食。新鲜的根茎中，含多量的锦马素，秋后更多，连续食用，易中毒。

海带——含碘冠军

海带又名昆布、海草，属大叶海藻科多年生沉水草本植物。海带不但是人们补充营养的优良食品，而且还有较高的医疗保健作用。素有"长寿菜"、"海上之蔬"、"含碘冠军"的美誉。中医认为，海带性寒，味咸；入肺经。具有清热利水、破积软坚的功效。主治瘰疬、瘿瘤、噎膈、水肿、睾丸肿痛等病症。

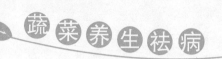

1. 营养成分

每 100 克海带中蛋白质 8.2 克,钙 1117 毫克,碘 240 毫克,碳水化合物 56.2 克,铁 150 克,磷 216 毫克。此外,还含有 β-胡萝卜素、维生素 B_1、维生素 B_2、维生素 PP 等维生素。

2. 养生功效

(1)防病健体　海带中含有大量的碘,能预防"粗脖子病",即甲状腺机能减退症。海带中的优质蛋白质和不饱和脂肪酸,对心脏病、糖尿病、高血压有一定的防治作用。海带胶质能促使体内的放射性物质随同大便排出体外,从而减少放射性物质在体内的积聚,也降低了相关疾病的发生几率。

(2)利尿消肿　海带中含有大量的甘露醇,具有利尿消肿的作用,可防治肾功能衰竭、老年性水肿、药物中毒等。

(3)减肥健美　海带几乎不含脂肪,而含大量纤维素、褐藻胶物质及多种微量元素,能通便排毒。常食海带还可令秀发润泽乌黑。

3. 养生保健食谱

(1)海带鲤鱼汤　海带 100 克,鲤鱼 500 克,青芋、萝卜、乌梅各适量。先煮海带、鲤鱼至六成熟,再入青芋、萝卜、乌梅烧煮至熟,加适量精盐即可。此汤具有理气、润肠、通便的功效,可辅助治疗便秘。

(2)草决明海带汤　海带 20 克,草决明 10 克。海带洗净切丝,草决明洗净去杂,上二味加清水两碗煎至一碗即成。此汤具有清肝、明目、化痰的功效,可辅助治疗高血压、眼结膜炎等病症。

(3)海带冬瓜豆瓣汤　浸发海带 60 克,冬瓜 250 克,去皮蚕豆瓣 50 克。先将洗净切成片状的海带和蚕豆瓣一起下锅,用香油炒一下,然后添加 200 毫升清水,加盖烧煮,待蚕豆将熟时,再把切成长方块的冬瓜和盐一道入锅,冬瓜烧熟即可。此汤具有消暑利水的功效。适宜于中暑头晕、头痛燥渴等病症。

(4)凉拌海带丝　海带 250 克。海带洗净切丝,入水煮,捞起沥干水,放入麻油、盐、酱油、味精各少许,略拌和即成。此菜具有清凉开胃的功效。适宜于暑热食欲不振之人食之。

海带食用宜忌

　　海带虽然营养丰富，味美可口，但海带含有一定量的砷，若摄入量过多容易引起慢性中毒，故食前需用水漂洗，使砷溶解于水。通常浸泡一昼夜换一次水，可使其中含砷量符合食品卫生标准。海带有催生的作用，而且较高的含碘量有可能影响胎儿的甲状腺发育，所以孕妇及乳母不可过量食用。此外，海带性寒质滑，胃虚寒者不宜食用。

番茄——美颜抗衰金苹果

　　番茄又名西红柿、洋柿子、番李子、火柿子等，为茄科植物番茄的新鲜果实。番茄因其青枝绿叶，红果鲜艳，原来只作观赏性野生植物使用，被称为"黄金苹果"。虽有苹果之名，但人们却以为它有毒，不敢食用，故又被称为"狐狸果"和"狼桃"。当时属于禁食品，直到18世纪才被人们逐渐用来食用。中医认为，番茄性微寒，味甘酸；入脾、胃、肾经。具有生津止渴、健胃消食、凉血平肝、清热解毒等功效。主治热病津伤口渴、食欲不振、肝阳上亢、胃热口苦、烦热等病症。

1. 营养成分

　　每100克含蛋白质0.6克，脂肪0.2克，碳水化合物3.3克，磷22毫克，铁0.3毫克，胡萝卜素0.25毫克，维生素B_1 0.3毫克，维生素B_2 0.03毫克，维生素PP 0.6毫克，维生素C 11毫克。此外，还含有番茄红素、谷胱甘肽、苹果酸、柠檬酸等。

2. 养生功效

　　（1）防癌抗癌　番茄所含的番茄红素，具有抗氧化的特性，能缩小肿瘤体积，延缓癌细胞扩散进程，因而番茄被称为"抗癌能手"。

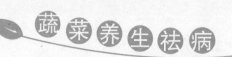
（2）排毒养颜　番茄含有尼克酸和丰富的维生素C,能淡化皮肤色素沉着,美白肌肤。富含膳食纤维,可促进肠道内容物的及时排空,有利于各种毒素的排出,间接发挥养颜美容的作用。番茄内的番茄红素有较多抗氧化物质,抗氧化能力是维生素E的100倍、维生素C的1000倍,能起到延缓衰老的作用。

（3）降脂减肥　番茄中含有膳食纤维,能使人产生饱腹感,有益于节食减肥。此外,膳食纤维还能与番茄红素共同作用,结合人体胆固醇的代谢产物"生物碱",从而达到降脂减肥之目的。

（4）健胃消食　番茄含有柠檬酸、苹果酸,不仅能保护维生素C在酸、碱及高温条件下都不易被破坏,提高维生素C吸收利用率,而且能分解脂肪,增加食欲,促进消化。

（5）促进骨骼发育　番茄中含有较为丰富的维生素A,它可以促进骨骼钙化,对防治夜盲症、眼睛干涩、视觉疲劳,特别是小儿佝偻病效果显著。

（6）抗菌消炎　番茄所含的番茄红素能抑制细菌的繁殖,可治疗口腔炎、咽喉红肿等症;所含的尼克酸可以保护皮肤健康,预防唇炎、口角炎以及皮肤粗糙症等。

（7）护心保肝　番茄所含的糖多半是果糖和葡萄糖,容易被人体消化和吸收,从而起到营养心肌和保护肝脏的作用。

3.养生保健食谱

（1）糖拌番茄　番茄4个,绵白糖100克。先将番茄洗净,用开水烫一下,去蒂和皮,一切两半,再切成月牙块,装入盘中,加糖,拌匀即成。此菜具有生津止渴、健胃平肝的功效。适宜于发热、口干口渴、高血压等病症。

（2）牛奶番茄　鲜牛奶200毫升,番茄250克,鲜鸡蛋3枚。先将番茄洗净,切块待用;淀粉用鲜牛奶调成汁,鸡蛋煎成荷包蛋待用;鲜牛奶汁煮沸,加入番茄、荷包蛋煮片刻,然后加入精盐、白糖、花生油、胡椒粉调匀即成。此汤羹鲜美可口,营养丰富,具有健脾和胃、补中益气之功效。适宜于年老体弱、脾胃虚弱者食之。

（3）番茄炒肉片　精肉、番茄各200克,菜豆角50克,葱、姜、蒜各适量。先将猪肉切成薄片,番茄切成块状;菜豆角去筋,洗净,切成段状;炒锅放油50毫升，上火烧至七成热，先下肉片、葱、姜、蒜煸炒，待肉片发白时，再下番茄、豆角、盐略炒。锅内加汤适量，稍焖煮片刻，起锅时再加味精少许，搅匀即可。此菜具有健胃消食、补中益气的功效，对于脾胃不和、食欲不振患者尤为适宜。

（4）番茄豆腐羹　番茄、豆腐各200克，毛豆米50克，白糖少许。将豆腐切片，入沸水稍焯，沥水待用；番茄洗净，沸水烫后去皮，剁成蓉，下油锅煸炒，加精盐、白糖、味精，炒几下待用；毛豆米洗净；油锅下清汤、毛豆米、精盐、白糖、味精、胡椒粉、豆腐，烧沸入味。用湿淀粉勾芡，下番茄酱汁，推匀，出锅即成。此羹具有健补脾胃、益气和中、生津止渴之功效。适宜于脾胃虚寒、饮食不佳、消化不良、脘腹胀满等病症。常人食之，强壮身体，防病抗病。

养生小贴士

番茄食用宜忌

番茄中的番茄红素是脂溶性的，只有与脂肪混合才能被肠道充分吸收。进食用植物油炒过的番茄，可使血清番茄红素水平显著提高，大约要比生吃番茄的摄入量高2.5倍。番茄味酸，胃溃疡、十二指肠溃疡和胃酸过多的患者应慎食。此外，不要吃未成熟的青色番茄，不要空腹吃番茄。

黄瓜——厨房里的美容剂

黄瓜又名胡瓜、刺瓜、王瓜等，为葫芦科黄瓜属中幼果具刺的栽培种，一年生攀缘性草本植物。黄瓜最初叫"胡瓜"，这是因为它是西汉时从西域引进的。李时珍说："张骞使西域得种，故名胡瓜。"黄瓜不但脆嫩清香，味道鲜美，而且营养丰富。黄瓜可生食、熟食或腌渍，是人们日常食用的主要蔬菜之一。中医认为，黄瓜性凉，味甘；入脾、胃、大肠经。具有清热利水、解毒消肿、生津止渴等功效。主治身热烦渴、咽喉肿痛、风热眼疾、湿热黄疸、小便不利等病症。

1. 营养成分

每 100 克黄瓜含蛋白质 0.6~0.8 克,脂肪 0.2 克,碳水化合物 1.6~2.0 克,灰分 0.4~0.5 克,钙 15~19 毫克,磷 29~33 毫克,铁 0.2~1.1 毫克,胡萝卜素 0.2~0.3 毫克,维生素 B_1 0.02~0.04 毫克,维生素 B_2 0.04~0.4 毫克,维生素 PP 0.2~0.3 毫克,维生素 C 4~11 毫克。此外,还含有葡萄糖、鼠李糖、半乳糖、甘露糖、木米糖、果糖、咖啡酸、绿原酸、多种游离氨基酸以及挥发油、葫芦素、黄瓜酶等。

2. 养生功效

（1）美容抗衰　黄瓜含有多种糖类、氨基酸、酶类和丰富的维生素,为皮肤、肌肉提供充足的养分,可有效地对抗皮肤老化,并可预防唇炎、口角炎。用黄瓜汁外擦皮肤,能清洁、保护皮肤,舒展皱纹,美白祛斑。

（2）排毒减肥　新鲜黄瓜中含有丙醇二酸,能有效抑制糖类物质转化为脂肪。富含纤维素能促进人体肠道内腐败物质的排除和降低胆固醇的含量,加速废物排出,改善新陈代谢。

（3）抵抗肿瘤　黄瓜中含有的葫芦素 C 通过提高人体免疫功能,防治肿瘤。

（4）降低血糖　黄瓜中所含的葡萄糖、果糖等不参与通常的糖代谢,故糖尿病人可以用黄瓜代淀粉类食物充饥。

（5）保肝解酒　黄瓜中所含的多种氨基酸可防治酒精中毒,对肝脏病人有一定的辅助治疗作用。

另外,黄瓜还有清凉解暑,清心除烦,健脑安神的作用。

3. 养生保健食谱

（1）紫菜黄瓜汤　黄瓜 150 克,紫菜 15 克,海米适量。先将黄瓜洗净切成菱形片状,紫菜、海米亦洗净;锅内加入清汤,烧沸后,放入黄瓜、海米、精盐、酱油,煮沸后撇浮沫,下入紫菜,淋上香油,撒入味精,调匀即成。此汤具有清热益肾之功。适宜于妇女更年期肾虚烦热之患者食之。

（2）糖醋黄瓜片　黄瓜 500 克,精盐、白糖、白醋各适量。先将黄瓜去籽洗净,切成薄片,精盐腌渍 30 分钟;用冷开水洗去黄瓜的部分咸味,水控干后,加精盐、糖、醋腌 1 小时即成。此菜看酸甜可口,具有清热开胃、生津止渴的功效。

适宜于烦渴、口腻、脘痞等病症,暑天食之尤佳。

（3）黄瓜蒲公英粥　黄瓜、大米各 50 克,新鲜蒲公英 30 克。先将黄瓜洗净切片,蒲公英洗净切碎;大米淘洗先入锅中,加水 1000 毫升,如常法煮粥,待粥熟时,加入黄瓜、蒲公英,再煮片刻,即可食之。本粥具有清热解暑、利尿消肿之功效。适宜于热毒炽盛、咽喉肿痛、风热眼疾、小便短赤等病症。

养生小贴士

黄瓜食用宜忌

黄瓜当水果生吃,不宜过多。黄瓜中维生素较少,因此常吃黄瓜时应同时吃些其他的蔬果。黄瓜尾部含有较多的苦味素,有抗癌作用,所以黄瓜尾部弃之实在可惜。有肝病、心血管病、肠胃病以及高血压的人都不要吃腌黄瓜。脾胃虚弱、腹痛腹泻、肺寒咳嗽者都应少吃。

冬瓜——减肥良蔬

冬瓜又名东瓜、枕瓜、水芝等,为葫芦科植物冬瓜的果实,是我国传统的秋令蔬菜之一。冬瓜因其成熟后外皮上有白霜,故又称白瓜。冬瓜的显著特点是体积大、水分多、热量低,可炒食、做汤、生腌。中医认为,冬瓜性凉,味甘、淡;入肺、大肠、小肠、膀胱经,具有清热利水、生津止渴、润肺化痰、解暑等功效。主治水肿、脚气、胀满、喘咳、暑热烦闷、疮疡痈肿等病症。

1. 营养成分

每 100 克冬瓜含蛋白质 0.4 克,碳水化合物 2.4 克,钙 19 毫克,磷 12 毫克,铁 0.3 毫克,胡萝卜素 0.04 毫克,维生素 C 16 毫克,维生素 B_1 0.01 毫克,钾 135 毫克,钠 9.5 毫克。此外,还有维生素 B_2、维生素 PP、丙醇二酸等成分。

2.养生功效

（1）利尿消肿　冬瓜含钠极少,是水肿病人的理想蔬菜。对于动脉硬化、冠心病、高血压等疾病,可辅助治疗又不伤正气。

（2）减肥轻身　冬瓜不含脂肪,自古被称为减肥妙品,其所含有的丙醇二酸对防止人体发胖、增进形体健美有重要作用。所含的维生素 B_1 可以帮助体内淀粉转化为热量,减少脂肪囤积。含糖量低,适宜糖尿病患者充饥。

（3）美白抗衰　煎汤外洗或久食可使人皮肤白皙润泽,淡化色斑。

（4）清热解暑　冬瓜体积大、水分多、热量低,又可利尿,因而炎炎夏日可解渴消暑,并且预防疔疮。

另外,冬瓜还有解鱼毒、酒毒之功效。

3.养生保健食谱

（1）冬瓜银耳羹　冬瓜 250 克,银耳 30 克。先将冬瓜去皮、瓤,切成片状;银耳水泡发,洗净;锅放火上加油烧热,把冬瓜倒入煸炒片刻,加汤、盐,烧至冬瓜将熟时,加入银耳、味精、黄酒调匀即成。此汤羹具有清热生津、利尿消肿之功效。适宜于高血压、心脏病、肾炎水肿等患者服食。

（2）冬瓜炒蒜苗　冬瓜 300 克,蒜苗 100 克,植物油 50 毫升。先将蒜苗洗净,切成 2 厘米长的段,冬瓜去皮、瓤,洗净,切成块状;再将炒锅放置火上,加油烧至六成热,投入蒜苗略炒,再放冬瓜块,待炒熟后,加调料适量,淀粉调汁勾芡,最后加味精起锅装盘。此菜具有利肺化痰的功效,适宜于肺中有痰、肺气不利致咳嗽气喘等疾病患者食之。

（3）冬瓜菠菜羹　冬瓜 300 克,菠菜 200 克,羊肉 30 克,姜、葱各适量。先将冬瓜去皮、瓤,洗净切成方块,菠菜择好洗净,切成 4 厘米长的段,羊肉切薄片,姜切薄片,葱切段;然后将炒锅放火上,加油烧热,投入葱花,放羊肉片煸炒,接着加入葱段、姜片、菠菜、冬瓜块,翻炒几下,加鲜汤,煮沸约 10 分钟,加入盐、酱油、味精,最后倒入湿淀粉汁调匀即成。本羹味美可口,具有补虚消肿、减肥健体的功效。适宜于妇女妊娠水肿、形体肥胖者食之。

（4）冬瓜粥　冬瓜 60 克,大米 30 克。先将冬瓜去瓤连皮洗净,切成小块状,大米淘洗干净,同放入锅中加水 1000 毫升,先武火煮沸,后文火慢煮,至瓜烂米熟粥稠即可。本粥具有清热利尿、减肥之功效。适宜于暑热烦闷、水肿、肺热咳嗽等病症，可起到清热利尿作用。

（5）糖冬瓜 冬瓜 1000 克。将新鲜上好的冬瓜去皮，除去内部瓜籽，再将其切成 4~5 厘米厚的长方块，放入沸水中烫 5~10 分钟，烫至冬瓜肉质透明时捞出，在清水中冲洗干净后，压除水分，放在日光下晒至半干时，用白糖拌匀，浸渍半天后，再晒 3 天即成。糖冬瓜清甜可口，富于营养，具有清热、生津止渴之功效。适宜于夏日酷暑时作为点心食之。

（6）冬瓜汤 冬瓜 50 克。先将冬瓜去瓤，连皮洗净，切成薄片，入锅加水 200 毫升，煮约 10 分钟，去冬瓜取汤汁代茶饮服。经常饮服能起到利水消脂作用。适宜于肥胖、水肿诸病症。

养生小贴士

冬瓜食用宜忌

冬瓜皮稍硬，晒干后即为一味常用中药，具有清热利湿的功效，因而连皮一起煮汤，效果更佳。冬瓜是清凉性质的食物，脾胃虚寒易泄泻或者阳虚经常四肢发冷的人不宜食用。

丝瓜——蔬菜中的"美人水"

丝瓜又称天丝瓜、天罗、天罗瓜、蛮瓜、布瓜、绵瓜、天吊瓜等，为葫芦科植物丝瓜和粤丝瓜的鲜嫩果实。丝瓜原产于南洋，明代引种到我国，成为人们常吃的蔬菜。丝瓜的药用价值很高，全身都可入药。丝瓜所含各类营养在瓜类食物中较高。中医认为，丝瓜性凉，味甘；入心、肝、胃经。具有清热化痰、凉血解毒、解暑除烦、通经活络等功效。主治热病身热口渴、痰喘咳嗽、肠风痔漏、疔疮痈肿、妇女乳汁不下等病症。

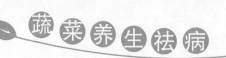
1. 营养成分

每 100 克含水分 94.3 克,蛋白质 1.0 克,脂肪 0.2 克,纤维素 0.6 克,碳水化合物 3.6 克,维生素 B_1 0.02 毫克,维生素 B_2 0.04 毫克,维生素 C 5 毫克,钙 14 毫克,磷 29 毫克,铁 0.4 毫克,锌 0.21 毫克,钾 115 毫克,钠 2.6 毫克。此外,丝瓜还含有亚油酸、棕榈酸等脂肪油及磷脂、甾醇、黑色素、葫芦素等;叶及蔓含皂甙;花中含谷氨酰胺、天门冬氨酸、精氨酸、天门冬素及赖氨酸、丙氨酸等;丝瓜络含木聚糖、纤维素,甘露聚糖及木质素等。

2. 养生功效

(1)美容抗衰　丝瓜中含防止皮肤老化的维生素 B 族,美白去斑的维生素 C 等,能使皮肤保持弹性、洁白细嫩,故丝瓜汁有"美人水"之称。

(2)抗坏血病　丝瓜中维生素 C 含量较高,可用于抗坏血病及预防各种维生素 C 缺乏症。

(3)健脑增智　丝瓜中富含维生素 B 族,有利于小儿智力发育及中老年人保持大脑健康。

(4)抗病毒,保肝,抗过敏　丝瓜提取物对乙型脑炎病毒有明显预防效果和很强的抗过敏作用。

多吃丝瓜还对月经不调有帮助。

3. 养生保健食谱

(1)番茄丝瓜汤　丝瓜 1 根,番茄 2 个,香葱花适量。先将番茄洗净,切成薄片,丝瓜去皮洗净切片;锅中放入熟猪油烧至六成热,加入鲜汤 500 毫升烧开,放入丝瓜片、番茄片。待熟时,加胡椒粉、细盐、味精、葱花调匀起锅。此汤味美鲜香,具有清解热毒、消除烦热的功效。暑热烦闷、口渴咽干者服之有效。

(2)炒丝瓜　丝瓜 250 克。先将丝瓜去皮洗净切片,锅置火上,放油少许,烧至六成热,倒入丝瓜煸炒,待丝瓜熟时加精盐少许即成。此菜肴清淡可口,具有清热利湿、化痰止咳的作用。适宜于痰喘咳嗽、热痢、黄疸患者服食。

(3)烧丝瓜　丝瓜 800 克,水发香菇 50 克,姜汁适量。先将水发香菇去蒂洗净,丝瓜去皮洗净切片;锅烧热,加入生油,用姜汁烹,再加丝瓜片、香菇、料酒、精盐、味精，煮沸至香菇、丝瓜入味，用湿淀粉勾芡，淋入麻油，调匀即成。此菜肴具有益气血、通经络的功效。适宜于妇女产后乳汁不下、乳房胀痛等病症。

（4）生丝瓜汁 生丝瓜1000克，蜂蜜适量。先将生丝瓜洗净，切丝绞榨取汁，加入蜂蜜（一般10:1比例调制），搅匀即可。此汁具有清热止咳化痰之功效，适宜于小儿百日咳患者服食。

养生小贴士

丝瓜食用宜忌

丝瓜不宜生吃，可炒、炖或捣汁外敷。丝瓜汁水丰富，宜现切现做，以免营养成分随汁水流走。烹制丝瓜时应注意尽量保持清淡，油要少用，保持丝瓜香嫩爽口的特点。丝瓜性寒滑，脾胃虚寒、腹泻不宜服。月经不调者，身体疲乏、痰喘咳嗽、产后乳汁不通的妇女适宜多吃。

白萝卜——土中人参

萝卜又名莱菔，为十字科植物莱菔的新鲜根。根据生产季节及个体大小的不同，又可分为春小萝卜和秋大萝卜两种。它可以炒、煮、凉拌、当作水果生吃；还可用作泡菜，酱菜腌制。萝卜营养丰富，有"冬吃萝卜夏吃姜，一年四季保安康"的说法。中医认为，萝卜性凉，味辛、甘；入胃、肺经。具有消积滞、化痰热、下气宽中、解毒等功效。主治食积胀满、痰嗽失音、吐血、衄血、消渴、肿瘤、痢疾、便结、偏正头痛等病症。

1. 营养成分

每100克含蛋白质0.8克，纤维素0.6克，碳水化合物4.0克，脂肪0.1克，锰0.41毫克，钙56毫克，磷34毫克，铁0.3毫克，钠60毫克，钾178毫克，镁11毫克，维生素B_1 0.08毫克，维生素B_2 0.05毫克，维生素C 14毫克，维生素E 1毫克，维生

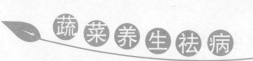
素 PP 0.6 毫克,维生素 A 20 微克,及锌、锰、铜等微量元素。

2. 养生功效

（1）增强机体免疫功能　萝卜含丰富的维生素 C 和微量元素锌,有助于增强机体的免疫功能,提高抗病能力。

（2）帮助消化　萝卜含有芥子油和淀粉酶,故有辛辣味,能增加食欲,帮助消化。

（3）帮助营养物质吸收　萝卜中的淀粉酶能分解食物中的淀粉、脂肪,使之得到充分的吸收。

（4）防癌抗癌　萝卜含有木质素,有提高机体抗癌免疫力和消灭癌细胞的作用。所含叶酸有抗癌作用。此外,萝卜所含的多种酶,能分解致癌的亚硝酸胺,具有防癌作用。

另外,白萝卜是人体补充钙的最佳来源之一,萝卜汁还有降血压作用。

3. 养生保健食谱

（1）红梅萝卜团　大萝卜 100 克,冬菇、冬笋各 50 克,鸡蛋 1 枚。萝卜洗净切成细丝,下沸水浸透,置凉水中浸泡,捞出挤干水分,放在小盆内备用;冬菇、冬笋洗净切成末,与萝卜丝一起,加精盐、味精、麻油调料拌均匀,做成萝卜球;鸡蛋磕入碗内,放淀粉、面粉拌匀备用;炒锅放油,烧热后把萝卜球粘鸡蛋糊,下油锅后下番茄酱煮片刻,即可食用。此肴制作精巧,味道鲜美。具有养益脾胃、化痰止咳的功效,常食可治疗疾热、肺热咳嗽,胃热,脾胃不和等病症。

（2）萝卜豆腐汤　萝卜 400 克,豆腐 200 克。将萝卜洗净,去皮切丝,入沸水中焯片刻,捞出用冷水投凉;豆腐切成粗条;炒锅加油烧热,放入葱末炝锅,随即添汤,放萝卜丝、豆腐条,用旺火烧沸;待萝卜熟透,加入精盐、味精,小火炖至入味,出锅装入汤碗,撒上胡椒粉、香菜末即成。此汤具有健脾养胃,消食除胀的功效。可治疗脾胃虚弱、食用不化、脘腹胀满、呕吐反酸以及病后体虚、食少不香等病症。食之易消化,老幼皆宜,为理想的补益食疗保健汤汁。

（3）萝卜羊肉汤　萝卜 300 克,羊肉 200 克,豌豆 100 克。先将羊肉洗净,切成小块,放沙锅内,加水煮沸,除汤面浮沫;萝卜洗净切块,与豌豆一起放入羊肉汤中,大火烧开,改用小火煨,出锅前放入适量食盐、胡椒,稍煨一下,再放香菜于汤内即成。此汤具有益气养血、补中强体的功效。适宜于气血不足、脾胃虚弱而引起的头晕目眩、面色苍白、饮食少进、精神疲乏者食用,老年体虚者尤宜服食。

（4）萝卜蜂蜜汁　生萝卜汁500毫升,蜂蜜50毫升。将新鲜大萝卜洗净切丝绞榨取汁,加入蜂蜜(一般按10:1组成),搅匀即可。此汁具有平肝降逆的功效,常饮可缓慢降低血压和血脂,是高血压和动脉硬化病人的良好辅食疗品。如在萝卜蜂蜜汁中加入数滴生姜汁,还有治疗呕吐、呃逆的作用。

养生小贴士

萝卜食用宜忌

白萝卜可生食,炒食,做药膳,煮食,煎汤,捣汁饮,外敷患处。生吃以汁多辣味少者为好,平时不爱吃凉性食物者以熟食为宜。白萝卜主泻、胡萝卜为补,所以二者最好不要同食。若要一起吃时应加些醋来调和,以利于营养吸收。白萝卜宜生食,但要注意吃后半小时内不能进食,以防其有效成分被稀释。萝卜性偏寒凉而利肠,脾虚泄泻者慎食或少食;胃溃疡、十二指肠溃疡、慢性胃炎、单纯甲状腺肿、先兆流产、子宫脱垂等患者忌吃。

茄子——健身蔬菜

茄子又名伽子、落苏、昆仑紫瓜等,为茄科植物茄的果实。茄子按果实形状论,有长条形、圆形和倒卵形之分;依皮色分,有紫、绿或淡绿等之别。茄子是为数不多的紫色蔬菜之一,也是餐桌上十分常用的家常蔬菜。在它的紫皮中含有丰富的维生素E和维生素P,这是其他蔬菜所不能比的。茄子的吃法,荤素皆宜。既可炒、烧、蒸、煮,也可油炸、凉拌、做汤,都能烹调出美味可口的菜肴。中医认为,茄子性凉,味甘;入脾、胃、大肠经。具有清热凉血、消肿解毒的功效。主治

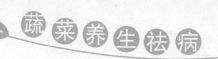
肠风下血、热毒疮痈、皮肤疮疡等病症。

1. 营养成分

每100克含水分95.5克,蛋白质1.1克,脂肪0.2克,纤维素1.3克,碳水化合物3.6克,维生素 B_1 0.02毫克,维生素 B_2 0.04毫克,维生素PP 0.6毫克,维生素C 5毫克,钙24毫克,磷2毫克,铁0.5毫克,锌0.23毫克,钾142毫克,钠5.4毫克。茄皮中含色素茄色苷、紫苏苷等。

2. 养生功效

（1）预防出血性疾病　茄子富含维生素P,可改善小血管脆性,防止小血管出血,对高血压、动脉硬化、咯血、紫癜及坏血病患者均有一定防治作用。

（2）降胆固醇　茄子纤维中含皂草苷,具有降低胆固醇的功效。

（3）预防癌症　茄子中含有龙葵碱,能抑制消化道肿瘤细胞的增殖,特别对胃癌、直肠癌有抑制作用。

（4）化瘀作用　茄子含丰富的维生素A、B、C及蛋白质和钙,能增强血管弹性。茄子有化瘀作用,又能降低脑血栓的发生几率。

3. 养生保健食谱

（1）虾仁茄罐　茄子750克,虾仁50克,瘦肉150克,鸡蛋2枚,冬菇、冬笋各25克,葱、姜末各适量。先将茄子削成1厘米厚的圆片,每片挖成象眼花刀;猪肉切成4厘米长丝;冬笋、冬菇切成丝;用开水把冬笋、冬菇丝烫一下,控干待用;坐炒锅,将油烧温,先把虾仁炒一下,捞出,再下茄片炸至呈金黄色时捞出;鸡蛋炒成碎块备用;将肉丝、面酱放入,加葱、姜炒熟,锅内入虾仁、鸡蛋、冬菇丝、冬笋丝,倒入料酒、酱油,加味精和少许汤拌匀,装盆中作馅,最后取一只碗,碗底铺一片茄子,贴靠碗边围上茄片,把馅装入碗内,上面盖上茄子片,上蒸笼蒸熟,蒸熟后的原汤倒勺内,将茄子罐合入平盘,锅坐火上勾芡,加花椒油,最后把汁浇在茄子罐上即成。此菜色香味俱佳,营养丰富,具有健脾宁心、降压止血的功效。适宜于动脉硬化、高血压、脑血栓形成及坏血病患者食之。

（2）炸茄饼　茄子300克,肉馅100克,鸡蛋3枚,葱花、姜末各适量。先将茄子洗净去皮,切成直径3厘米长的夹刀片(第一刀切断,第二刀相连);肉馅内加黄酒、精盐、葱、姜与味精,搅拌均匀;鸡蛋去壳打碎,投入于淀粉调成糊,茄夹肉撒少许干淀粉后,将肉馅放入做成茄饼;锅内放油烧至六成热时,茄饼挂糊,逐个下锅炸至八成熟时捞出,待油温升到八成热时,再将茄饼放入复炸,至酥脆出锅,撒上椒盐末即成。此菜香脆可口,具有和中养胃作用。胃纳欠佳、食欲不振者尤宜服食。

(3)炒茄子　茄子250克。先将茄子洗净,切成小块,置锅火上,加油烧至七成热,倾入茄子块不断煸炒至熟,再加少许精盐即可。此菜具有清热解毒之功效。适宜于痔疮出血患者食之。

养生小贴士

茄子食用宜忌

油炸茄子会造成维生素P大量损失,挂糊上浆后炸制能减少这种损失。在茄子萼片与果实相连接的地方,有一圈浅色环带,这条带越宽、越明显、就说明茄子果实正快速生长,没有老化。如果环带不明显,说明茄子采收时已停止生长,此时的茄子已经变老,影响食用。茄子性凉,体弱胃寒的人不宜多吃。老茄子,特别是秋后的老茄子有较多茄碱,对人体有害,不宜多吃。

芹菜——降压瘦身菜

芹菜又叫蒲芹、香芹、药芹等,为伞形科植物旱芹的全草,芹菜是常用蔬菜之一,既可热炒,又能凉拌,深受人们喜爱。近年来诸多研究表明,这是一种具有很好药用价值的植物。中医认为,芹菜性凉,味甘;入肝、胃、肺经。具有清热除烦、平肝、利水消肿、凉血止血等功效。主治高血压、头痛、头晕、暴热烦渴、黄疸、水肿、小便热涩不利、妇女月经不调、赤白带下、瘰疬、疰腮等病症。另外,芹菜有诱人的芳香气味,能够开胃健脾,增进食欲,促进儿童生长发育。

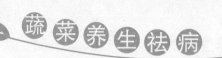

1. 营养成分

每100克含水分94.2克,蛋白质0.8克,脂肪0.1克,纤维素1.4克,碳水化合物2.5克,维生素 B_1 0.01毫克,维生素 B_2 0.08毫克,维生素PP 0.08毫克,钙48毫克,磷103毫克,铁0.8毫克,锌0.46毫克,钾154毫克,钠73.8毫克。

2. 养生功效

(1)平肝降压 芹菜含有酸性降压成分,可降低毛细血管的通透性,增加血管弹性,具有降血压、防止动脉硬化和毛细血管破裂等功能。

(2)通便抗癌 芹菜经消化作用产生一种抗氧化剂,可抑制肠内细菌产生致癌物质。富含粗纤维能刺激胃肠蠕动,缩短粪便在肠内停留时间,减少致癌物与结肠黏膜的接触,达到预防结肠癌的目的。芹菜还可以部分抵消烟草中有毒物质对肺部的侵害,预防肺癌的发生。

(3)镇静安神 芹菜中含有的一种碱性成分,有利于安定情绪,消除烦躁。

(4)养血补铁 芹菜含铁量较高,是缺铁性贫血患者的佳蔬。也可以补充女性经血的损失,避免皮肤苍白、干燥、无华,使目光有神,头发黑亮。

(5)增进性欲,辅助避孕 芹菜在西方被称为“夫妻菜”,对男、女性兴奋有十分明显的促进作用。另外,常食芹菜能降低男子精子数量,对避孕有帮助。

(6)利尿消肿 芹菜含有利尿有效成分,能消除体内水钠潴留,利尿消肿。

3. 养生保健食谱

(1)芹菜粥 芹菜40克,粳米50克,葱白5克。芹菜洗净去根,锅中倒入花生油烧热,爆葱,添米、水、盐,煮成粥,再加入芹菜稍煮,调味精即可。此菜具有清热利水的功效,可作为高血压、水肿患者的辅助食疗品。

(2)芹菜拌干丝 芹菜250克,豆干300克,葱白、生姜各适量。芹菜洗净切去根头,切段;豆干切细丝,葱切段,生姜拍松;炒锅置旺火上,倒入花生油,烧至七成热,下姜葱煸后加精盐,倒入豆干丝再炒5分钟,加入芹菜一齐翻炒,味精调水泼入,炒熟起锅即成。本菜鲜香可口,具有降压平肝、通便的功效。适宜于高血压、大便燥结等病症。

（3）芹菜小汤 芹菜 150 克，奶油 50 毫升，牛奶 150 毫升，面粉适量。芹菜洗净去叶切段，用 150 毫升水煮开，并将食盐、奶油及 2 匙面粉调入牛奶内，一并倒入芹菜汤中，一滚即成。此汤清淡适口，鲜香开胃，具有益胃养阴、止血通淋的功效，糖尿病、小便出血、小便淋痛者均可常食。

养生小贴士

芹菜食用宜忌

芹菜绞汁饮用，或凉拌，或与粳米、牛肉熬成芹菜粥都是简便的降压食谱。芹菜有降血压作用，故血压偏低者慎用。芹菜叶中的胡萝卜素含量比茎高出 80 多倍，维生素 C 含量高 17 倍，维生素 P 高 13 倍，钙盐含量高 2 倍，很多人因为饮食习惯或认为气味苦涩而放弃食用芹叶菜，是非常可惜的。芹菜性凉又富含粗纤维，故脾胃虚寒、肠滑泄泻及孕妇不可多食。

油菜——保健佳蔬

油菜又名油白菜、青菜、寒菜、胡菜、芸苔等，为十字花科植物油菜的嫩茎叶，全国各地都有栽培，南方的栽培面积广，品种多。油菜按叶柄的颜色可分为青梗和白梗两种。油菜生长适应性强，易栽培，生长期短，高产质优，营养丰富，为主要蔬菜之一，也可药用。中医认为，油菜性凉，味辛、苦；入脾、胃经。具有活血化瘀、解毒消肿、宽肠通便、强身健体等功效。主治游风丹毒、手足疖肿、乳痈、习惯性便秘、老年人缺钙等病症。

1. 营养成分

每 100 克可食部分含水分 93 克，蛋白质 2.6 克，脂肪 0.4 克，碳水化合物 2.0 克，纤维素 0.5 克，钙 140 毫克，磷 30 毫克，铁 1.4 毫克，维生素 A 3.15 毫克，维生素 B$_1$ 0.08 毫克,维生素 B$_2$ 0.11 毫克,维生素 C 51 毫克,维生素 PP 0.9 毫克,胡萝卜素 3.15 毫克。此外,还含有少量维生素 K 等。

2. 养生功效

(1)降脂减肥 油菜脂肪含量低,膳食纤维丰富,能与胆酸盐和食物中的胆固醇及甘油三酯结合从粪便中排出,减少人体对脂类的吸收。

(2)解毒消肿 油菜中含植物激素,能增加酶的形成,对人体内的致癌物质有吸附排斥作用,故有防癌功能。油菜还能增强肝脏的排毒能力,对皮肤疮疖有治疗作用。

(3)宽肠通便 油菜中含有大量的膳食纤维,能促进肠道蠕动,增加粪便的体积,缩短粪便在肠道停留的时间,防治便秘及肠道肿瘤。

(4)健体美肤 油菜含有大量胡萝卜素和维生素 C,有助于增强免疫力,促进代谢,防治皮肤粗糙及色素沉着。

3. 养生保健食谱

(1)清炒油菜 油菜 500 克,洗净切成 3 厘米长段。锅烧热,下菜油,旺火烧至七成热时,下油菜旺火煸炒,酌加精盐,菜熟后起锅装盘。本菜具有活血化瘀、降低血脂的作用。适宜于高血压、高血脂等患者食之。

(2)油菜炒虾仁 对虾肉 50 克,油菜 250 克,姜、葱适量。将虾肉洗净切成薄片,虾片用酱油、料酒、淀粉拌好;油菜梗叶分开,洗净后切成 3 厘米长段;锅中加入食油,烧热后先下虾片煸几下即起出,再把油锅熬热加盐,先煸炒油菜梗,再煸油菜叶,至半熟时倒入虾片,并加入作料姜、葱等,用旺火快炒几下即可起锅装盘。此菜具有营养强壮身体的作用,可提高机体抗病能力。老年体弱者可常食。

(3)鸡油炒油菜 油菜 500 克,鲜蘑菇 100 克。将油菜去老叶,切成 6 厘米长后,洗净;锅烧热,放鸡油 100 克,待油烧至五成热时,将油菜倒入煸炒。再加黄油、鲜汤,至八成热时,放细盐、糖、味精、蘑菇;再烧 1 分钟后,用水淀粉勾芡,浇上鸡油,装盆即成。此菜具有宽肠通便、解毒消肿的作用。适宜于习惯性便秘、痔疮大便干结等病症,亦可作为感染性疾病患者的食疗蔬菜。

（4）凉拌油菜 嫩油菜 500 克。将油菜梗、叶分开后洗净，切 3 厘米长段，沥干水，入滚水中煮熟，捞出沥水装盘，以麻油、精盐拌食。此菜鲜美爽口，具有宽肠通便、降糖之功，糖尿病、便秘患者均应常食。

养生小贴士

油菜食用宜忌

食用油菜时要现做现切，并用旺火爆炒，这样可保持鲜脆，又可使其营养成分不被破坏。吃剩的熟油菜过夜后就不要再吃，以免造成亚硝酸盐沉积，易引发癌症。孕早期妇女、小儿麻疹后期、患有疥疮、狐臭的人要少食。

菠菜——滋阴养血菜之王

菠菜又叫菠棱菜、赤根菜、波斯菜、鹦鹉菜等，为藜科一年生草本植物菠菜的带根全草。因其原产波斯，所以又叫波斯菜。古代阿拉伯人把菠菜称为"菜中之王"。菠菜品质柔嫩，营养丰富，耐寒力甚强。另外，菠菜可以促进男性健康、提高健身效果，甚至在有助于提高男性性能力的食物中，菠菜名列榜首，号称"男人的最佳食物"。

中医认为，菠菜性凉，味甘；入肠、胃经。具有补血止血、利五脏、通血脉、止渴润肠、滋阴平肝、助消化等功效。主治高血压、头痛、目眩、风火赤眼、糖尿病、便秘等病症。

1. 营养成分

每 100 克含水分 91.8 克，蛋白质 2.4 克，脂肪 0.5 克，碳水化合物 3.1 克，纤维素 0.7 克，胡萝卜素 3.87 毫克，维生素 B_1 0.04 毫克，维生素 B_2 0.13 毫克，维生素 PP 0.6 毫克，维生素 C 39 毫克，钙 72 毫克，磷 53 毫克，铁 1.8 毫克，钾 502 毫克，钠 98.6 毫克，镁 34.3 毫克，氯 200 毫克。

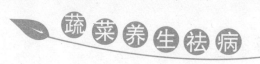

2. 养生功效

（1）养血补铁　菠菜含有人体造血原料之一的铁,常吃可令人面色红润,光彩照人,预防缺铁性贫血。

（2）通便排毒　菠菜富含粗纤维,有利排便,减少肠道对有毒物质的吸收,使全身皮肤红润、光泽。

（3）增强抗病能力　菠菜中所含的胡萝卜素,在人体内转变成维生素 A,能维护正常视力和上皮细胞的健康,增加预防传染病的能力。菠菜含有叶酸,可令人身心愉悦,预防抑郁症和早老性痴呆等神经系统疾患。菠菜蕴含丰富的叶黄素,能有效防止老年视网膜黄斑病变,预防失明。

（4）洁皮肤,抗衰老　菠菜能抑制黑色素在皮肤内沉积,防治蝴蝶斑。菠菜被推崇为"十大养颜美肤食物"之一,女性吃 30 克左右的新鲜菠菜,胜于吃 1.25 克的维生素 C 和喝 270 克红葡萄酒。菠菜含有一些微量元素,能促进人体新陈代谢,增进健康,延缓衰老。

3. 养生保健食谱

（1）菠菜粥　菠菜、大枣各 50 克,粳米 100 克。将粳米、大枣洗净,加水熬成粥。熟后再加入菠菜煮沸即可。此粥营养丰富,具有健脾益气、养血补虚的功效,常用于治疗缺铁性贫血,每日 1 次,连服数日。

（2）菠菜拌藕片　菠菜、鲜藕各 200 克。菠菜拣翠嫩者洗净,入沸水中稍焯;鲜藕去皮切片,入开水氽断生;以上二物加入盐、麻油、味精拌匀即可。本菜具有清肝明目的功效。适宜于肝血不足所致的视物不清、头昏肢颤等病症。

（3）菠菜猪血汤　鲜菠菜、熟猪血各 500 克,姜片、葱段各适量。鲜菠菜洗净切段,猪血切条;将锅置火上,加猪油,将葱、姜煸香,倒入猪血煸炒,烹入料酒,煸炒至水干,加入肉汤、盐、胡椒粉、菠菜,煮沸后,盛入汤盆即成。此汤具有养血止血、敛阴润燥的功效。适宜于血虚肠燥、贫血及出血等病症。

养生小贴士

菠菜食用宜忌

菠菜的红根带甜味，含有一般蔬果缺乏的维生素 K，有助于防治皮肤、内脏的出血倾向，所以食用菠菜时冲洗干净即可，不宜去根。菠菜含有草酸，食后影响人体对钙的吸收。食用时宜先焯水再炒，以减少草酸含量。菠菜烹熟后软滑易消化，适合老幼病弱者食用。对高血压、便秘、痔疮、贫血、坏血病患者及电脑工作者、皮肤粗糙者均有益。菠菜含草酸，患软骨病、腹泻、肾炎、肾结石者不宜多食。菠菜性冷滑，脾胃虚寒、泄泻者不宜多食。

莴苣——糖尿病人的福音

莴苣，又名莴笋、生笋、白笋、千金菜等，为菊科一年生或两年生草本植物。莴苣分茎用和叶用两种，前者各地都有栽培，后者南方栽培较多，是春季及秋、冬季重要的蔬菜之一。莴苣口感鲜嫩，色泽淡绿，如同碧玉一般，制作菜肴可荤可素，可凉可热，口感爽脆。它还具有独特的营养价值。中医认为，莴苣性凉，味苦、甘；入肠、胃经。具有开通疏利、消积下气、利尿通乳、增进食欲、宽肠通便等功效。主治脘腹痞胀、食欲不振、大便秘结、消化不良、食积停滞、消渴等病症。

1. 营养成分

每 100 克莴苣含蛋白质 1 克，脂肪 0.1 克，碳水化合物 2.8 克，纤维素 0.6 克，维生素 A 25 微克，胡萝卜素 150 微克，维生素 B_1 0.02 毫克，维生素 B_2 0.02 毫克，维生素 PP 0.5 毫克，维生素 C 4 毫克，维生素 E 0.19 毫克，钙 23 毫克，磷 48 毫克，钾 212 毫克，钠 36.5 毫克，镁 19 毫克，铁 0.9 毫克，锌 0.33 毫克，硒 0.54 微克，铜 0.07 毫克，锰 0.19 毫克。

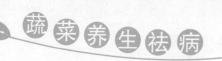

2. 养生功效

（1）降血糖　莴苣含糖类较少，而无机盐、维生素含量较多，尤其含有丰富的烟酸，后者则被认为是胰岛素激活剂，故常吃莴笋对糖尿病患者有益。

（2）润肤洁齿　莴苣叶所含多量胡萝卜素，是抗癌、抗衰老、抗日照皮肤损伤的活性剂。莴苣叶所含的叶绿素具有滋润皮肤、清洁口腔的美容作用。莴苣含有很丰富的钙、脂肪和叶酸，儿童常吃莴苣能够促进牙齿的健康发育。

（3）镇静促眠　莴苣含有少量的碘元素，它对人体的基础代谢、心智和体格发育甚至情绪调节都有重大影响，经常食用可有助于消除紧张，帮助睡眠。

（4）消食通便　莴苣味道清新且略带苦味，可刺激消化酶分泌，增进食欲。其乳状浆液，可增强胃液、消化腺的分泌和胆汁的分泌，从而促进各消化器官的功能。

（5）利尿通乳　莴苣含钾量是含钠量的 27 倍，有利于体内的水、电解质平衡，促进排尿和分泌乳汁。

（6）强体防癌　莴苣含有多种维生素和矿物质，具有调节神经系统功能的作用。富含人体可吸收的铁元素，被视为贫血患者的最佳食料。莴苣的熟水提取物对癌细胞有较高的抑制作用。

3. 养生保健食谱

（1）糖醋莴苣　莴苣 400 克，姜丝 10 克。将莴苣洗净，去叶和皮，切成 3 厘米长左右的丝，用滚水掠余，捞起沥干水，加姜丝、麻油、糖、醋拌匀，即可装盘食用。此菜具有利尿清心、开胃健脾的功效。身体虚弱、贫血者可常食。神经系统功能紊乱、心烦失眠者食之有助于治疗失眠。

（2）莴苣炒春笋　莴苣 400 克，春笋去皮壳 300 克。将莴苣洗净，切薄片；春笋切片；油入铁锅中烧热后，下以上二菜爆炒，加精盐少许，起锅装盘。此菜具有通利二便、宽胸导滞的功效。适宜于消化不良、习惯性便秘等病症。

莴苣食用宜忌

　　莴苣怕咸,盐要少放才好吃。夜盲症患者慎食。一般人们吃莴苣,以食茎为主,很多人将叶子抛弃,其实莴苣叶的营养高于茎,因此吃时不要将叶扔掉。莴苣叶也是最爽口的生菜,西方人常把它配合在冷盘之中。莴苣中的莴苣生化物对视神经有刺激作用,会发生头昏嗜睡的中毒反应,导致夜盲症或诱发其他眼疾,虽停食几天后就会好转,但也不宜多食。脾胃虚寒、泄泻者不要多食。

茭白——解酒催乳江南菜

　　茭白又名茭瓜、茭笋、菰手、雕胡等,属禾本科多年生水生草本植物。茭白的种子称为菰米,为古代六谷之一。目前茭白的食用部分是其基部肥大的肉质茎。茭白是我国特有的水生蔬菜,与莼菜、鲈鱼并称为江南三大名菜。由于其质地鲜嫩,味甘实,被视为蔬菜中的佳品。中医认为,茭白性凉,味甘;入肝、脾经。具有清热通便、除烦解酒等功效。主治暑湿腹痛、中焦痼热、烦渴、二便不利,以及酒毒、乳少等病症。

1.营养成分

　　每100克鲜茭白中含碳水化合物4克,有机氮6.59克,水分81.9克,脂肪2.3克,蛋白质1.5克,纤维素1.28克,茭白含赖氨酸等17种氨基酸,其中苏氨酸、甲硫氨酸、苯丙氨酸、赖氨酸等为人体所必需的氨基酸。

2.养生功效

　　(1)补虚健体　茭白含较多的碳水化合物、蛋白质、脂肪等,能补充人体的营养物质,具有健壮机体的作用。脾胃虚寒泻者禁食,阳痿滑泄者不宜多食。

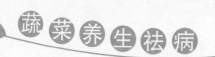
（2）利尿止渴,解酒毒　茭白甘寒,性滑而利,既能利尿祛水,辅助治疗四肢浮肿、小便不利等症,又能清暑解烦而止渴,还能解除酒毒,治酒醉不醒。

3. 养生保健食谱

（1）油焖茭白　茭白200克。将茭白切条块,长约4厘米,宽约1.5厘米。旺火热锅,加入食油约250克,烧至六成热,下茭白炸约1分钟,滤去油,加入酱油、盐、糖、味精,再烧1~2分钟,淋上麻油即可出锅。此菜具有解酒开胃的功效,能促进食欲,解除酒毒。

（2）茭白炒蛋　茭白250克,鸡蛋3枚。将茭白去皮切成3厘米长的细丝,鸡蛋去壳入碗中,加入精盐、味精调匀;将炒锅放在旺火上,倒进熟猪油,将油烧至六成热,放入茭白丝,随即搅动颠翻两次,放入精盐、白汤,待熟盛入盆中;把炒锅仍置旺火上,加入熟猪油,待油五成热,把蛋倒入锅内,同时将炒过的茭白一同放入炒拌,使茭白丝和蛋松碎即成。此肴具有开胃解酒的功效。适宜于食欲不佳者及酒醉者食用。

（3）麻辣茭白　茭白250克,红辣椒少许。将茭白洗净切成滚刀块,炒锅放在旺火上,加入猪油,烧至油锅边冒泡时,把茭白放入炸1分钟左右,捞出沥去油,然后倒出锅中余油,锅置于旺火上,把茭白放入,加入红辣椒、芝麻酱、酱油、精盐、白糖、味精和高汤,在小火上烧1分钟左右,淋入水淀粉着黄,再加入麻油即成。此菜具有开胃和中的功效。适宜于食欲不振、口淡乏味等病症。

（4）猪脚茭笋汤　茭白50克,通草10克,猪脚500克。将猪脚洗净切块,茭白切丁;高压锅压猪脚烧至八成烂熟,入茭白、通草、精盐,再文火炖,待香味大出锅即可。此汤具有通经发乳的功效。适宜于产后乳少之妇人食之。

养生小贴士

茭白食用宜忌

茭白适宜高血压病患者、黄疸肝炎患者、产后乳汁缺少的妇女、饮酒过量、酒精中毒者。由于茭白含有较多的草酸,其钙质不容易被人体所吸收,凡患肾脏疾病、尿路结石或尿中草酸盐类结晶较多者,不宜多食。

蘑菇——天然抗癌良药

蘑菇又名双孢菇、洋蘑菇、蘑菇菌、蘑菰、肉菌等,为黑伞科植物蘑菇的子实菌盖及菌柄,通常与平菇、草菇、香菇一起并称为对人体有益的常用"四大食用菌"。蘑菇鲜香可口,含有丰富的蛋白质、多糖、维生素、核苷酸和不饱和脂肪酸,具有很高的医疗保健作用,深受人们的喜爱。在西方享有"上帝食品"美称。中医认为,蘑菇性凉,味甘;入胃、肠、肺经。具有益神开胃、化痰理气等功效。主治精神不振、食欲大减、痰核凝聚、上呕下泻、尿浊不禁等症。

1. 营养成分

每 100 克含有水分 93.3 克,蛋白质 2.8 克,脂肪 0.2 克,碳水化合物 2.4 克,钙 8 毫克,磷 66 毫克,铁 1.3 毫克,维生素 C 4 毫克,维生素 B_1 0.11 毫克,维生素 B_2 0.16 毫克,维生素 PP 3.3 毫克。此外,蘑菇中还含有维生素 D。

2. 养生功效

（1）抗癌　蘑菇中含有的多糖体是抗癌活性物质,可以促进抗体形成,使机体对肿瘤产生免疫能力,抑制肿瘤细胞的生长。

（2）提高机体免疫力　蘑菇的有效成分可增强 T 淋巴细胞功能,从而提高机体抵御各种疾病的免疫力。

（3）镇痛,镇静　巴西某研究从蘑菇中提取到一种物质具有镇痛、镇静的功效,据说其镇痛效果可代替吗啡。

（4）止咳化痰　蘑菇提取液用动物实验,发现其有明显的镇咳、稀化痰液的作用。

（5）通便排毒　蘑菇中含有人体难以消化的粗纤维、半粗纤维和木质素,可保持肠内水分平衡,还可吸收余下的胆固醇、糖分,将其排出体外,对预防便秘、肠癌、动脉硬化、糖尿病等都十分有利。

（6）降血压　蘑菇含有酪氨酸酶,对降低血压有明显效果。

3.养生保健食谱

（1）蘑菇炖猪肚　鲜蘑菇150克,猪肚1只(约500~750克)。将猪肚洗净切片;蘑菇洗净切两瓣,先炖猪肚,加精盐少许,待八成熟,再入蘑菇煮熟即成。此肴具有补中益胃的功效。适宜于脾虚体弱、胃不纳食之人食之。

（2）蘑菇鸡丁　蘑菇200克,土鸡肉脯200克,花生米100克,姜葱适量。将鸡脯、蘑菇切成花生米大小块,入锅小炒;生姜切丁,香葱切段;鸡脯、蘑菇先烧熟;再入花生米、精盐、姜丁、葱段焖烧即成。此肴具有润肺补脾的功效。适宜于肺脾两虚之人食之。

（3）蘑菇粉丝煲　蘑菇50克,薯粉丝150克,牛肉汤及肉末各适量。水发蘑菇并切丝,与薯粉丝一块入牛肉汤、肉末中煮熟即可。此菜具有理气和中、增进食欲、滋补气血的功效。适宜于脘腹痞满、食欲不振、口淡乏味、体倦无力等病症。

（4）蘑菇猪排汤　蘑菇100克,猪排250克。先洗净猪排,切块,入锅,放精盐炖至八成熟,下蘑菇,待蘑菇煮熟即成。此汤具有补脾胃、益气血的功效。适宜于虚弱之人经常食之。

（5）蘑菇乳鸽汤　蘑菇100克,乳鸽1只(约500克)。将蘑菇、乳鸽洗净;乳鸽去内脏入锅煮,初熟再入蘑菇,待汤沸蘑菇熟后加精盐适量即可。此菜具有益气和血的功效。适宜于体质虚弱、发育不良、四肢痿软者食之。

（6）蘑菇心肺汤　鲜蘑菇150克,猪心、猪肺各200克,葱、姜、食盐各适量。将猪心、猪肺洗净,切成小条块,入锅煮,待八成熟,再入洗净之蘑菇和适量食盐、葱段及姜丝,蘑菇熟即可起锅。此汤具有滋补肺胃,化痰理气的功效。可用作辅助治疗肺虚痰咳之病症。

养生小贴士

蘑菇食用宜忌

　　脾胃虚寒者宜少食蘑菇。注意不要误食有毒的野蘑菇。有毒蘑菇,颜色浓,菌伞上带有红、紫、黄或其它杂色斑点;伞柄很难用手撕开;有辛辣和异味、臭味。

　　识别毒菇的方法:蘑菇煮好后放些葱,如变蓝色或褐色,便是毒菇。

大白菜——菜中之王

大白菜又名球白菜、黄芽白菜、黄矮菜等，为十字花科芸苔属草本植物白菜的茎叶，是中国的特产。古时又叫菘，有"菜中之王"的美名，据说这是齐白石老先生提出来的。齐老有一幅写意的大白菜图，并题句说："牡丹为花中之王，荔枝为百果之先，独不论白菜为蔬之王，何也。"于是"菜中之王"的美名不胫而走，流传开来。在我国北方的冬季，大白菜更是餐桌上必不可少的，故有"冬日白菜美如笋"之说。中医认为，大白菜性平，味甘；入胃、肠经。具有清热除烦、通利肠胃、消食养胃的功效。主治肺热、咳嗽、咽干、口渴、头痛、大便干结、丹毒、痔疮出血等病症。

1. 营养成分

每 100 克含水分 95.4 克，蛋白质 1.4 克，碳水化合物 3 克，纤维素 0.5 克，钙 33 毫克，磷 42 毫克，铁 0.4 毫克，胡萝卜素 0.11 毫克，维生素 B_1 0.22 毫克，维生素 B_2 0.04 毫克，维生素 PP 0.3 毫克，维生素 C 24 毫克，维生素 E 0.92 毫克。

2. 养生功效

（1）强身健体 一杯熟的大白菜汁能够提供几乎与一杯牛奶一样多的钙。大白菜含的维生素 C 较多，可预防坏血病、保护心血管健康、提高机体免疫力；含的维生素 U 对消化性溃疡有益；含的叶黄素和玉米黄素，有益于眼睛，增强视力。

（2）通便减肥 大白菜富含膳食纤维，不仅可促进胃肠道蠕动，保持大便通畅，还能促进人体对动物蛋白质的吸收。大白菜含水量高、热量低，是减肥者的极好食品。

（3）清热消食 吃火锅加进白菜可去油腻，爽口。尤其是冬令进补，若吃牛羊肉过多，既容易使体液变为酸性，易上火，危害健康，而属于碱性偏寒的白菜正好可以平衡酸碱，防止体内生热。

（4）防癌抗癌 大白菜中含有一种化合物，能够帮助分解同乳腺癌相关的雌激素,其含量约占大白菜重量的1%。大白菜富含抗氧化元素类,可以抑制乳癌细胞,其中的硫化物则可抑制癌细胞入侵到基因蛋白;含有的钼可抑制亚硝酸胺吸收,预防消化道癌症;此外,大白菜中还有含量较高的被誉为"生命火种"的微量元素硒。

（5）美容护肤 大白菜中丰富的维生素,可以起到很好的护肤和养颜效果。

3. 养生保健食谱

（1）开水白菜 白菜心500克。将白菜心洗净,放入沸水中焯至断生,立即捞入凉开水中漂凉,再捞出顺放在菜墩上,用刀修整齐,放在汤碗内,加作料,上笼用旺火蒸2分钟取出,滗去汤;用沸清汤250毫升过一次,沥水,炒锅置旺火,放入高汤,再加入少许胡椒粉,烧沸后,撇去浮沫,倒入盛有菜心的汤碗内,上笼蒸熟即成。本菜汤清如水、菜绿味鲜,具有益胃通便、增强食欲的功效。适宜于热病愈后体虚消化力弱、大便不畅等病症。

（2）白菜墩 大白菜心1棵(约500克),腊肉片20克,葱段、姜片各适量。将白菜心洗净、沥水、改切成2段,放入搪瓷盆内,加入葱段、姜片、腊肉片、料酒、肉汤。上笼蒸约1小时,待白菜熟烂时,放入盐、味精、白胡椒粉、鸡油即可。本菜具有养胃通络、滑窍利水的功效。适宜于小便不利、胃纳不佳、大便干结等病症。

（3）瓦口白菜 白菜1000克。拣白菜嫩菜心横切,整放盘中,将香油、酱油、醋煮滚后浇2~3次,即成。此菜具有清热解毒的功效,对于肺胃蕴热,口燥食少者有辅助治疗作用。

（4）金边白菜 大白菜500克,干红辣椒丝7.5克,湿淀粉适量。大白菜洗净,切成3厘米长、1.5厘米宽的长条;辣椒切开、去籽切成3厘米长的段;菜油烧至7成热,将辣椒炸焦,放入姜末、白菜,旺火急速煸炒,加醋、酱油、精盐、白糖,煸至刀茬处出现金黄色,用湿淀粉勾芡,浇上麻油,翻炒后即可装盆。此菜具有养胃助食的功效。适宜于脾胃虚弱、食欲不振等病症。

大白菜食用宜忌

大白菜中含有少量的、会引起甲状腺肿大的物质,这种物质干扰了甲状腺对必需矿物质碘的利用。切大白菜时,宜顺其纹理切,这样白菜易熟,维生素流失少。烹调时不宜用煮、烫后挤汁等方法,以避免营养成分的大量损失。忌吃腐烂的大白菜,大白菜在腐烂的过程中会产生毒素,所产生的亚硝酸盐能使血液中的血红蛋白丧失携氧能力,使人体发生严重缺氧,甚至危及生命。大白菜性偏寒凉,胃寒腹痛、大便清泻及寒痢者不可多食。

卷心菜——保护肠胃的"先锋"

卷心菜来自欧洲地中海地区,也叫卷心菜、洋白菜或圆白菜,学名是"结球甘蓝"。它在西方是最为重要的蔬菜之一。卷心菜和大白菜一样产量高、耐储藏,是四季的佳蔬。中医认为,卷心菜性平,味甘;入胃、肠经。具有补骨髓、润脏腑、益心力、壮筋骨、利脏器、清热止痛等功效。主治睡眠不佳、多梦易睡、耳目不聪、关节屈伸不利、胃脘疼痛等病症。

1. 营养成分

每100克含水分94.4克,蛋白质1.1克,脂肪0.2克,碳水化合物3.4克,纤维素0.5克,钙320毫克,磷24.0毫克,铁0.3毫克,胡萝卜素0.02毫克,维生素B_1 0.04毫克,维生素B_2 0.04毫克,维生素PP 0.3毫克,维生素C 38毫克。此外,还含有较多的微量元素钼和人体必需的微量元素锰。

2. 养生功效

（1）防治溃疡 卷心菜富含抗溃疡因子维生素U,对口腔、胃和十二指肠溃疡,有止痛及促进愈合的作用。

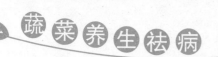

（2）美容抗衰老　卷心菜能防止皮肤色素沉着,减少青年人雀斑,延缓老年斑的出现。其防衰老、抗氧化的效果很突出。

（3）提高免疫力　卷心菜能提高人体免疫力,预防感冒,提高癌症患者的生活质量。

（4）减肥助消化　卷心菜的水分含量高、热量低,是糖尿病和肥胖患者的理想食物。它还可增进食欲,促进消化。

（5）抑菌消炎　新鲜的卷心菜中含有植物杀菌素,有抑菌消炎的作用。

3. 养生保健食谱

（1）卷心菜炒番茄　卷心菜 250 克,番茄 200 克,葱花适量。先将番茄用开水稍烫,去皮切块;卷心菜洗净切片;油锅烧热后,放葱花煸香,加卷心菜炒至七成熟,投入番茄,略炒,再加入精盐、酱油烧至入味,入味精拌匀即成。本菜酸甘开胃,色彩鲜艳,具有益气生津的功效。适宜于身体疲乏、心烦口渴、不欲饮食等病症。常人食之,能防病抗病,健壮身体。

（2）酸辣卷心菜　卷心菜 500 克,蒜泥、葱花各适量。将洗净的卷心菜切成3~4 厘米的细长条,放入滚开水中焯一下取出,配上蒜泥、葱花、胡椒、精盐、辣椒油,然后把熬开的熟油倒入拌和即成。本菜具有滋养脾心、开胃增食、去腻解毒的功效。适宜于脘腹痞满、不欲饮食、口中黏腻等病症。

（3）甘蓝柠檬卷心菜　卷心菜叶 250 克,柠檬 1 个,蜂蜜适量。卷心菜叶加水煮,刚熟捞起;柠檬榨汁加适量蜂蜜拌匀,再和煮熟的卷心菜叶调和。此菜具有促进溃疡愈合的作用。适宜于胃及十二指肠溃疡患者食之。

养生小贴士

卷心菜食用宜忌

卷心菜含有少量致甲状腺肿的物质,但可以用大量的膳食碘来消除这些物质对机体的不利影响,如用碘盐、海鱼、海藻和海产品来补充碘。卷心菜富含叶酸,怀孕的妇女及贫血患者应多吃。卷心菜含有粗纤维量多,且质硬,故脾胃虚寒、泄泻以及小儿脾弱者不宜多食。

茼蒿——药食皆优的鲜蔬

茼蒿又叫蓬蒿、蒿菜、蒿子杆，由于它的花很像野菊，所以又名菊花菜。茼蒿的茎和叶可以同食，有蒿之清气、菊之甘香，鲜香嫩脆的赞誉。茼蒿由于栽植容易，生长期短，病虫害少，且有香气，受到欢迎。另外，茼蒿气味芬芳，可以润肺化痰开郁，避秽化浊，可入药。中医认为，茼蒿性平，味辛、甘；入脾、胃经。具有平补肝肾、缩小便、宽中理气等功效。主治心悸、怔忡、失眠多梦、心烦不安、痰多咳嗽、腹泻、脘胀、夜尿频繁、腹痛寒疝等病症。

1. 营养成分

茼蒿的营养成分很高，其中以含维生素 A 原最为丰富，每 100 克茼蒿中含胡萝卜素 2.54 毫克，其含量是黄瓜、茄子的 15~30 倍，此外还含有较多的维生素 B_2、维生素 C 及铁、钙等。每 100 克茎中含有钙 7 毫克，每 100 克叶中含钙达 38 毫克，约为冬瓜、黄瓜含钙量的 2 倍，为番茄含钙量的 6 倍。

2. 养生功效

（1）消食通便　茼蒿含有特殊香味的挥发油，可宽中理气，消食开胃，增加食欲。丰富的粗纤维有助于肠道蠕动，促进排便。

（2）养心安神　茼蒿内含丰富的维生素、胡萝卜素及多种氨基酸，可以养心安神，润肺补肝，稳定情绪。

（3）降压补脑　茼蒿中含有多种氨基酸、脂肪、蛋白质及较高量的钠、钾、胆碱等物质，能利尿消肿，降低血压，维护心脏功能，防止记忆力减退。

（4）分解脂肪　茼蒿能促进蛋白质代谢，有助脂肪的分解。涮火锅时加入一些茼蒿，对营养的摄取有益。

3. 养生保健食谱

（1）拌茼蒿　茼蒿 250 克。先将茼蒿洗净，入滚开水中焯过，再以麻油、盐、醋拌匀即成。本菜辛香清脆，甘酸爽口，具有健脾胃、助消化的功效。对于胃脘痞塞、食欲不振者,有良好的辅助治疗作用。

（2）茼蒿炒猪心　茼蒿350克,猪心250克,葱花适量。将茼蒿去梗洗净切段;猪心洗净切片;锅中放油烧热,放葱花煸香,投入猪心片煸炒至水干,加入精盐、料酒、白糖,煸炒至熟,加入茼蒿继续煸炒至猪心片熟,茼蒿入味,点入味精即可。此菜具有开胃健脾、降压补脑的功效。适宜于心悸、烦躁不安、头昏失眠、神经衰弱等病症。

养生小贴士

茼蒿食用宜忌

茼蒿中的芳香油遇热易挥发,会减弱其健胃作用,所以烹调时应旺火快炒。煮汤或凉拌有利于胃肠功能不好的人。与肉、蛋等荤菜共炒可提高其维生素A的利用率。因茼蒿具有特殊气味,很少生虫,不必喷洒农药,所以无农药污染之虑,可以放心食用。茼蒿纤维细嫩,容易消化吸收,对儿童发育成长和老年人胃肠吸收不良均很有益。茼蒿辛香滑利,脾胃虚寒、泄泻者不宜多食。

菜花——健康的"全能卫士"

菜花又叫花椰菜,属十字花科,是一种营养丰富、风味鲜美的蔬菜。菜花通常有白、绿两种,绿色的又叫西兰花,这两种菜花的营养和作用基本相同,绿色的较白色的胡萝卜素的含量要高些。中医认为,菜花性平,味甘;入肾、脾、胃经。春分时节吃菜花,有补肾填精、健脑壮骨、补脾和胃的作用,对久病体虚、肢体痿软、耳鸣健忘、脾胃虚弱、小儿发育迟缓等都有缓解作用。

1.营养成分

每100克含蛋白质2.4克,脂肪0.4克,碳水化合物3克,钙18毫克,磷53毫克,铁0.7毫克,胡萝卜素0.08毫克,维生素C 88毫克。此外,还含有维生素A、

B、硒、芳香异硫氰酸等成分。

2. 养生功效

（1）防癌抗癌 菜花含有丰富的维生素和一定量的胡萝卜素以及硒元素，能阻止癌前病变细胞的形成，遏制肿瘤生长。含有大量的纤维素，能清除消化道内的致癌物质。含有一种吲哚化合物，可抑制癌细胞生长繁殖，预防肠癌、胃癌、乳腺癌等。富含谷胱甘肽，能使 30 多种致癌物失去活性。菜花能加快体内雌激素的代谢，抑制乳腺癌的发生。菜花提取物萝卜子素可激活分解致癌物的酶，从而减少恶性肿瘤的发生。

（2）润肺止咳 菜花具有生津利喉、健脾和胃、润肺止咳的功能。18 世纪，欧洲国家有一种专治咳嗽和肺结核病的布哈尔夫糖浆，效果甚佳，红极一时。其实就是用菜花茎叶榨出的汁液，煮沸后调入蜜糖制成的。

（3）提高免疫力 菜花能使眼睛免受阳光紫外线的损害，起到预防白内障的作用。还可以洁白牙齿，强化骨骼、预防骨质疏松。

（4）预防高血压 菜花富含钾，可以预防心律不齐、心功能紊乱、高血压。

（5）降血糖血脂 菜花含有丰富的铬，能辅助胰岛素发挥降血糖、降血脂的作用。

3. 养生保健食谱

（1）胡萝卜烩菜花 菜花 250 克，胡萝卜 50 克，蘑菇 50 克，葱花适量。菜花洗净，用手掰成小块。胡萝卜洗净，去皮切块。蘑菇在沸水烫一下捞起。油锅烧热，下葱花煸香，投入菜花、胡萝卜煸炒，加入蘑菇，烧至菜花入味，出锅即成，对脾虚纳差者有效。

（2）番茄炒菜花 菜花 200 克，番茄 100 克。菜花洗净，用手掰成小块，用开水焯一下备用。番茄洗净切成小块。炒锅内放油，油热放葱末、姜末、番茄，炒出红色时，稍放一点鸡汤，加盐、白糖，汤沸后，放入菜花，炒几分钟加味精，淀粉挂芡即成。可治年老体弱、小儿发育迟缓等病症。

（3）珊瑚菜花 菜花 300 克，青柿子椒 100 克。将菜花洗净，切成小块，放入沸水锅内烫熟，捞出过凉，沥干，放入盘内。将青柿子椒去蒂和籽，洗净，烫至色变深绿,捞出晾凉,切成小块,放于菜花上边,撒上点盐搅拌均匀。将番茄沙司放小碗内,加入白糖、白醋、香油调均匀,浇在菜花上即可成。每日1次,佐餐食用。开胃健脾,增进食欲。适用于脾胃气虚、胃纳不佳者。

（4）海米菜花　菜花250克,海米30克,木耳20克。菜花洗净,用手掰成小块。海米、木耳用温开水泡涨。油锅烧热,加菜花略炒。再入葱、姜及鸡汤,用小火焖几分钟后,加入味精、精盐、海米、木耳,炒匀即可。可治脾胃虚弱、饮食减少等病症。

（5）鸡蛋羹调菜花　菜花250克,鸡蛋2枚。菜花洗净,用手掰成小块。鸡蛋取蛋清,加水、料酒、盐等拌匀,上笼蒸熟。锅内烧鲜汤,加入料酒、盐等,放入掰成小块的菜花,熟后加味精,将蒸熟的鸡蛋浇在舀成片状的菜花上即成。可防癌抗癌,尤适用于癌症患者康复服食。

养生小贴士

菜花食用宜忌

菜花虽然营养丰富,但常有残留的农药,还易藏有菜虫。所以在吃之前,可将菜花放在盐水里浸泡几分钟,菜虫就跑出来了,残留农药也去除了。吃的时候要多嚼几次,这样才有利于营养的吸收。在烹调时,为了减少维生素C和抗癌化合物的损失,可采用沸水焯后,断其生味,急火快炒调味后迅速出锅的做法或烹制成半汤菜,以保持其有益成分和清香嫩脆的特点。菜花对体虚、消瘦、食欲不振、消化不良、血虚目眩、咽干舌燥及化疗之后的调养均有益。

胡萝卜——美味"小人参"

胡萝卜又叫黄萝卜、红萝卜、丁香萝卜等,为伞科草本植物胡萝卜的根。原产于中亚,元代以前传入我国。因其颜色靓丽,脆嫩多汁,芳香甘甜而受到人们的喜爱。胡萝卜对人体具有多方面的保健功能,因此被誉为"小人参"。中医认为,胡萝卜性平,味甘;入肺、脾经。具有下气补中、补肝益肺、健脾利尿、驱风寒的功效。主治小儿疳积、夜盲、胸膈痞满及瀌皮病。

1. 营养成分

每 100 克胡萝卜中约含蛋白质 0.6 克,脂肪 0.3 克,碳水化合物 8.3 克,纤维素 0.8 克,胡萝卜素 1.35~17.25 毫克,钙 19 毫克,磷 29 毫克,铁 0.7 毫克,维生素 B_1 0.04 毫克,维生素 B_2 0.04 毫克,维生素 PP 0.4 毫克,维生素 C 12 毫克。此外,还含有挥发油、果胶、淀粉、无机盐、氨基酸等物质。

2. 养生功效

（1）保护视力 胡萝卜富含的胡萝卜素,在体内被转化为维生素 A,具有促进机体正常生长与繁殖、维持上皮组织功能、防止呼吸道感染与保持视力正常、辅助治疗夜盲症和干眼症等功能。

（2）润肤抗衰 胡萝卜素可清除致人衰老的自由基,还可有效预防花粉过敏症、过敏性皮炎等。富含各种维生素,有润皮肤,抗衰老的作用。维生素 A 可用于治疗皮肤粗糙、没有光泽。

（3）提高免疫力,抗癌 胡萝卜对多种内脏器官有保护作用,可提高人体免疫力,预防呼吸道感染,降低化疗药物毒性,减轻肿瘤病人化疗反应。富含核黄素、叶酸及木质素,也有提高机体免疫力和间接消灭癌细胞的功能。

（4）助消化、排毒 胡萝卜含有膳食纤维和挥发油,有促进胃肠蠕动,助消化,杀菌,排除毒素的作用。胡萝卜含有大量果胶物质,可与汞结合,降低血液中汞离子的浓度,加速排出体外。

（5）降压强心 胡萝卜能增加冠状动脉血流量,防止血管硬化,降低血脂,可预防冠心病、高血压。

另外,胡萝卜还有帮助骨骼和牙齿发育、改善贫血的功能。

3. 养生保健食谱

（1）清炒胡萝卜 将胡萝卜、葱、姜、蒜等洗净切丝,锅置旺火上,加入油、葱丝、姜丝、蒜丝、精盐煸炒,待有香味后,倒入胡萝卜丝,旺火炒至七成熟时,起锅

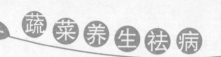
装盘。该菜鲜香适口,健脾祛寒,具有增强免疫机能、防癌抗癌作用。无论老幼,食之皆有益。尤其适宜于糖尿病患者作为辅助治疗食品。

（2）胡萝卜烧肉　胡萝卜500克,精肉250克。将胡萝卜、猪肉洗净后,切象眼块。锅中先下肉块,煮至八成熟时,下胡萝卜块,加入精盐、酱油等调味品,至胡萝卜八成熟时起锅装盘。本菜营养丰富,具有润肺益肝、补益气血等功效。适宜于体质虚弱、四肢倦怠、饮食减少病症。

（3）拌胡萝卜干　胡萝卜干200克,炒花生仁75克,葱花10克。将胡萝卜干放入开水内,泡涨后洗净,切成黄豆大颗粒。花生仁去皮,用刀拍碎成绿豆大。将胡萝卜粒放入大碗内,加入酱油、精盐、白糖、味精、葱花拌匀,放入盘内,撒上花生粒,淋入香油,即可。此菜气味芳香,具有健脾开胃、补肝益肺的作用。适宜于夜盲、食欲不振、小儿疳积等病症。

养生小贴士

胡萝卜食用宜忌

胡萝卜素和维生素A是脂溶性物质,应用油炒熟或和肉类一起炖煮后再食用,以利吸收。皮肤粗糙、夜盲症、眼干燥症、头皮屑较多、头皮发痒、高血压、胆石症、癌症、贫血、营养不良、食欲不振、小儿软骨病、长期与水银接触者等患者,常吃胡萝卜大有裨益。摄入过量的胡萝卜素,会使皮肤暂时变黄;也会影响女性卵巢的黄体素合成,导致分泌量减少,甚至会造成无月经、不排卵,或经期紊乱的现象。

黄花菜——忘忧健脑菜

黄花菜,别名萱草、金针菜、鹿葱花、宜男花、黄花、安神菜、川草、黄花苗子等,为百合科萱草属中能形成肥嫩花蕾的宿根多年生草本植物。黄花菜又称忘忧草,唐代白居易就有"杜康能解闷,萱草能忘忧"的诗句。食用的黄花菜就是其花蕾干制而成。黄花菜色泽金黄，香味浓郁，食之清香、爽滑、嫩糯、甘甜，常与木耳齐名为"席上珍品"。中医认为，黄花菜性平，味甘；入脾、肠经。具有清热利尿、解毒消肿、止血除烦、宽胸膈、养血平肝、利水通乳、利咽宽胸、清利湿热、发奶等功效。主治眩晕耳鸣、心悸烦闷、小便赤涩、水肿、痔疮便血等病症。

1. 营养成分

每 100 克黄花菜的干制品中含蛋白质 14.1 克，脂肪 0.4 克，碳水化合物 60.1 克，钙 463 毫克，磷 173 毫克，铁 16.5 毫克，胡萝卜素 3.44 毫克，维生素 B_1 0.363 毫克，维生素 B_2 0.14 毫克，维生素 PP 4.1 毫克等，另外，还含有多种氨基酸。这些都是人体必需的营养物质。

2. 养生功效

（1）健脑抗衰　黄花菜含有丰富的卵磷脂，对增强和改善大脑功能有重要作用，同时能清除动脉内的沉积物，对注意力不集中、记忆力减退、脑动脉阻塞等症状有特殊疗效，故人们称之为"健脑菜"。

（2）降脂抗癌　黄花菜能显著降低血清胆固醇的含量，有利于高血压患者的康复，可作为高血压患者的保健蔬菜。黄花菜中还含有能抑制癌细胞的生长，丰富的粗纤维能促进大便的排泄的有效成分，因此可作为防治肠道癌瘤的食品。

（3）有益孕产妇　黄花菜含钙、磷最为突出，纤维素和胡萝卜素含量较高，并含有助孕素和生物激素，对妇女特别是产妇颇有益处，可以说是十分地道的"益母草"。

3. 养生保健食谱

（1）黄花菜粥　鲜黄花菜 50 克，粳米 50 克，食盐适量。将黄花菜加水适量煎煮，入粳米煮粥。此粥具有清热，消肿，利尿，养血平肝的功效。适用于流行性腮腺炎等。

（2）黄花菜炒肉丝　猪肉 250 克，水发黄花菜 200 克，料酒、精盐、味精、葱丝、姜丝、湿淀粉各适量。将猪肉洗净切丝。金针菜去老梗多次洗净，长的切一刀。炒锅烧热放入肉丝煸炒至变色，放入酱油、葱、姜、料酒、精盐煸炒，再加金针菜继续煸炒，熟透时放入味精，用湿淀粉勾稀芡，出锅装盘即成。此菜具有滋补气血，益髓添精的作用。可防治神经衰弱、反应迟钝、记忆力减退等病症。还适用于食欲不振、消化不良、便血、便秘、体虚乏力等病症。

（3）黄花菜肉饼　猪肉末 500 克，水发黄花菜 250 克，葱、盐等调料各少许。将猪肉末、水发黄花菜、各种调料混合调成肉馅，再用和好的软面包成馅饼，或烙或油煎至熟。养血补虚，补脑益智。适用于智力发育不良者、老年人记忆力减退者及脑力劳动者。

（4）黄花粉丝　干黄花菜、干粉丝各 100 克，盐、味精、料酒、麻油、葱、姜、青蒜、鸡汤、酱油、素油各适量。将干黄花用温水泡 2 小时左右，再用凉水摘洗干净，码整齐，挤干水分，从中间切开放在盘内；干粉丝用开水泡 2 小时左右，再用凉水洗净，沥干水分，放在盘内；把葱、姜、青蒜切成细末。烧热炒勺，注入素油，放入葱、姜炒出香味，注入鸡汤、盐、料酒、酱油、黄花、粉丝，烧开移至小火煨，到汤汁干时，投入青蒜未，淋入麻油即可。此菜具有健胃、止血、安神、利尿等功效。适用于消化不良、食欲不振、肺结核咯血、小便赤涩、尿血、内痔出血等病症。

养生小贴士

黄花菜食用宜忌

鲜黄花菜含有秋水仙碱，食后在体内氧化，产生剧毒，轻则引起咽干、恶心、呕吐或腹胀、腹泻症状，严重的还会引起血尿、血便等症状。食用鲜黄花菜应先用水焯一下，或用高温蒸煮，然后用水浸泡两三个小时再食用。提倡食用干制品。患有皮肤瘙痒症者忌食。黄花菜含粗纤维较多，肠胃病患者慎食。每次食量不宜过多。

香椿——树上蔬菜

香椿即香椿芽，又叫香椿头、香椿尖，被称为"树上蔬菜"。每年春季谷雨前后,香椿发的嫩芽可做成各种菜肴。它不仅营养丰富,还具有较高的药用价值。香椿叶厚芽嫩,绿叶红边,犹如玛瑙、翡翠,香味浓郁,营养之丰富远高于其他蔬菜,为宴宾之名贵佳肴。中医认为,香椿性平、偏凉,味苦;入胃、肠经。具有清热解毒、健胃理气、润肤明目、杀虫等功效。主治疮疡、脱发、目赤、肺热咳嗽等病症。

1. 营养成分

每 100 克鲜嫩芽中含蛋白质 9.8 克,脂肪 0.86 克,碳水化合物 6 克,纤维素 1.5 克,胡萝卜素 9.3 毫克,维生素 C 56 毫克,维生素 E 0.99 毫克,维生素 B_1 0.21 毫克,维生素 B_2 0.13 克,钙 110 毫克,磷 120 毫克,钾 548 毫克,镁 32.1 毫克,锌 5.7 毫克,铁 3.4 毫克。

2. 养生功效

（1）涩血止痢,止崩　香椿能燥湿清热,收敛固涩,可用于久泻久痢、肠痔便血、崩漏带下等病症。

（2）提高机体免疫功能,润泽肌肤　香椿含有丰富的维生素 C、胡萝卜素等物质,有助于增强机体免疫功能,并有很好的润滑肌肤的作用,是保健美容的良好食品。

（3）祛虫疗癣　香椿具有抗菌消炎、杀虫的作用,可用于治疗蛔虫病、疮癣、疥癫等病。

3. 养生保健食谱

（1）香椿竹笋　鲜净竹笋 200 克,嫩香椿头 500 克。竹笋切成块;嫩香椿头洗净切成细末,并用精盐稍腌片刻,去掉水分待用;炒锅烧热放油,先放竹笋略加煸炒,再放香椿末、精盐、鲜汤用旺火收汁,点味精调味,用湿淀粉勾芡,淋上麻油即可起锅装盘。此菜具有清热解毒、利湿化痰的功效。适宜于肺热咳嗽、胃热嘈杂以及脾胃湿热内蕴所致的赤白痢疾、小便短赤涩痛等病症。

（2）香椿拌豆腐　豆腐 500 克,嫩香椿 50 克。豆腐切块,放锅中加清水煮沸沥水。将香椿洗净,稍焯,切成碎末,放入碗内,加盐、味精、麻油,拌匀后浇在

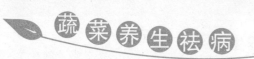

豆腐上,吃时用筷子拌匀。此食品具有润肤明目、益气和中、生津润燥的功效。适宜于心烦口渴、胃脘痞满、目赤、口舌生疮等病症。

（3）凉香椿　嫩香椿250克。将香椿去老梗洗净,下沸水锅焯透,捞出洗净,沥水切碎,放盘内,加入精盐,淋上麻油,拌匀即成。此菜具有清利湿热、宽肠通便的功效。适宜于尿黄、便结、咳嗽痰多、脘腹胀满、大便干结等病症。

（4）香椿炒鸡蛋　香椿250克,鸡蛋5枚。将香椿洗净,下沸水稍焯,捞出切碎;鸡蛋磕入碗内搅匀;油锅烧热,倒入鸡蛋炒至成块,投入香椿炒匀,加入精盐,炒至鸡蛋熟而入味,即可出锅。此食品具有滋阴润燥、泽肤健美的功效。适宜于虚劳吐血、目赤、营养不良、白秃等病症。常人食之可增强人体抗病防病能力。

（5）煎香椿饼　面粉500克,腌香椿头250克,鸡蛋3枚,葱花适量。将香椿切成小段,用水将面粉调成糊,加入鸡蛋、葱花、料酒,和切段香椿拌匀;平锅放油烧热,舀入一大匙面糊摊薄,待一面煎黄后翻煎另一面,两面煎黄即可出锅。本食品具有健胃理气、滋阴润燥、润肤健美的功效。适宜于体虚纳差、毛发不荣、四肢倦怠、大便不畅等病症。

养生小贴士

香椿食用宜忌

香椿芽以谷雨前为佳,应吃早、吃鲜、吃嫩;谷雨后,其纤维老化,口感乏味,营养价值也会大大降低。香椿为发物,多食易诱使痼疾复发,故慢性疾病患者应少食或不食。

香菇——植物皇后

香菇又称香蕈、冬菇、香菌等,是一种生长在木材上的真菌类。按品论质,香菇可分为花菇、厚菇、薄菇三种。由于香菇味道鲜美,香气沁人,营养丰富,不但位列草菇、平菇之上,而且素有"植物皇后"之誉,为"山珍"之一。中医认为,香菇性平,味甘;归肝、胃经。具有补气益胃、降压、降脂、降胆固醇及抗癌的功效。可作为高血压、高血脂、高胆固醇、心血管疾病、糖尿病及癌症患者的辅助食疗菜肴。

1.营养成分

每 100 克鲜香菇中含蛋白质 12~14 克,碳水化合物 59.3 克,钙 124 毫克,磷 415 毫克,铁 25.3 毫克,还含有多糖类、维生素 B_1、维生素 B_2、维生素 C 等。干香菇的水浸液中含有多种氨基酸、乙酰胺、胆碱、腺嘌呤等成分。

2.养生功效

（1）补肾益脑　香菇不寒不燥,具有补肾益脑、助长增智之功效。可防治中老年人因肾脑亏虚所导致的老年性耳聋、脑萎缩、健忘、头发早白、夜尿频多、腰膝酸软和失眠多梦等病症;小儿长期食用,可促进小儿的生长发育,增长智力,使多动症患儿注意力集中,学习耐力持久。

（2）护肝抗癌　香菇中的香菇多糖,具有诱导产生干扰素、抗病毒和保护肝脏的作用。乙肝患者多食香菇,可增强机体的免疫功能,有利于清除乙肝病毒,降低转氨酶,而起到保护肝脏、加快病情好转的作用。此外,香菇多糖对肺癌、乳腺癌、胃癌、结肠癌、直肠癌和子宫癌均有一定的辅助治疗作用。香菇中含有一种葡萄糖苷酶,能明显增强机体抗癌作用。因此,香菇被称为"抗癌新兵"。

（3）嫩肤美容　香菇富含多种维生素、微量元素和叶酸,能补充皮肤每天新陈代谢所需,增强上皮细胞活力,降低紫外线对皮肤的毒损伤,延缓衰老;从而保持皮肤弹性,使之美嫩滋润,光彩照人。

（4）健脾开胃　香菇含有较多量的维生素 B 族、烟酸和泛酸钙等,能增加机体对糖的利用,故能健脾和中,增进食欲。

3.养生保健食谱

（1）香菇肉片　水发香菇 50 克,猪里脊肉 250 克,笋片 25 克,鸡蛋清 1 个,精盐、味精、湿淀粉、料酒、鸡汤、猪油、麻油各适量。将香菇去杂洗净,挤去水分。将肉切片,漂净血水,捞出沥干,放入碗中,加精盐、蛋清、湿淀粉搅匀浆好。炒锅放油烧至四成熟,放入浆好的肉片,用筷子划散至熟,出锅沥油。炒锅留少量

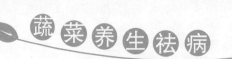

底油,加鸡汤、笋片、调料,煮沸后改小火烧至肉片入味,用湿淀粉勾芡,淋入麻油,颠炒两次装盘即成。猪肉具有补气养血、滋阴润燥的功效。与具有健胃、益气、和血、化痰、去毒作用的香菇合烹,适用于年老、病后体虚、气血不足、阴津亏损、咳嗽、气喘及癌症患者的辅助食疗菜肴。

（2）香菇炒猪心　水发香菇 50 克,熟猪心 200 克,笋片 20 克,料酒、精盐、葱花、湿淀粉、麻油、猪油各适量。将水发香菇去杂洗净切片,猪心切片。锅中加入猪油,烧热放入葱花煸香,放猪心片煸炒,烹入料酒煸炒几下,加入香菇、精盐煸炒至入味,用湿淀粉勾芡,淋入麻油出锅即成。此菜功效重在补心养血、安神定志,适用于气血不足、阴血亏虚所致的惊悸、怔忡、心神不安、心烦失眠或夜寐恶梦、易惊醒等病症。

（3）香菇烧豆腐　豆腐 400 克,水发香菇 50 克,笋片 20 克,熟油菜叶 10 克,料酒、味精、精盐、酱油、白糖、葱丝、湿淀粉、素鲜汤各适量。把豆腐切成块,放锅中加清水煮段时间,捞出用刀切成小块。锅烧热放油,待油烧热后用葱丝炸锅,加汤、笋片、香菇、酱油、料酒、白糖、豆腐,旺火烧沸,改为小火煨烧,烧至豆腐入味,放入味精,用湿淀粉勾芡出锅装盆。此菜可作为病后体虚、脾胃虚弱、气短食少以及高血压、高血脂、冠心病和癌症患者的辅助食疗品。

（4）清炖香菇　干香菇 100 克,料酒、精盐、味精、白糖、鸡油、鸡汤各适量。香菇用温水浸泡,泡发后去杂洗净,捞出挤干水分,排在炖盅内,加入鸡汤、澄清的浸泡水、料酒、味精、精盐、白糖,上笼蒸 40 分钟左右取出,淋入鸡油即成。此菜具有补气益胃、降压降脂、降胆固醇、抗癌的功效。可作为心血管疾病、高血压、高血脂、高胆固醇以及癌症、糖尿病等病症的辅助食疗菜肴长期食用。

养生小贴士

香菇食用宜忌

发香菇时不要用热水,宜先用冷水浸泡 1~2 个小时。洗时用手将香菇一捏一松,可使香菇中的泥沙沉入水中,再将洗净的香菇用温水浸泡半小时左右,浸泡的水有鲜味,不要扔掉,可留作汤汁用。香菇为"发物",脾胃寒湿气滞者慎食。

猴头菇——山珍美味

猴头菇是一种大型真菌，又名猴头、猴头菌、花菜菌、对脸菇、刺猬菌、阴阳蘑。猴头菇实体呈球形，上面布满像头发一样针状菌刺（又称菌发）。很像小猴子的头，故称猴头。自古以来猴头菇就是有名的山珍，其肉质洁白、柔软细嫩、清香可口，营养丰富，是我国著名的八大"山珍"之一，且与海参、熊掌、燕窝并称为中国四大名菜。中医认为，猴头菇性平，味甘；入肝、胃经。具有补脾胃、助消化、益肾精等功效。主治食少便溏、胃及十二指肠溃疡、神经衰弱、食道癌、胃癌、眩晕、阳痿等病症。

1. 营养成分

每 100 克猴头菌干品中含蛋白质 26.3 克，脂肪 4.2 克，碳水化物 44.9 克，纤维素 6.4 克，水分 10.2 克，磷 856 毫克，铁 18 毫克，钙 2 毫克，维生素 B_1 0.89 毫克，维生素 B_2 1.89 毫克，胡萝卜素 0.01 毫克，维生素 E 0.46 毫克。另有氨基酸 16 种，其中有 7 种人体必需的氨基酸。

2. 养生功效

（1）防癌抗癌　猴头菇能抑制黄曲霉素对大鼠的致肝癌作用；多糖对自然杀伤（NK）细胞活性有明显的激活作用。此外，猴头菇还能抑制癌细胞脱氧核糖核酸的合成，阻止胸腺嘧啶、脱氧核糖核苷和尿嘧啶核苷酸的掺入。

（2）延缓衰老　多糖能显著增加果蝇飞翔能力，增加小鼠脑和肝脏中超氧化物歧化酶（SOD）的活力。由此可见，猴头菇有效成分对人体延缓衰老有积极作用。

（3）增强免疫功能　猴头菇多糖可提高机体巨噬细胞的吞噬功能；可促进溶血素生成，增加体液免疫的能力，并能促进脾淋巴细胞的增殖。

（4）抗溃疡，降血糖　猴头菇具有抗溃疡功能，可抑制胃蛋白酶活性，增强胃黏膜屏障机能，促进溃疡愈合；其多糖能降低小鼠正常血糖和四氧嘧啶所致糖尿病小鼠的血糖水平。

3. 养生保健食谱

（1）猴头菇炖鸡　猴头菇（干品）150克，子鸡1只（约750克）。将鸡料理干净，去内脏，猴头菇切片与鸡共煮即可。此菜具有补益心脾、益气养血的功效。适宜于神经衰弱、身体虚弱之人食用。

（2）猴头猪肝汤　猴头菇100克，猪肝250克。将猪肝、猴头菇洗净切片，入沸水煮熟起锅，加少许精盐即可。此汤具有利五脏、抗癌肿的功效。适宜于消化道癌症患者食之。

（3）猴头菇汤　猴头菇60克，黄酒30毫升。将猴头菇洗净，浸软，切片，水煎成汤，以黄酒作引食用。此汤具有健脾养胃的功效。适宜于消化不良、胃及十二指肠溃疡、体虚乏力等病症。

（4）猴头玉米粥　猴头菇100克，玉米200克。将猴头菇切成碎块；先煮玉米至8~9分熟，再入猴头菇即成。此粥具有健脾和中、生津止渴的功效。适宜于糖尿病患者食之。

（5）红烧猴头菇　猴头菇250克，鸡汤、料酒、酱油、精盐、味精、猪油、香油、湿淀粉各适量。将猴头菇用热水泡软捞出，挤去水，去根蒂，再用开水泡发，挤去水，从根部向上切成片，放碗内加鸡汤后上笼蒸熟。炒锅加猪油烧热，放入料酒、精盐、味精、酱油、鸡汤、猴头菇片，烧熟后用湿淀粉勾芡，再加入热猪油、香油，翻炒出锅装盘即可。此菜适用于慢性胃炎。

养生小贴士

猴头菇食用宜忌

干猴头菇必须经泡发才能入菜肴，方法是将干猴头菇放在温水中浸透泡软，洗净泥土和黏附杂质，摘去菇蒂，剪掉毛尖，用清水反复漂洗，控干水分即可烹制。有外感患者，暂不宜多食猴头菇。由猴头菇与虾仁等"发物"制成的菜肴，有皮肤病者不宜食用。腹泻病人暂不宜食用猴头菇。

银耳——润肺佳肴

银耳，又名白木耳、白耳子、雪耳等，为银耳科植物银耳的子实体，是中国传统的食、药两用菌，以其润肺生津、延年益寿的滋补保健作用名扬天下。它被人们誉为"菌中之王"，既是名贵的营养滋补佳品，又是扶正强壮之补药。历代皇家贵族将银耳看作是"延年益寿之品"、"长生不老良药"。中医认为，银耳性平，味甘；入肺、胃、肾经。具有滋阴润燥、益气养胃等功效。主治肺胃阴虚所致的口干渴、便秘、咽喉干燥、干咳、咯血、阴虚津亏及妇女月经不调等病症。

1. 营养成分

每 100 克银耳干耳内含有蛋白质 5 克，脂肪 0.6 克，碳水化合物 78.3 克，纤维素 2.6 克，灰分 3.1 克，钙 380 毫克，磷 50 毫克，铁 30 毫克，维生素 PP 1.5 毫克，维生素 B_1 0.002 毫克，维生素 B_2 0.14 毫克，维生素 C 4.57 毫克。此外，银耳含有 18 种氨基酸，其中 7 种为人体必需氨基酸。

2. 养生功效

（1）润肺护肝　银耳润而不寒，甘而不腻，对慢性支气管炎及肺源性心脏病有显著的疗效。同时，能提高肝脏解毒功能，起护肝作用。

（2）润肤美容　银耳含有一种类似于阿拉伯树胶的物质，对皮肤角质层有良好的滋养和延缓衰老的作用，可使皮下组织丰满，皮肤细腻滋润而有弹性。

（3）滋补强壮　银耳富含维生素 D，对生长发育十分有益。其多糖成分能增强体液免疫力及巨噬细胞吞噬能力，不但有抗感染功能，还有促进骨髓造血、抗辐射等作用。

（4）润肠通便　银耳含胶质多，具有很强的润滑作用，经常食用可将体内的大部分毒素带出体外，对便秘有效。

（5）抗肿瘤　银耳所含的多糖物质及所富含的硒等微量元素，可以增强机体抗肿瘤的能力，增强肿瘤患者对放疗、化疗的耐受力。

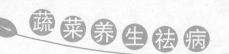
（6）降血脂　银耳可改善心、肺功能,软化血管,降低血胆固醇和甘油三酯含量。

3. 养生保健食谱

（1）冰糖银耳　银耳10克,冰糖30克。将银耳用清水浸泡2小时左右,然后拣去杂质,放入碗内,倒入沸水,加盖焖泡30分钟,使之泡发膨胀,剪去蒂部木梢,用清水洗净,分成片状,与冰糖一同入锅,加清水1000毫升,先用武火煮沸,再用文火煮至白木耳熟烂即可。此菜具有滋阴润肺、养血的功效。可辅助治疗肺结核、肺癌患者之肺阴亏虚、呛咳无痰、咯血以及高血压症,动脉硬化者之阴虚阳亢头晕耳鸣、面红口干、大便秘结等病症。

（2）银耳汤　银耳12克,鸡清汤1500毫升,胡椒适量。银耳泡涨,将鸡汤倒入无油腻的锅内,入盐、料酒、胡椒、烧开;放入银耳,上笼以大火蒸,待银耳发软入味后,再加入适量味精即可。此汤具有补虚益气、益肾缩尿的功效。适宜于前列腺肥大所致的尿频、淋漓不尽、尿后胀痛等病症。

（3）银耳黑芝麻膏　银耳100克,黑芝麻300克,生姜汁、蜂蜜、冰糖各适量。将银耳水发,切碎;黑芝麻研成泥糊状,与银耳合一处,加入姜汁、冰糖、蜂蜜拌匀,隔水炖2小时即可。此膏具有润肺胃、补肝肾的功效。适宜于老年体虚、慢性支气管炎、肺气肿、哮喘等病症。

（4）酒酿银耳　银耳15克,酒酿60克,白糖250克。将银耳用温水泡透,去掉杂质泥沙,再用开水泡发,用开水汆一下,捞出放入钵里,加水蒸烂后加白糖。取出蒸好的银耳倒入锅内,加入酒酿烧沸,撇去泡沫,盛入碗内即成。银耳与酒酿组成此食品,具有滋阴益气、润肺生津的功效。可治疗干咳少痰、喉干痒、痰中带血、口干渴、大便干结、痰火便血等病症。健康人食之,补充营养,强健身体,泽肤健美。

（5）银耳鸭蛋羹　鸭蛋1个,银耳10克,冰糖适量。将银耳用温水泡发,去杂,洗净泥沙,放锅中加水煮段时间;将鸭蛋打入碗中搅匀,倒入锅中煮沸,加冰糖稍煮,盛入碗中即成。此羹具有治疗阴虚、肺燥等所引起的干咳、痰少、咽喉痛等病症的效用。也可作病后体虚、滋养食疗的菜使用。

银耳食用宜忌

银耳宜用开水泡发，泡发后应去掉未发开的部分，特别是那些呈淡黄色的东西。冰糖银耳含糖量高，睡前不宜食用，以免血黏度增高。银耳能清肺热，故外感风寒者忌用。食用变质银耳会发生中毒反应，严重者会有生命危险。

黑木耳——素中之荤

黑木耳是木耳的一种。因其生长在朽木上，形似人的耳朵，色黑或褐黑，故名黑木耳，又名木菌、树鸡。黑木耳因其蛋白质含量丰富，被营养学家誉为"素中之荤"和"素中之王"。它既可食用，又可入药，是药食兼用之品。中医认为，黑木耳性平，味甘；入胃、大肠经。具有补气、益智、生血功效，对贫血、腰腿酸软、肢体麻木有效。

1. 营养成分

每 100 克干品中含蛋白质 10.6 克，脂肪 0.2 克，碳水化合物 65 克，纤维素 7 克，钙 375 毫克，磷 201 毫克，铁 185 毫克，此外还含有维生素 B_1 0.15 毫克，维生素 B_2 0.55 毫克，维生素 PP 2.7 毫克。在蛋白质中含有多种氨基酸，尤以赖氨酸和亮氨酸的含量最为丰富。

2. 养生功效

（1）清肠排石 黑木耳中的胶质，可把残留在人体消化系统内的杂质、废物或无意食下的难以消化的头发、谷壳、木渣、沙子、金属屑等吸附集中起来排出体外，起到"清道夫"的作用。黑木耳含有多种矿物质，能剥脱、分化、侵蚀人体内结石，使其缩小排出。木耳的高纤维成分，可以刺激肠道蠕动，帮助排便，加

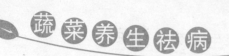

速胆固醇排出体外。

（2）降压降脂 黑木耳具有防止血液中胆固醇沉积、抗血栓形成等功能,是防治动脉硬化、冠心病、高血压、脑血栓的理想食品。黑木耳热量低、脂质低,当成点心食用也不必担心发胖。

（3）防癌抗癌 黑木耳还含有"多糖体"物质,能增强人体抵抗力,抑制癌细胞的蔓延和扩散。

（4）养血滋补 黑木耳中铁的含量为猪肝的7倍多,故能养血驻颜,令肌肤红润,容光焕发,并可防治贫血。

（5）健脑止血 黑木耳还含有一定量的卵磷脂、甾醇,有健脑、止血的作用。

3. 养生保健食谱

（1）黑木耳炒肚片 猪肚250克,水发黑木耳、青蒜各50克,精盐、料酒、白糖、酱油、姜、醋、味精、湿淀粉、生油各适量。将猪肚用醋和盐反复搓洗,再用清水冲洗净,放入沸水中煮至八成熟捞出,用刀斜切薄片。青蒜切斜片,姜切细末。炒锅置旺火上,加油烧热,加姜末、青蒜、黑木耳、肚片炒几下,随后加料酒、精盐、白糖、酱油和适量水烧开,用湿淀粉勾芡,加入味精推匀即成。此菜可治疗虚劳清瘦、脾胃虚弱、泄泻、下痢、消渴、小儿疳积等病症。

（2）黑木耳炖豆腐 水发黑木耳100克,豆腐500克,精盐、味精、姜丝、葱花、素油各适量。将黑木耳去杂洗净,撕成小片;将豆腐切成片。锅内油热,投入葱姜煸香,加入豆腐、黑木耳、精盐、味精和适量水,武火烧沸后,改为文火炖至豆腐入味即成。此菜可作为崩中漏下、痔疮出血、高血压、血管硬化、便秘等病症患者的辅助食疗菜肴使用。

（3）黑木耳拌黄瓜 黄瓜500克,水发黑木耳50克,白糖、精盐、酱油、味精各适量。将黄瓜洗净,切2毫米厚的圆片,撒精盐腌10分钟左右,挤去水分。在碗内加酱油、白糖、味精调匀,然后将黄瓜片、水发黑木耳放入碗内拌匀。食用时,置于盘中,周围用胡萝卜花点缀。此菜肴具有清热除烦,生津止渴,解热利水的作用。常食之可治疗热性病、身热口渴、胸中烦热或水肿等病症。

（4）黑木耳泥鳅汤 泥鳅200克,水发黑木耳20克,水发笋片50克,料酒、精盐、葱段、姜片、猪油各适量。用热水洗去泥鳅黏液,剖腹去内脏,用油稍煎。

锅中注入适量清水,加入泥鳅、料酒、盐、葱、姜、黑木耳、笋片,煮至肉熟烂即成。黑木耳与泥鳅相配食用,重在补益强壮。常用于营养不良性水肿,急慢性肝炎,肾阳虚弱所致的阳痿,早泄以及痔疮等症。

黑木耳食用宜忌

鲜木耳含有毒素,不可食用。黑木耳有活血抗凝的作用,有出血性疾病的人不宜食用。孕妇不宜多吃。另外,木耳营养丰富,但如泡发不当,则会又硬又小,既不出数,又不可口。如果用烧开的米汤浸泡,泡发的木耳肥大,松软,味道鲜美。

荠菜——佳肴灵药

荠菜又名枕头草、清明草、护生草,为十字花科一年生或二年生草本,是人们喜爱的一种野菜。原产我国,目前遍布世界。我国自古就采集野生荠菜食用,早在公元前 300 年就有荠菜的记载。冬末春初时生长于田野、路边、庭院,二三月间长出嫩茎叶可采摘食用。中医认为,荠菜性平,味甘;入心、肺、肝经。具有健脾利水、止血解毒、降压明目等功效。主治痢疾、水肿、淋病、乳糜尿、吐血、便血、血崩、月经过多、目赤肿痛等病症。

1. 营养成分

每 100 克含水分 85.1 克,蛋白质 5.3 克,脂肪 0.4 克,碳水化合物 6 克,纤维素 1.2 毫克,钙 420 毫克,磷 73 毫克,铁 6.3 毫克,胡萝卜素 3.2 毫克,维生素 B_1 0.14 毫克,维生素 B_2 0.19 毫克,维生素 PP 0.7 毫克,维生素 C 55 毫克。此外,还含有黄酮甙、胆碱、乙酰胆碱等。

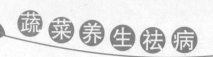
2. 养生功效

（1）降脂降压　荠菜含有乙酰胆碱、谷甾醇和季铵化合物,不仅可以降低血中及肝中的胆固醇和甘油三酯的含量,而且还有降低血压的作用。

（2）消炎抗病毒　荠菜所含的橙皮甙能够消炎抗菌,有增加体内维生素C含量的作用,还能抗病毒,预防冻伤,并抑制眼晶状体的醛还原酶,对糖尿病性白内障病人有疗效。

（3）防癌抗癌　荠菜中所含的二硫酚硫酮,具有抗癌作用;还含有丰富的维生素C,可防止硝酸盐和亚硝酸盐在消化道中转变成致癌物质亚硝胺,预防胃癌和食管癌。

（4）促进粪便排泄　荠菜含有大量的粗纤维,食用后可增强大肠蠕动,促进粪便排泄,从而增进新陈代谢,有助于防治高脂血症、高血压、冠心病、肥胖症、糖尿病、肠癌及痔疮等。

（5）止血　荠菜所含的荠菜酸,是有效的止血成分,能缩短出血及凝血时间;还含有香味木昔,可降低毛细血管的渗透性,起到治疗毛细血管性出血的作用。

（6）明目　荠菜含有丰富的胡萝卜素,其含量与胡萝卜相当,而胡萝卜素为维生素A原,是治疗干眼病、夜盲症的良好食物。

3. 养生保健食谱

（1）荠菜粳米粥　鲜荠菜120克,粳米200克。荠菜洗净,切碎。煮好粳米粥,加入鲜荠菜,稍煮即可。此粥有健脾益气的作用。对视网膜出血、尿血等症有辅助治疗作用。

（2）拌荠菜松　荠菜500克,熟芝麻、熟胡萝卜各50克,豆腐干、冬笋各25克。将荠菜去杂洗净,放入沸水中焯至颜色碧绿,捞出放入凉水中过清,沥干水,切成细末,放入盘中;将豆腐干、冬笋、熟胡萝卜切成细末,放入盘中,撒上芝麻屑,加入精盐、白糖、味精,淋上麻油,拌匀即成。此菜芳香爽口,营养丰富,具有健体美容、延缓衰老的功效。可作为肝火血热所致的目赤肿痛、吐血、便血等病症的食疗菜肴。

（3）荠菜鸡蛋汤　新鲜荠菜240克,鸡蛋2个,精盐、味精各适量。将荠菜洗净放砂锅内，加清水适量，煎一段时间，打入鸡蛋，加入盐、味精稍煮，盛入碗中即成。以荠菜配用鸡蛋，则具补心安神、益血止血、清热降压的功效。适用于高血压病人食用。民间亦用以治疗肾结核、乳糜尿等病。

（4）荠菜饺 面粉800克，荠菜1500克，虾皮50克。将荠菜去杂，洗净切碎，放入盆中，加入虾皮、精盐、味精、酱油、葱花、花生油、香油，拌匀成馅；将面粉用水和成软硬适度的面团，切成小面剂，做成饺子皮，包馅成饺，下沸水锅煮熟，捞出装碗。本食品皮软馅嫩，风味独特，营养丰富，具有清热解毒、止血降压的功效。对高血压、眼底出血、眩晕头痛、吐血、肾炎水肿等病有一定疗效。此饺的馅料还可用猪、牛、羊肉或鸡蛋与荠菜配制而成。

养生小贴士

荠菜食用宜忌

由于荠菜有季节性，在其未开花前采其嫩苗，风干储藏，食用前用水泡胀后烧汤食用。荠菜宽肠通便，便溏泄泻者慎食。

山药——冬季滋补佳品

山药又名薯芋、山药蛋、山薯、淮山药等，是多年生草本蔓性植物，以地下块茎供食用。因其营养丰富，自古以来就被视为物美价廉的补虚佳品，既可作主粮，又可作蔬菜，还可以制成糖葫芦之类的小吃。中医认为，山药性平，味甘；入肺、脾、肾经。具有健脾补肺、固肾益精、聪耳明目、助五脏、强筋骨、长志安神、延年益寿等功效。主治脾胃虚弱、倦怠无力、食欲不振、久泻久痢、肺气虚燥、痰喘咳嗽、肾气亏耗、固摄无权、腰膝酸软、下肢痿弱、消渴尿频、遗精早泄、带下白浊、皮肤赤肿、肥胖等病症。

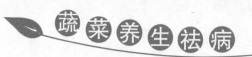

1.营养成分

每 100 克山药含蛋白质 1.5 克,碳水化合物 14.4 克,纤维素 0.9 克,钙 14.4 毫克,磷 42 毫克,铁 0.3 毫克,维生素 A 0.02 毫克,维生素 B_1 0.08 毫克,维生素 B_2 0.02 毫克,维生素 PP 0.3 毫克,维生素 C 4 毫克。

2.养生动效

(1)滋肾益精　山药含有多种营养素,有强健机体、滋肾益精的作用。大凡肾亏遗精、妇女白带多、小便频数等症,皆可食之。

(2)健脾益胃　山药含有淀粉酶、多酚氧化酶等物质,利于脾胃消化吸收功能,是平补脾胃的药食两用之品。不论脾阳亏或胃阴虚,皆可食用。临床上常用治脾胃虚弱、食少体倦、泄泻等症。

(3)益肺止咳　山药含有皂甙、黏液质,有润滑、滋润作用,故可益肺气,养肺阴,治疗肺虚痰嗽久咳之症。

(4)降低血糖　山药含有的黏液蛋白,有降低血糖的作用,可用于治疗糖尿病,是糖尿病人的食疗佳品。

(5)延年益寿　山药含有大量的黏液蛋白、维生素及微量元素,能有效阻止血脂在血管壁的沉淀,预防心血管疾病,取得益志安神、延年益寿的功效。

(6)抗肝昏迷　近年研究发现山药具有镇静作用,可用来抗肝昏迷。

3.养生保健食谱

(1)山药羊肉汤　羊肉 500 克,山药 50 克,胡椒粉 6 克,酒、葱白、盐、姜各适量。将羊肉洗净,略划几刀,入沸水锅中焯去血水;山药用清水泡润透,切成约 2 厘米长的段。把羊肉、山药放入锅内,加适量水、葱白、姜、胡椒粉、酒,烧沸撇去浮沫后用小火烧至羊肉酥烂,捞出晾凉后切片装入碗内,再将原汤除去葱白、姜,调味后连同山药倒入碗内即可。此汤具有强壮身体,补益脾胃的功效。适用于脾胃气虚所致的身体消瘦、食欲不振、素体虚弱等症。是冬令进补佳品。

(2)山药荷叶粥　山药、芡实各 200 克,白米 60 克,荷叶 2 张。将荷叶加水煮熟,去渣取汁,备用;芡实去壳晒干,与山药一同研磨成细末。荷叶汁加入白米、芡实、山药粉入锅,加水适量,用小火煮至粥熟即可。此粥中含丰富的蛋白质、脂肪、糖类、钙、磷、铁、核黄素、维生素C等成分,可以溶解体内脂肪、消肿、降低血压。

（3）桂圆肉山药炖甲鱼　活甲鱼1只,桂圆肉、山药各25克。用热水烫甲鱼,使其排尿后切开洗净去肠脏,切块,与壳一起连同桂圆肉、山药放在带盖的炖罐内加水适量,隔水炖熟后稍加作料食用。此品健脾补气,养血强壮。对肝硬变、各种慢性肝炎以及气血两虚为主者有辅助治疗之功。

（4）山药炒肉片　猪瘦肉500克,鸡皮糖山药750克,料酒、精盐、味精、酱油、葱段、姜片、白糖各适量。将山药去皮洗净切片;猪肉洗净切片。将猪肉投入锅中煸炒至水干,加入酱油煸炒段时间,放入精盐、料酒、葱、姜、白糖、水继续煸炒至肉熟,投入山药片,煸炒至山药入味,放入味精,推匀即可出锅。此菜功效为补肾益精,润养血脉。适用于脾肾虚弱、肤发枯燥、肺虚燥咳等症。久食能提高人体抗病能力,健康延寿。

（5）山药酒　生山药250克,黄酒1500克,适量蜂蜜。将山药去皮,洗净切块。先用黄酒500克放坛内,用水煮沸,放入山药,并继续添酒,至酒添尽山药熟,取出山药,加入蜂蜜适量搅匀即成。山药酒具有益精髓,壮脾胃的功效。有延年益寿之功。

养生小贴士

山药食用宜忌

山药药性平和,不论是疗病还是进补,均需大量常服才能取效。应注意的是,脾虚湿热、胸腹满闷或遇有外感发热、食积停滞、大便秘结等症时,不宜服用。煮山药时,最好不用铜器和铁器。

土豆——地下苹果

土豆又名马铃薯、山药蛋、地蛋、洋芋头、洋番薯等,与稻、麦、玉米、高粱一

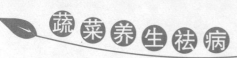 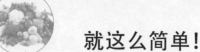
起被称为全球五大农作物。在法国,土豆被称作"地下苹果"。土豆营养成分齐全,而且易为人体消化吸收,在欧美享有"第二面包"的称号。中医认为,土豆性平,味甘;入胃、脾、肠经。具有和中养胃、健脾利湿、解毒消炎、宽肠通便,降糖降脂、美容、抗衰老等功效。主治胃火牙痛、脾虚纳少、大便干结、高血压、高血脂等病症。

1.营养成分

每100克中含有碳水化合物16.5克,脂肪0.2克,蛋白质2克,膳食纤维0.7克,磷40毫克,铁0.8毫克。此外,还含有维生素、尼克酸、乳酸、柠檬酸等多种微量成分。

2.养生功效

(1)健脾养胃 土豆含有大量淀粉以及蛋白质、维生素B族、维生素C等,所含的纤维素较为细嫩,对胃肠的黏膜无刺激作用,能促进脾胃的消化功能。

(2)降糖降脂、美容抗衰 土豆含大量有特殊保护作用的黏液蛋白,能促进消化道、呼吸道以及关节腔、浆膜腔的润滑,可预防血管壁脂肪沉积,保持血管的弹性,预防动脉粥样硬化的发生。土豆同时又是一种碱性蔬菜,有利于体内酸碱平衡,中和体内代谢后产生的酸性物质,从而有一定的美容、抗衰老作用。

(3)补充营养、利水消肿 土豆含有丰富的维生素及钙、钾等元素,且易于消化吸收,营养丰富,在欧美国家早就成为第二主食。土豆所含的钾能取代体内的钠,同时能将钠排出体外,有利于高血压和肾炎水肿患者的康复。

(4)通便减肥 带皮的马铃薯含有丰富的膳食纤维,能刺激肠蠕动,促使多余的脂肪和胆固醇排出体外,还能使人产生饱腹感,从而防止摄入过多热量,因而吃马铃薯有减肥轻身的功效。土豆脂肪含量低,在供给人体必要营养素的同时,可以避免过多的能量摄入和储存,使多余脂肪渐渐代谢掉。

(5)安定情绪 情绪不安定的人多吃马铃薯,可以摄取到足够的钙与磷,缓解不安情绪,使性格变得沉稳。性情暴躁的人常吃马铃薯,其富含的维生素B6能起到平复焦躁、加强身体协调性的作用。

3.养生保健食谱

（1）煮土豆　土豆500克，盐少许。将土豆洗净，去皮，放入沸水中煮透，熟后去汤，待热气散发，撒盐即可。本品具有宽肠通便、健脾开胃、降糖降脂之功效。适用于病后体虚者食之、老年人亦可常食。

（2）土豆片　土豆500克，奶油、面粉、胡椒各适量，鸡蛋1个。将土豆洗净，去皮，切片，整盆（一种铁制的烙饼器具，平面圆形）内加奶油，待奶油煮滚时，加1匙面粉，1杯开水，再下土豆片、胡椒盐，烧片刻，离火，用1个蛋黄，1大匙冷水，打好，倒入整盆内，调和拌匀即可。本品具有健脾开胃、利尿消肿之功效。适用于脾胃呆滞、体虚浮肿诸病症。

（3）土豆煎饼　土豆1000克刨丝，菠菜600克切碎，番茄4个切圆片，奶酪片250克，油少量，盐适量。将土豆洗净，去皮，在沸水中煮熟。土豆放在大碗中，用汤勺压烂成泥状，再放入面粉和少许食盐、葱花，加入清水拌匀。平底锅放油，待油热后放入拌好的土豆泥，用勺压平成一个圆形的饼，用中火煎至两面呈微黄色即可。将土豆饼装盘，用刀切成大小一样的6块，每块饼抹上炼乳和番茄酱，即可食用。常食有益气健脾，促进食欲，润肠通便的食疗效果。

养生小贴士

土豆食用宜忌

土豆宜去皮吃，有芽眼的部分应挖去，以免中毒。土豆切开后容易氧化变黑，属于正常现象，不会造成危害。人们经常把切好的土豆片、土豆丝放入水中，去掉过多的淀粉以便烹调。但注意不要泡得太久而致使营养流失。皮色发青或发芽的土豆不能吃，以防龙葵素中毒。

韭菜——天然的"伟哥"

韭菜又名壮阳草、长生韭、草钟乳、起阳草、扁菜、懒人菜等，为百合科植物韭的叶。我国已有数千年栽培历史,它适应性强、耐寒,播种一次可多年生长,连年收获。韭菜以叶之宽窄可分宽叶、窄叶两种。一般花、茎为主要食用部分。韭菜除食用外还可药用,子及根均可入药。中医认为,韭菜性温,味辛;入肝、胃、肾经。具有安五脏、补中、益肝、散滞、导瘀、温补肝肾、助阳固精、健胃、提神、降逆气之功效。《本草纲目》中说:韭菜补肝及命门,治小便频数、遗尿。"

1. 营养成分

每 100 克可食部分含水分 92 克,蛋白质 2.1 克,脂肪 0.6 克,碳水化合物 3.2 克,钙 48 毫克,磷 46 毫克,铁 1.7 毫克,胡萝卜素 3.21 毫克,维生素 B_1 0.03 毫克,维生素 B_2 0.09 毫克,维生素 C 39 毫克,维生素 PP 0.9 毫克。此外,韭菜的叶和根中还含挥发性精油、硫化物、苷类及苦味酸等成分。

2. 养生功效

(1)补肾壮阳 韭菜温补肝肾、助阳固精的作用突出,有"起阳草"之称,可与"伟哥"相媲美。

(2)清肠排毒 韭菜含有较多的粗纤维,能增进胃肠蠕动,可有效预防习惯性便秘和肠癌。这些纤维还可以把消化道中的沙砾、头发、金属屑包裹起来,随大便排出,所以韭菜又有"洗肠草"之称。

(3)杀菌降脂 韭菜所含的香味挥发油及含硫化合物,有杀菌、降血脂作用,对治疗高血压及冠心病也有一定的疗效。

(4)抵抗疲劳 韭菜含有蒜硫胺素,能够加速乳酸分解,具有抗疲劳、促恢复的作用。

此外,韭菜中还含有丰富的钙和铁,对于骨骼、牙齿的形成和预防缺铁性贫血有一定意义。

3. 养生保健食谱

(1)韭菜炒桃仁 韭菜 400 克,核桃仁 350 克。将核桃仁除去杂质,放入芝麻油锅内炸黄;韭菜洗净,切成长 3 厘米的段;将韭菜倒入核桃锅内翻炒,加食盐少许,煸炒至熟透即成。适宜于肾亏腰痛、肺虚久咳、动则气喘、习惯性便秘之人食用。

（2）韭菜炒虾仁 韭菜400克，鲜虾仁200克。锅烧热，加入食油，烧至七成热时，下韭菜段及鲜虾仁煸炒片刻，加入适量白酒及食盐等调味品即可。此菜具有温阳固涩、强壮机体之功效。适宜于腰膝无力、阳痿遗精、盗汗、遗尿等病症。

（3）韭菜炒蛋丝 韭菜500克，鸡蛋4枚。将韭菜嫩芽拣净，洗后切碎，再将鸡蛋打入碗中，用筷子搅匀。锅置中火上，油热后下鸡蛋，摊一层薄薄蛋皮，取出细切，然后韭菜与鸡蛋丝拌匀，加盐、芥末、酱即可。具有滋阴润肠、益气通便的功效。老年体虚恶寒或肠燥便秘者可常食之。

（4）奶汁韭菜 韭菜600克，牛奶250毫升。将韭菜叶洗净，切碎，绞汁，韭菜汁和牛奶搅匀后放火上煮沸，水煎内服，每日服2次。此汁具有降逆止呕、补中益气之功效。适宜于噎膈、反胃、食道癌等病症。

养生小贴士

韭菜食用宜忌

韭菜切口处与空气接触后，难闻的气味会增加，所以宜现切现用。加热过久，韭菜会变软而丧失其鲜绿色泽，应注意掌握火候。春季食用有益于肝，初春时节的韭菜品质最佳，晚秋的次之，夏季的最差，有"春食则香，夏食则臭"之说。隔夜或久放的熟韭菜不宜食用，以免摄入致癌的亚硝酸盐。多食韭菜会上火且不易消化，因此阴虚内热、胃肠虚弱、患疮疡及眼疾的人不宜多食，推荐量为每人每次50克。

洋葱——心血管的守护神

洋葱又名葱头、圆葱，为百合科草本植物，是一种很普通的廉价家常菜。在国外它被誉为"菜中皇后"，可见其营养价值很高。洋葱可炒食、煮食或做沙拉等食用。中医认为,洋葱性温,味辛;入脾、胃经。具有杀虫除湿、温中消食、化肉消谷、提神健体、降血压、消血脂之功效。主治腹中冷痛、宿食不消、高血压、高血脂、糖尿病等病症。

1. 营养成分

新鲜洋葱每 100 克中约含水分 88 克,蛋白质 1.1 克,碳水化合物 8.1 克,纤维素 0.9 克,脂肪 0.2 克,胡萝卜素 0.02 毫克,维生素 B_1 0.03 毫克,维生素 B_2 0.02 毫克,维生素 C 8 毫克,维生素 E 0.14 毫克,钾 147 毫克,钠 4.4 毫克,钙 40 毫克及硒、锌、铜、铁、镁等多种微量元素。洋葱除含一般营养素外,还含有杀菌、利尿、降脂降压、抗癌等生物活性物质。

2. 养生功效

(1)杀菌　洋葱中含有脂性挥发液硫化丙烯油,具有杀灭多种病菌和微生物的作用,可用来防治感染性疾病、肠炎、痢疾、滴虫性阴道炎等。

(2)消食开胃　洋葱含有葱蒜辣素,可刺激胃酸分泌,增进食欲,促进胃肠蠕动,从而起到消食开胃的作用。

(3)防癌抗衰　洋葱含有"栎黄皮素",是天然的抗癌药物之一,有抑制和阻止癌细胞生长活动的功能,降低癌物质的毒性。含有的微量元素硒,是一种很强的抗氧化剂,能清除体内的自由基,具有防癌抗衰老的功效。

(4)降脂降压　洋葱含有洋葱精油,可降低胆固醇,降低血液黏稠度,改善动脉粥样硬化。洋葱是蔬菜中唯一含前列腺素 A 的蔬菜,有扩张血管、降低血压的作用。

(5)降血糖　洋葱中含有的类黄酮,与降血糖药物甲磺丁脲成分相类似,具有刺激胰岛素合成释放的作用。能在体内生成槲皮甘素,有较强的利尿作用,可防治糖尿病及肾性水肿。

另外,洋葱中含有提高骨密度的物质,可防治骨质疏松。喝热的洋葱汤,有发汗退热,防治感冒的作用。

3. 养生保健食谱

（1）洋葱粥　洋葱 300 克，粳米 500 克。将洋葱去老皮，洗净切碎，与粳米共入沙锅中煮粥。待粥熟时，酌加精盐等调味品即成。此粥具有降压降脂、止泻止痢作用，且能提高机体免疫能力，防癌抗癌，是心血管病人和胃肠炎、糖尿病、癌症患者的保健食品。

（2）醋浇洋葱片　洋葱 400 克。将洋葱去老皮后洗净，切薄片，入沸水中略焯，捞起再用冷开水淋冷，滤干水装盘；用冷开水溶化精盐，浇在洋葱上，加麻油、醋调匀，即可食用。此菜脆嫩辛香，具有疏解肌表、醒脾悦胃的作用。适宜于外感风寒头痛、鼻塞食欲不振等病症。

（3）肉丝炒洋葱　洋葱 300 克，精肉 200 克。将洋葱、猪肉洗净切细丝，略加淀粉拌入肉丝内；锅烧热，将油入锅，下肉丝爆炒断生后，盛盘中待用；洋葱入油锅中煸出香味后，下肉丝，翻炒片刻，酌加调味品，待洋葱九成熟时，即可起锅。此菜具有温中健体、辛香开胃的功效。适宜于胃阳不足、纳果食少、体虚易于外感等病症。

养生小贴士

洋葱食用宜忌

　　洋葱不宜加热过久，以有些微辣味为佳，也不可过量食用，因为它易产生挥发性气体，过量食用会产生胀气和排气过多，给人造成不快。切洋葱时，由于洋葱有一种挥发物质，常使切菜的人流泪。防止的方法是：在切洋葱前，把切菜刀在冷水中浸一会儿，再切时就不会因受挥发物质刺激而流泪；将洋葱对半切开后，先泡一下凉水再切，也不会流泪；用微波炉稍微加热一下，皮好去，切起来也不流泪；将洋葱浸入热水中 3 分钟后，再切，也不会流泪。凡有皮肤瘙痒性疾病和患有眼疾、眼部充血者应少食。

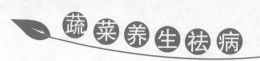

南瓜——糖尿病的克星

南瓜,又称倭瓜、饭瓜、番瓜等,为葫芦科植物南瓜的果实。南瓜很早就传入我国,并广泛栽种、食用。在我国,南瓜既当菜又代粮,是非常受欢迎的蔬菜。近年来,人们发现南瓜不但可以充饥,而且还有一定的食疗价值。中医认为,南瓜性温,味甘;入脾、胃经。具有补中益气、解毒杀虫、降糖止渴之功效。主治久病气虚、脾胃虚弱、气短倦怠、便溏、糖尿病、蛔虫等病症。

1. 营养成分

每 100 克含水分 93.5 克,蛋白质 0.7 克,脂肪 0.1 克,纤维素 0.8 克,碳水化合物 4.5 克,胡萝卜素 0.89 毫克,维生素 B_1 0.03 毫克,维生素 B_2 0.04 毫克,维生素 PP 0.4 毫克,维生素 C 8 毫克,维生素 E 0.36 毫克,钾 145 毫克,钠 0.8 毫克,钙 16 毫克,铁 0.4 毫克,锌 0.14 毫克,磷 24 毫克。南瓜种子含有南瓜子氨酸、脂肪油等物质。

2. 养生功效

(1)降低血糖,防治糖尿病　南瓜含有丰富的钴,在各类蔬菜中含钴量居首位。钴能活跃人体的新陈代谢,促进造血功能,并参与人体内维生素 B12 的合成,是人体胰岛细胞所必需的微量元素,对防治糖尿病,降低血糖有特殊的疗效。

(2)消除致癌物质　南瓜能消除致癌物质亚硝胺的突变作用,有防癌功效,并能帮助肝、肾功能的恢复,增强肝、肾细胞的再生能力。

(3)清肠排毒　南瓜中所含的甘露醇有通大便的作用,可减少粪便中毒素对人体的危害,防止结肠癌的发生。南瓜内含有维生素和果胶,果胶有很好的吸附性,能粘结和消除体内细菌毒素和其他有害物质,如重金属中的铅、汞和放射性元素,起到解毒作用。

(4)保护胃黏膜,助消化　南瓜所含果胶还可以保护胃肠道黏膜,免受粗糙食品刺激,促进溃疡面愈合,适宜于胃病患者。南瓜所含成分能促进胆汁分泌,

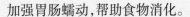

加强胃肠蠕动,帮助食物消化。

（5）促进生长发育 南瓜中含有丰富的锌,参与人体内核酸、蛋白质合成,是肾上腺皮质激素的固有成分,为人体生长发育的重要物质。

（6）美容减肥 南瓜维生素 A 含量超过绿色蔬菜,被称为"最佳美容食品"。常吃南瓜有利于保持身材。

3. 养生保健食谱

（1）紫菜南瓜汤 老南瓜 100 克,紫菜 10 克,虾皮 20 克,鸡蛋 1 枚,酱油、猪油、黄酒、醋、味精、香油各适量。先将紫菜水泡,洗净,鸡蛋打入碗内搅匀,虾皮用黄酒浸泡,南瓜去皮、瓤,洗净切块;再将锅放火上,倒入猪油,烧热后,放入酱油炝锅,加适量的清水,投入虾皮、南瓜块,煮约 30 分钟,再把紫菜投入,10 分钟后,将搅好的蛋液倒入锅中,加入作料调匀即成。此汤具有护肝补肾强体之功效。适宜于肝肾功能不全患者食用。

（2）南瓜汤 南瓜 250 克。将南瓜去皮、瓤,洗净切小块,入锅中加水 500 毫升,煮至瓜熟,加入调料即可。饮汤食瓜,早、晚各服食 1 次。本汤具有降糖止渴的功效,糖尿病患者可常服食。

（3）糖醋南瓜丸 南瓜、面粉各 500 克,精盐、白糖、醋、淀粉、植物油各适量。将南瓜去皮、瓤,洗净切块,上笼蒸熟后取出控水,然后将南瓜捣烂,加面粉、白糖、食盐等,揉成面团状;锅内放油,烧至七成热,将南瓜面团挤成小圆球状丸子,入油中炸至金黄色时捞出;锅内放入底油,倒入清水 100 毫升,加白糖和少许精盐勾芡,淋入少许香醋,倒入丸子调匀即可。此菜肴具有补中益气、温中止泻的功效。适宜于脾胃虚弱之泄泻、体倦等病症。

（4）南瓜猪肝汤 南瓜、猪肝各 250 克,精盐、味精、麻油各适量。先将南瓜去皮、瓤,洗净切块;猪肝洗净切片;以上二物同入锅中,加水 1000 毫升,煮至瓜烂肉熟,加入作料调匀即成。此汤具有健脾养肝明目的功效,长期食之,对夜盲症有一定治疗效果。

养生小贴士

南瓜食用宜忌

南瓜熟食补益、利水;生用驱蛔、解毒。糖尿病患者可把南瓜制成南瓜粉,以便长期少量食用。南瓜皮含有丰富的胡萝卜素和维生素,所以最好连皮一起食用,如果皮较硬,可用刀将硬的部分削去再食用。在烹调的时候,南瓜瓤含有相当于果肉5倍的胡萝卜素,所以尽量要全部加以利用。南瓜性温而偏壅滞,内热炽盛、气滞中满、饮食不消者不宜多食。

大蒜——天赐的抗生素

大蒜为百合科植物蒜的鳞茎,营养丰富,风味独特,是四辣蔬菜(大葱、大蒜、生姜、辣椒)之一。作为菜肴中不可缺少的健康材料、调味料,大蒜在全世界各个地方都有种植,并广受欢迎。除了被用来在厨房制作美味菜肴外,大蒜还在健康、美容等多个领域得到应用,如加工制成营养口服液、加工食品、大蒜酒、大蒜化妆品和沐浴用品、大蒜针灸以及无味大蒜等。中医认为,大蒜性温,味辛;入脾、胃经。具有消肿、解毒、杀虫之功效。主治痈疖、癣疮、痢疾、泄泻以及钩虫、蛲虫等病症。

1. 营养成分

每100克含水分66.6克,蛋白质4.5克,脂肪0.2克,碳水化合物26.5克,维生素 B_1 0.04毫克,维生素PP 0.6毫克,维生素C 7毫克,钙39毫克,磷117毫克,铁1.2毫克,锌0.88毫克,钾3.2毫克,钠19.6毫克。

2. 养生功效:

(1)抑菌杀毒 大蒜的杀菌能力可达到青霉素的1/10,对多种病原菌有抑制和杀灭作用,能预防流感、防止伤口感染、治疗感染性疾病和驱虫。经常接触铅或有铅中毒倾向的人食用大蒜,能有效地预防铅中毒。

（2）降压降脂　大蒜能降低血液中胆固醇含量,延缓血管硬化,控制高血压,预防心脑血管疾病。

（3）保护肝脏　大蒜能促进肝脏的解毒功能,保护肝脏免受有毒物质的侵害,因而对肝脏疾病有良好的调养功能。

（4）防癌抗癌　大蒜能防止细胞和组织的癌变,阻断亚硝胺致癌物质的合成,从而预防癌症的发生。且能提高肿瘤患者的免疫力,阻止癌细胞的增殖和扩散。

（5）降低血糖　大蒜能促进胰岛素分泌,增强组织细胞对葡萄糖的吸收作用,提高人体对葡萄糖的耐受量。

（6）提高免疫力,延缓衰老　大蒜是良好的免疫激发剂,能提高机体的免疫功能。抗氧化活性优于人参,可有效清除活性氧自由基,延缓衰老。

（7）健脾开胃　大蒜味辛温,能促进消化液的分泌,增进食欲。

3. 养生保健食谱

（1）黑豆大蒜煮红糖　黑豆 100 克,大蒜 30 克,红糖 10 克。将炒锅放旺火上,加水 1000 毫升煮沸后,倒入黑豆(洗净)、大蒜(切片)、红糖,用文火烧至黑豆熟烂即成。此肴具有健脾益胃的功效。适宜于肾虚型妊娠水肿者食之。

（2）蒜苗炒肉丝　青蒜苗、猪肉各 250 克。将猪肉洗净切片,用酱油、料酒、淀粉拌好;青蒜苗择洗干净,切成小段;锅烧热加入猪肉煸炒,加精盐、白糖和少量水煸炒至肉熟透,入青蒜苗继续煸炒到入味即成。此菜具有暖补脾胃、滋阴润燥的功效。适宜于体虚乏力、食欲不振、大便干结、脘腹痞满等病症。

（3）大蒜浸液　大蒜 10 克,白糖适量。将大蒜去皮捣烂,加开水 50 毫升,澄清加白糖适量即成。此浸液具有止咳解毒的功效。适宜于百日咳痉咳期。

（4）蒜头煮苋菜　大蒜头 2 个,苋菜 500 克。将苋菜择洗干净,大蒜去皮切成薄片,锅中油烧热,放入蒜片煸香,投入苋菜煸炒,加入精盐炒至苋菜入味,再入味精拌匀,出锅装盘。此菜具有清热解毒、补血止血、暖脾胃、杀细菌的功效。适宜于痢疾、腹泻、小便涩痛、尿道炎等病症。

养生小贴士

大蒜食用宜忌

　　大蒜中的辣素怕热，遇热后会很快分解，其杀菌作用随之降低，因此，预防和治疗感染性疾病应该生食大蒜。但需要注意的是，吃大蒜并不是吃得越多越好。过食不仅会影响维生素 B 的吸收，还会刺激眼睛，容易引起眼睑炎、眼结膜炎。眼病患者在治疗期间，应当禁食蒜和其他刺激性食物，否则将影响疗效。大蒜不宜空腹食用，因为大蒜有较强的刺激性和腐蚀性。胃溃疡患者或患有头痛、咳嗽、牙疼等疾病时，不宜食用大蒜。腌制大蒜时间不宜过长，以免破坏其中的有效成分。大蒜特别适宜肺结核、癌症、高血压、动脉硬化患者。大蒜辛温，多食生热，且对局部有刺激，阴虚火旺、口舌目有疾者忌食；患有胃溃疡、十二指肠溃疡、肝病者忌食。

生姜——解毒止呕之圣药

　　生姜又叫姜、鱼姜，为姜科多年生草本植物姜的根茎。具有特殊的辛辣味和香味，有提味、刺激食欲、帮助消化的作用，是日常生活不可缺少的调味品和蔬菜，同时也是一种重要的中药材。姜可分成片姜、黄姜和红爪姜三种。片姜外皮色白而光滑，肉黄色，辣味强，有香味，水分少，耐贮藏。黄姜皮色淡黄，内质致密且呈现鲜黄色，芽不带红，辣味强。红爪姜皮为淡黄色，芽为淡红色，内呈现蜡黄色，纤维少，辣味强，品质佳。中医认为，生姜性温，味辛；入肺、胃、脾经。具有发汗解表、温中止呕、温肺止咳、解毒等功效。治外感风寒、胃寒呕吐、风寒咳嗽、腹痛腹泻、中鱼蟹毒等病症。

1. 营养成分

　　每 100 克含水分 87.0 克，蛋白质 1.3 克，脂肪 0.6 克，碳水化合物 7.6 克，钙

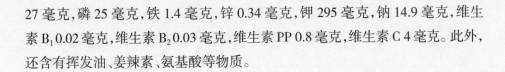

27毫克,磷25毫克,铁1.4毫克,锌0.34毫克,钾295毫克,钠14.9毫克,维生素B_1 0.02毫克,维生素B_2 0.03毫克,维生素PP 0.8毫克,维生素C 4毫克。此外,还含有挥发油、姜辣素、氨基酸等物质。

2. 养生功效

（1）解毒止呕　吃松花蛋或鱼蟹等水产时,放上一些姜末、姜汁能解毒杀菌。生姜有"呕家圣药"之誉,其所含的姜烯、姜酮等有明显的止呕作用。

（2）解热镇痛　生姜的挥发油与姜辣素能使血液循环加快,驱散胃肠寒气,温暖身体,发汗降温,解表止痛,防治感冒。

（3）抑菌防癌　生姜提取液对皮肤真菌有显著的抑制作用,能防治痈肿疮毒。同时,生姜还有降低癌细胞活性、降低癌损害的功效。

（4）助消化　俗话说:"饭不香,吃生姜"。生姜能促进胃液分泌,增进食欲,帮助消化。

（5）提神壮阳　生姜能提神醒脑,防暑中成药人丹中就含有生姜的有效成分。生姜是助阳之品,素有"男子不可百日无姜"之语。

（6）延缓衰老　生姜中的姜辣素进入人体内后,能产生一种抗氧化酶,延缓衰老进程,老年人常吃生姜可除"老年斑"。

（7）降压利胆　生姜含有一种化学结构与阿司匹林中的水杨酸相近的特殊物质,能降血脂、降血压、防止血液凝固、抑制血栓形成。生姜中所含的姜酚,有很强的利胆作用,可用于防治胆囊炎、胆石症。

3. 养生保健食谱

（1）鲜姜萝卜汁　白萝卜100克,生姜50克。将以上二物分别洗净,切碎,以洁净纱布绞汁,混匀即成。此汁具有清热解毒、利尿消肿、化痰止咳的功效,可辅助治疗急性喉炎、失音、痈肿、鱼蟹中毒等病症。

（2）姜糖苏叶饮　苏叶、生姜各3克,红糖15克。将生姜、苏叶洗净切成细丝,放入瓷杯内,再加红糖,以沸水冲泡,盖上盖后温浸10分钟即成。此饮具有发汗解表、祛寒健胃的功效。适宜于风寒感冒诸症,尤其对患有恶心、呕吐、胃痛、腹胀等症的胃肠型感冒更为适宜。

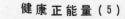

（3）姜茶乌梅饮　生姜 10 克，乌梅肉 30 克，绿茶 6 克。将绿茶、生姜、乌梅肉切碎放入保温杯中，以沸水冲泡，盖严温浸半小时，再入少许红糖即可。此饮具有清热生津、止痢消食的功效。适宜于细菌性痢疾、阿米巴痢疾、胃肠炎、大便不畅等病症。

（4）姜花猪脚汤　生姜、马兰各 50 克，石菖蒲 20 克，公猪前脚 2 只。将生姜切成碎小块；猪脚煮至八成熟，再下生姜、马兰、石菖蒲等。此汤具有散寒滋胃的功效，可帮助治疗慢性胃炎，有益于机体的康复。

（5）姜橘椒鱼羹　生姜 30 克，橘皮 10 克，胡椒 3 克，鲜鲫鱼 1 尾（250 克）。将鲜鲫鱼去鳞、鳃，剖腹去内脏，洗净；生姜洗净切片，与橘皮、胡椒共装入纱布袋内，包扎后，填入鱼腹中，加水适量，用小火煨熟即成。食用时，除去鱼腹中的药袋，加食盐少许。此羹具有温胃散寒的功效。适宜于胃寒疼痛、虚弱无力、食欲不振、消化不良、蛔虫性腹痛等病症。

养生小贴士

生姜食用宜忌

生姜辛热，多食容易发生口干、咽痛、便秘，烹饪时放几片即可。胃病严重者要慎用或不用。发挥其杀菌作用时，最好配合大蒜。吃姜不宜削皮，否则不能发挥其整体功效。烂姜、冻姜不要食用，因为姜变质后会产生致癌物。

香菜——提味增鲜芳香料

香菜别名芫荽、胡荽、香荽、香荽等，为伞形科植物鞠荽的全草。它是由西汉时张骞出使西域时引入的。香菜的嫩茎和鲜叶有种特殊的香味，常被用作菜肴的点缀、提味之品，是人们喜欢食用的佳蔬之一。中医认为，香菜性温，味辛；入肺、胃经。具有发汗透疹、消食下气、醒脾和中等功效。主治麻疹初期、透出不畅、食物积滞、胃口不开、脱肛等病症。

1. 营养成分

每 100 克含蛋白质 2.0 克,碳水化合物 6.9 克,脂肪 0.3 克,钙 170 毫克,磷 49 毫克,铁 5.6 毫克,胡萝卜 3.77 毫克,维生素 C 41 毫克以及维生素 B_1、维生素 B_2、维生素 PP 等。此外还含有挥发油、右旋甘露糖醇、黄酮甙等物质。

2. 养生功效

（1）调味增食欲　香菜嫩茎中含有甘露糖醇、正葵醛、壬醛和芳樟醇等香味挥发油,可调和诸味,去腥增鲜,增进食欲,促进消化。

（2）解表透疹　香菜提取液具有显著的发汗清热透疹的功能,其特殊香味能刺激汗腺分泌,促使机体发汗,透疹。

（3）和胃调中　香菜辛香升散,能促进胃肠蠕动,具有健脾和中的作用。

（4）降低血糖　胡荽子可降低实验小鼠链脲霉素性糖尿病的高血糖水平,降低体重消失率,它不影响血浆胰岛素的降低,能有效地阻止小鼠链脲霉素性糖尿病的发展。

香菜中还含有雌二醇、雌三醇,可以调整女性体内性激素的水平,促进排卵。

3. 养生保健食谱

（1）香菜米汤　香菜 10 克,饴糖 5 克,粳米 50 克。将香菜洗净,沥水,切成小段或切碎,与饴糖放在一个碗内;粳米淘洗干净,加水 2 碗熬成粥,滤出米汤,再把米汤倒入香菜、饴糖碗内,加盖,隔水蒸至饴糖溶化即可。此汤具有散风寒、解邪毒的功效。适宜于小儿受凉感冒者食之。

（2）黄豆香菜汤　黄豆 10 克,香菜 30 克。先将黄豆浸泡,洗净,加适量水煎煮 15 分钟后,再加入香菜,继续煎 15 分钟即成。此汤具有辛温解表、健脾益胃的功效,可预防和辅助治疗流行性感冒。

（3）香菜汤　鲜香菜 150 克,干板栗 150 克。分别将香菜、风栗洗净,然后切碎,入锅煎煮即可。此汤具有透发痘疹的功效。适宜于小儿水痘之症。

（4）凉拌香菜　鲜香菜 150 克,生姜 15 克,红辣椒 2 只。将三者洗净,沥水;生姜、红椒均切丝,再用温开水浸泡香菜、姜丝、红椒丝 30 分钟后,沥干水装盘,

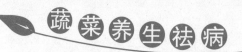
加入精盐、香麻油适量拌匀即可。此肴具有开胃醒脾、和中理气的功效。适宜于纳差、食欲不振、脾胃不和等病症。

（5）香菜猪肝汤　鲜香菜 100 克，鲜猪肝 250 克，生姜适量。将香菜洗净，猪肝洗净切片，生姜切碎；精油烧热加水 500 毫升，烧开后入猪肝、生姜，猪肝将熟时入香菜、精盐即可。此汤具有补肝和胃、促进食欲的功效。适宜于脾胃不和所致的嗳气泛酸、不欲饮食、眩晕等病症。

（6）香菜挂面　鲜香菜 100 克，挂面 500 克，红辣椒 1 只。香菜洗净沥水，红椒切丝备用；将鸡汤或牛肉汤 1500 毫升烧开，再放入挂面，待八九分熟，入香菜、红椒丝、精盐少许，香菜入味即可起锅。此面具有开胃和中，增进食欲的功效。适宜于脘腹胀满、不欲饮食、体倦乏力等病症。

养生小贴士

香菜食用宜忌

　　香菜是重要的香辛菜，可提味增鲜，但其香气遇热易挥发，因此可在菜出锅前加入，作为烹饪的最后一道手续。腐烂、发黄的香菜不要食用，因为这样的香菜已没有了香气，根本没有上述作用，而且可能会产生毒素。服用补药和中药白术、丹皮时，不宜服用香菜，以免降低补药的疗效。香菜适宜于脾胃不和、食欲不振、恶心、感冒者。胃溃疡、脚气、口臭、狐臭等患者及服用补药者不宜食用。香菜不可多食，否则可导致健忘、脚软、乏力等症状的出现。香菜为发物，皮肤病患者慎食。

辣椒——蔬菜中的"维 C 之王"

　　辣椒又叫番椒、海椒、辣子、辣角、秦椒等，是一种茄科辣椒属植物。辣椒属一年生草本植物。果实通常成圆锥形或长圆形，未成熟时呈绿色，成熟后变成鲜红色、黄色或紫色，以红色最为常见。辣椒的果实因果皮含有辣椒素而有辣味,能增进食欲。辣椒中维生素 C 的含量在蔬菜中居第一位。中医认为,辣椒性热,味辛;入心、脾经。具有健脾胃、祛风湿之功效。主治消化不良、寒性胃痛、风湿痛、腰肌痛等病症。

1. 营养成分

每 100 克含水分 85.5 克,蛋白质 1.9 克,脂肪 0.3 克,碳水化合物 11.6 克,钙 20 毫克,磷 40 毫克,铁 1.2 毫克,钾 300 毫克,钠 12 毫克,胡萝卜素 1.43 毫克,维生素 C 185 毫克,维生素 B_1 0.04 毫克,维生素 B_2 0.03 毫克。此外,辣椒还含有多种辣椒碱和芸香甙、五种香荚兰胺以及柠檬酸、酒石酸、苹果酸等化学成分。

2. 养生功效

(1)解热镇痛　辣椒辛热,能够通过发汗来降低体温,缓解感冒症状,减轻肌肉的酸楚疼痛感。

(2)健胃助消化　辣椒能刺激唾液和胃液分泌,增加食欲,促进胃肠蠕动,帮助消化。由于辣椒能刺激胃黏膜合成和释放前列腺素,对胃黏膜有保护和再生作用,适当食用不会增加胃溃疡的患病率。

(3)降脂减肥　辣椒虽然会使人食欲大开,但不会导致肥胖。辣椒中含有的辣椒素能加速脂肪组织的新陈代谢,促进能量消耗,防止体内脂肪过多积聚。

(4)预防癌症　辣椒中的胡萝卜素、辣椒素及多种维生素等都有抗氧化作用,可预防癌症及其他慢性疾病。

(5)提神散寒　辣椒中有"内啡肽"类物质,食之可使人情绪高涨。同时扩张微血管,促进血液循环,暖体散寒,对血栓和动脉硬化有一定的防治作用。

3. 养生保健食谱

(1)辣子肉丁　猪肉(去皮)150 克,食油 500 毫升(约耗油 50 毫升),鲜辣椒 50 克,黄瓜 100 克,葱、姜各适量。选肥瘦相当猪肉,切成见方的丁块,辣椒、黄瓜、葱亦切成丁块,肉丁先用黄酱、后用湿淀粉搅拌均匀,用七成开的热油滑炸到七成熟出锅;肉丁过油时要不断搅拨,不使互相黏结,实耗油约 30 毫升;炒锅内留油 20 毫升,旺火烧,放入葱、姜汁、盐、黄瓜、鲜辣椒和高汤(或白水),再放入炸好的肉丁、料酒,搅翻两次,把余下的湿淀粉用水调匀倒入,稍加搅炒即可起锅。此肴荤素搭配,鲜嫩味美,具有补血益气的功效。适宜于体弱多病或病后体虚而不欲饮食者食之。

(2)生煸青椒 青椒250克,食油、精盐、砂糖各适量。将青椒洗净,去柄去子;切成半寸见方的小块;把油烧热,再放青椒,煸炒至青椒外皮稍有些皱皮时(不能炒焦),即加盐、糖,并略加些水,再炒1~2分钟即可起锅。此肴具有开胃生津、增进食欲的功效。适宜于脾胃虚寒、脘腹冷痛、食欲不振、消化不良以及湿邪内侵而致的身体倦怠等病症。

(3)青椒炒豆豉 青椒1000克,豆豉500克,菜油250毫升。将辣椒去蒂洗净,切成三分长,入锅内煸软,拨在一边,下熟菜油,同时下豆豉煸炒,至豆豉香味炒出,便与辣椒混合拌匀,即可起锅。此肴具有散风寒、开胃口的功效。适宜于外感风寒、不思饮食者食之,亦可作为开胃醒脾、促进食欲的佐菜。

(4)青椒香干炒毛豆 青椒、毛豆各75克,香干50克。将青椒去籽,切丝;香干也切成丝;旺火热锅,将油烧至七成热,放入青椒、毛豆,炒至毛豆熟,下香干丝,加调味料及水,再炒片刻,加上麻油即可出锅。此肴具有补脾开胃健脑长智的功效,是理想的营养食品,常食之对健美、延年益寿有一定作用。

(5)辣子鸡 四川红辣椒100克,子鸡500克。将子鸡去内脏,切成小块;红椒洗净切段;旺火热锅,油炒鸡块,再加适量精盐焖煮;待子鸡八分熟,入红椒翻炒,焖熟即可出锅。此肴具有补益气血、温中开胃的功效。适宜于寒滞腹痛、呕吐、食欲不振、消化不良、虚劳羸弱、消渴、小便频数等病症。

养生小贴士

辣椒食用宜忌

加工青辣椒时要掌握火候。由于维生素C不耐热,易被破坏,在铜器中更是如此,食用过量反而危害人体健康,所以避免使用铜质餐具。因为过多的辣椒素会剧烈刺激胃肠黏膜,引起胃疼、腹泻并使肛门烧灼刺疼,诱发胃肠疾病,促使痔疮出血。因此,凡患食管炎、胃溃疡以及痔疮等病者均应少吃或忌食辣椒。辣椒是大辛大热之品,患有火热病症或阴虚火旺、高血压病、肺结核病的人也应慎食。

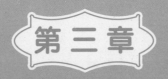

第三章

食蔬有方：美味蔬菜健康吃

"人可以一月不吃鱼肉，但不可一日无蔬"。当今社会，人们越来越注重健康的生活饮食，对蔬菜的要求也越来越高。俗话说"若想身体好，经常吃蔬菜"。吃蔬菜，乍听之下，这是件再寻常不过的事情了。但是，若想既科学又合理地吃蔬菜，则没有你想象的那么简单。其实，吃蔬菜也是大有学问的，若食用方法不当，不注意食用蔬菜的某些细节，如没有根据自己的体质合理选择蔬菜，烹饪方式不恰当，过量食用蔬菜，常吃与蔬菜相克的食物，则不但起不到养生保健的作用，而且还有可能对健康产生不利影响。那么，我们究竟应该怎么吃蔬菜才是科学、健康的呢？

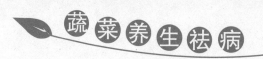

这样饮食蔬菜更健康

尽管蔬菜对人体健康很有好处，但也不是吃得越多越好，或者随便想怎么吃就怎么吃，也要讲究科学食用。如果食用不当，也会给人体造成诸多问题。因此，我们在食用或烹饪时应注意以下事项：

1. 多选吃颜色较深的蔬菜

研究发现，蔬菜的营养价值的高低与蔬菜的颜色深浅密切相关。一般来讲，颜色较深的蔬菜营养价值高，如深绿色的新鲜蔬菜中维生素C、胡萝卜素及无机盐含量都较高。另外，胡萝卜素在橙黄色、黄色、红色的蔬菜中含量也较高。研究表明，绿叶蔬菜有助于预防阑尾炎，红色蔬菜有助于缓解伤风感冒的症状。

2. 多吃新鲜时令蔬菜

反季节蔬菜主要是温室栽培的大棚蔬菜，虽然外观很吸引人，体积也很大，但其营养价值远不如新鲜时令蔬菜的营养价值，味道也差一些。

3. 各种颜色的蔬菜都要吃

蔬菜主要有绿色、黄色或红色等几种颜色。绿色蔬菜是指叶绿素含量较多的蔬菜，颜色总体是绿色的，如菠菜、韭菜、芹菜、香菜、青椒等；黄色或红色蔬菜是指以类胡萝卜素或黄酮类色素为主的蔬菜，颜色总体是黄色或红色的，如胡萝卜、黄花菜、马铃薯、瓜类、红萝卜、番茄等。研究证明，蔬菜的营养含量与其颜色有直接关系。一般来讲，绿色蔬菜优于黄色蔬菜，黄色蔬菜优于红色蔬菜，不过这并不是说一种蔬菜所有的营养成分都高于另一种蔬菜的。不同颜色的蔬菜各有所长，饮食上应该多种蔬菜合理搭配，使它们的营养价值互补，这样才能促进身体健康。

4. 蔬菜宜一餐吃完

新鲜蔬菜一次不要烹调太多，烹调后即食，一餐吃完。如果蔬菜焖煮的时间太长或放置时间太久，人吃了就会使血液中的亚硝酸盐含量大大增多，引起高铁血红蛋白症，导致组织缺氧，还会使血管扩张、血压降低，易使人出现口唇甚至全身皮肤青紫、气促、恶心、腹痛、腹泻等症状，重者还会出现昏迷抽搐甚至死亡。

5. 吃菜更要喝汤

许多人爱吃青菜却不爱喝汤。事实上，炒菜时蔬菜中的大部分维生素都溶解在菜汤里。以维生素 C 为例，小白菜煮好后，维生素 C 会有 70% 溶解在菜汤里；新鲜豌豆放在水里煮沸 3 分钟，维生素 C 有 50% 溶在汤里。

6. 炒蔬菜前宜沥尽水分

蔬菜经水洗涤或氽烫后，在炒菜前，必须把蔬菜表面的水沥尽控干，尤其是叶菜类。若将材料从水中捞出后就迅速投入油锅中大火快炒，不仅会溅油，而且会越炒水溢出越多，使蔬菜中大量可溶性营养成分随汁液扩散到汤汁中，影响营养价值和口感。

7. 炒菜时应先放糖后加盐

有些人在炒菜时习惯于先放盐后放糖，这是不符合烹调原理的。添加调料的原则一般是渗透力弱的调料先加，渗透力强的调料后加。因此，炒菜时应先加砂糖，然后再按照顺序先后放入食盐、醋、酱油和味精等。如果先放了食盐，就会阻碍砂糖的扩散。因为食盐有脱水作用，会促进蛋白质的凝固，使食物的表面变硬，且有韧性，从而阻碍砂糖的甜味渗入到蔬菜中，影响菜的风味。

8. 开水烫蔬菜要得法

为了满足菜肴的属性，有些蔬菜原料要事先用开水烫一下，才可放入锅中烹炒。用水烫菜时一定要火大水沸，加热时间宜短，操作宜快，原料最好分次下锅，以免一次下锅造成水温降低，影响原料的色泽，同时也可减少营养成分的损失。经试验测定，原料如此处理，维生素的平均保存率为 84.7%。

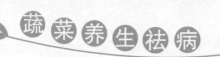

养生小贴士

菠菜直接烹调食用对身体不利

菠菜不仅含有大量的胡萝卜素和铁，也是维生素 B_6、叶酸、铁质和钾质的极佳来源。菠菜含有十分可观的蛋白质，每250克菠菜相当于两个鸡蛋的蛋白质含量。菠菜还富含酶。

但菠菜又含有较多的草酸，因为草酸为有机酸，它能够与人体中的钙直接作用，形成草酸钙沉淀，影响了人体对钙的吸收，若食用不当，久而久之形成的草酸钙沉淀会越来越多，超过人体的排泄能力后将形成胃肠结石，危害人体健康。因此，在烹调前必须进行去除，而不能在做汤时将其洗净切后直接撒在汤中食用。也可将菠菜洗净后进行刀工处理，再将其放入滚开的沸水锅内烫片刻后，立即捞入凉水中降温，此焯水过程可去掉菠菜中80%以上的草酸，只有进行如此操作后才可再进行烹调食用。

蔬菜也惹祸——常见的"蔬菜病"

俗话说"病从口入"。吃菜不当，也会招致种种"蔬菜病"。常见的"蔬菜病"有：

1. 青菜病

青菜病，也叫"肠源性紫绀"。人如果吃了变质的青菜、吃菜过量、青菜焖煮的时间太长或放置时间太久，都会使人血液中的亚硝酸盐大大增多，从而出现程度不同的缺氧症状，如口唇及指甲甚至全身皮肤青紫、气促、恶心、呕吐、腹痛、腹泻，重者可出现昏迷抽搐，甚至死亡。

2. 土豆病

土豆中含有少量有毒物质"龙葵素"。当土豆发芽，皮肉变绿或变紫时，这种毒素会剧增，尤以芽和周围皮肉中含量为多。龙葵素对人体有溶血作用，还能麻痹人神经系统中的运动中枢和呼吸中枢，食后十分钟至数小时内，即可使人中毒。症状有口干、舌麻、恶心、呕吐、腹痛、腹泻，重者可有发烧、气短、头晕、耳鸣、畏光、抽搐等，甚至因呼吸中枢麻痹而死亡。

3. 竹笋病

竹笋类植物一般都含有一种叫生氰葡萄糖苷的毒素。如果未经烹煮或没煮熟，毒素会转化为不同物质，其中包括氰化氢，它会破坏细胞的呼吸作用，最终使细胞死亡。这类食物的中毒症状为喉道收紧、恶心、呕吐、头痛等，严重者甚至死亡。对于新鲜竹笋，正确的处理方法是将竹笋纵向切成两半，剥掉所有的外层，去掉根部有粗糙纤维的部分，然后把竹笋切成薄片，在淡盐水中煮8~10分钟，只有彻底煮熟后才能食用。

4. 菜豆病

芸豆、扁豆、四季豆和黄豆等一些豆类中，含有皂素、植物血球凝集素和抗胰蛋白酶因子。如果生吃或没炒透吃，容易引起中毒反应。常见的主要症状有：恶心、呕吐、腹痛、腹泻、头晕、头痛等，这些状况多发生在食后3~4小时，一般两天左右可恢复。饮用未开透的豆浆也会引起上述症状。

5. 黄花菜病

鲜黄花菜中含有一种叫做秋水仙碱的物质，食用后能在30分钟至4小时内出现中毒症状。轻者嗓子发干、胃区灼热不适、恶心呕吐，重者腹胀、腹痛、腹泻，甚至便血、尿血、尿闭。因此，在食用鲜黄花菜时，应将其放在水中浸泡两小时，挤出水分再进行烹调。煮的时间应长一些，不要大锅炒食，以免受热不匀而使有毒物质残留。

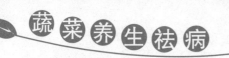

养生小贴士

容易引发疾病的蔬菜不能过量食用

饮食要讲究适量均衡，所以，尽管蔬菜中含有很多对人体有益的营养成分，但也不能过量食用蔬菜，否则极有可能患上"蔬菜病"。

（1）过量吃辣椒——易致癌。辣椒所含的辣椒素对癌细胞有杀伤作用，适量吃点儿辣椒可以防癌、抗癌，但过多食用辣椒，其所含的辣椒素也可能破坏正常细胞，同样容易致癌。由此可见，吃辣椒应该适量，不可过多。

（2）过量吃紫菜——易导致甲亢：紫菜食用方便，味道鲜美，是很受大众喜爱的食品。但长期过量食用紫菜，将会因为吸收过多的碘而导致甲亢。因此，成人每天食用的紫菜数量不要超过7片。

（3）过量吃鲜木耳——易导致皮肤病：鲜木耳含有一种叫做卟啉的感光物质，人体摄入这种物质后，若被太阳照射，会引起皮肤瘙痒、水肿，严重的还会导致皮肤坏死。若水肿发生在咽喉部，则会出现呼吸困难。干木耳是鲜木耳经过太阳暴晒处理后的产品，在暴晒过程中，大部分卟啉被分解破坏，所以，我们要吃干木耳。

生食蔬菜有讲究

远古时代，我们的祖先长期都是靠生食维持生命的，那时过的是茹毛饮血的日子。直到距今200多万年前的旧石器时代火的利用，人类的饮食方式才由生食变为熟食，由此可见，生食是一种原始的饮食方式。那么，它为什么又会成为现代饮食的一种时尚方式呢？这是因为，随着科学技术的发展，特别是现代营养科学的新进展，发现人类健康必需的营养素，除了组成人体必需的结构物质、为人体活动和代谢必需的能源物质以外，还需要具有调节功能的生物活性物质（如维生素、酶、激素等），这些活性物质的大多数遇到

55℃以上的温度就会变性失活，丧失生理调节功能。基于上述考虑，一部分食品就应该生吃。

要想生吃蔬菜，最好选择那些无公害的绿色蔬菜或有机蔬菜，在无土栽培条件下生产的蔬菜，也可以放心生吃。洗一洗就可生吃的蔬菜包括胡萝卜、白萝卜、番茄、黄瓜、柿子椒、大白菜心等。这些蔬菜中所含的营养素如维生素C及B族，很容易受到加工及烹调的破坏，为了保存其营养成分宜生吃。生吃的方法包括饮用自制的新鲜蔬菜汁，或将新鲜蔬菜凉拌，可适当加点醋，少放点盐。

虽然生吃蔬菜的好处有很多，但这决不可一概而论，有些蔬菜不仅不宜生吃，而且一定要煮熟烧透才能达到安全食用的要求。科学研究表明，不宜生食的蔬菜有三类：

1. 富含淀粉的蔬菜

此类蔬菜（如土豆、芋艿、山药）必须熟吃，不然无法使其中的淀粉粒破裂，人体无法消化。

2. 含有某些有害物质的蔬菜

在一些豆类蔬菜如菜豆（上海叫刀豆）、毛豆、扁豆、蚕豆、白扁豆的籽粒和土豆的薯块中，含有一种有毒蛋白质，可使人体血液中红血球凝集起来，所以人们把这种有毒蛋白质叫做凝集素。如不慎食入会引起恶心、呕吐、腹泻，严重时可致死。因此，这类蔬菜一定要烧煮以后吃。

3. 塌地生长的绿叶菜

这类蔬菜在常规栽培条件下，往往要泼浇人畜粪尿作追肥，造成生物污染十分严重，肝炎病毒等病原微生物和寄生虫卵沾染在蔬菜的茎、叶上，本来应当生吃的蔬菜像生菜（包括散叶生菜和结球生菜）、紫甘蓝、芫荽（香菜）也不要生吃。因为用清水洗一下，无论如何是洗不净的。当然，如果是在无土栽培条件下生产蔬菜，就可以放心生吃。因为无土栽培用营养液代替了人畜粪尿，排除了生物污染的可能性。

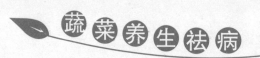
综上所说可以看出,关于蔬菜的生食问题,可以提倡,但必须具体分析,区别对待,生熟结合,趋利避害,既要吃得营养,更要吃得安全。

养生小贴士

生吃蔬菜、瓜果要消毒

　　蔬菜和一些瓜果在栽培、采摘和搬运中,很容易被致病细菌沾染。另外,蔬菜、瓜果很容易腐烂,腐烂后的蔬菜、瓜果表面的致病细菌和寄生虫卵能深入内部。蔬菜、瓜果如果经过充分洗净,上面的细菌可以减少82%~97%,再经过适当的消毒处理来杀菌,因此生吃蔬菜、瓜果一定要经过消毒。

吃蔬菜,要学会回避污染

　　近年来,因农药残留而导致蔬菜(蔬菜食品)污染,食用后导致急性中毒的事件屡有发生,所以,吃菜也得讲究环保。作为消费者应当学会回避污染,以免病从口入。

1. 不吃形状、颜色异常的蔬菜

　　一般情况下,形状、颜色正常的蔬菜是常规栽培,未用激素等化学品处理的,可以放心地食用。

　　"另类"蔬菜如韭菜,当它的叶子特别宽大肥厚,比一般宽叶韭菜还要宽1倍时,就可能在栽培过程中用过激素。因为,一般而言,未用过激素的韭菜叶较窄,吃时香味浓郁。有的蔬菜颜色不正常,也要注意,如草头叶片失去平常的绿色而呈墨绿色,毛豆碧绿异常等,它们在采收前可能喷洒或浸泡过甲铵磷农药,不宜食用。

2. 不吃"多虫""多药"蔬菜

在众多蔬菜中,有的蔬菜特别讨害虫喜欢,可以称之为"多虫蔬菜";有的菜害虫不大喜欢吃,可以叫它作"少虫蔬菜"。多虫蔬菜中,"出名"的有青菜、大白菜、卷心菜、花菜等,少虫蔬菜有茼蒿、生菜、芹菜、胡萝卜、洋葱、大蒜、韭菜、大葱、香菜等。至于蔬菜受害虫喜欢的程度,则是由蔬菜的不同成分和气味的特性决定的。

多虫蔬菜由于害虫多,不得不经常喷药防治,势必成为污染重的"多药蔬菜"。平常应尽可能选少虫蔬菜。不过,在温度较低的季节,由于害虫休眠越冬,农药的喷洒也停止,这时少量食用多虫蔬菜也无妨。

3. 不吃施肥量大的蔬菜

由于化学肥料的施用量大,特别是氮肥(如尿素、硫酸铵等)的施用量过大,会造成蔬菜的硝酸盐污染比较严重。硝酸盐本身对人毒性并不大,但随蔬菜进入胃肠道后会被还原成为亚硝酸,亚硝酸再与胃肠道内的次级胺结合形成亚硝铵,这是一种致癌物质。因此,施肥量大的蔬菜最好少吃或者干脆不吃。

养生小贴士

蔬菜不必吃得太新鲜

大多数人都存在这样一个认识误区,就是蔬菜越新鲜越好,都喜欢把鲜嫩油绿的蔬菜买来后趁着新鲜烹调食用,认为这样做的菜对人体健康有益。可蔬菜吃得太新鲜,也会招来麻烦。

因为有些刚刚采摘的蔬菜,常常带有多种对人体有害的物质。现在在农作物的种植生产中,均大量使用化肥和其他有机肥料,特别是为了防治病虫害,经常施用各种农药,有时甚至在采摘的前一两天还往蔬菜上喷洒农药,这些肥料和农药往往是对人体有害的。其实,新鲜并不一定意味着更有营养。科学家研究发现,大多数蔬菜存放一周后的营养成分含量与刚采摘时相差无几,甚至是完全相同的。

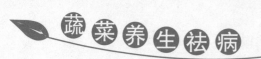
据美国一位食品学教授研究发现，番茄、马铃薯和菜花经过一周的存放后，它们所含有的维生素 C 有所下降，而甘蓝、甜瓜、青椒和菠菜存放一周后，其维生素 C 的含量基本没有变化。经过冷藏保存的卷心菜甚至比新鲜卷心菜含有更加丰富的维生素 C。

所以，生活中我们切不可为了单纯追求蔬菜的新鲜，而忽视了其中可能存在的有害物质。对于新鲜蔬菜我们应适当存放一段时间，使残留的有害物质逐渐分解减弱后再吃也不迟，而对于那些容易衰败的蔬菜，也应多次清洗之后再食用。

季节不同，蔬菜的选择有差异

我们都在经历着春、夏、秋、冬的四季变化。每个季节都有不同的特点，每个季节的蔬菜也各不相同。因此，在饮食上也应该依据不同的季节特点进行不同的选择。

1. 春季

从阴历正月到阴历 3 月，包括立春、雨水、惊蛰、春分、清明、谷雨 6 个节气。春季是万物生发萌动的季节，在人体五脏里面对应的是肝脏，所以在春季里，遵循春天的气候特点，综合调养，重点养肝。总的原则是养肝阳、滋肝阴。

（1）多吃养肝蔬菜

春季肝气生发容易导致肝阳偏亢，肝风易动，使得高血压病人血压升高，情绪波动时甚至容易发生中风。所以在蔬食的选择上要多吃春季的时令菜，这些菜大都为绿色蔬菜，得春之生发之气而生，应肝气喜调达疏泻的特性，可以生食为主。如韭菜、生姜、青笋、豆芽、香椿、莴苣、葱、豆苗、豆芽、蒜苗、荠菜、芹菜等。同时注意滋补肝阴，可以根据个人体质配合吃一些可以滋补肝阴的食物，如动物肝脏或枸杞、白芍等中药材。此外，豆类制品也是很好的春季食品，不仅可以增强免疫力,还有防癌、降脂的功效,还具有辅助肝脏解毒的功能。

（2）注意补充维生素

春天气候多变,会直接影响人体的防御功能,全身的抗病能力也会随之下降。胡萝卜、苋菜等黄绿色蔬菜富含维生素 A,具有保护和增强上呼吸道黏膜和呼吸器官上皮细胞的功能,可增强机体的抵抗能力;芝麻、卷心菜、菜花等富含维生素 E,可提高人体免疫功能,增强人体的抗病能力。春天是气候由寒转暖的季节,气温变化较大,细菌、病毒等微生物开始繁殖,容易侵犯人体而致病,所以,应多摄取小白菜、油菜、柿子椒、番茄等富含维生素 C 并具有抗病毒作用的蔬菜。

（3）多吃食用菌

春季饮食应清淡一些,多吃蔬菜和一些食用菌,如黑木耳、银耳、蘑菇、香菇等。春季是病毒出没频繁的时候,很多病毒都会乘虚而入,进入你的体内,吃食用菌能够帮助增强人体的抗病毒能力。

2. 夏季

从阴历 4 月到阴历 6 月,历时立夏、小满、芒种、夏至、小暑、大暑 6 个节气。其中,还有一段时间为长夏（阴历 6 月左右）。夏季对应五脏当中的心,长夏对应脾。所以要在这一阳光充沛、热力十足的季节好好地长养阳气;养心阳、益心阴;并在长夏脾气最旺盛、消化吸收能力最强的时候多多补充营养,同时健脾、养脾、治脾。

（1）多吃瓜类蔬菜

夏季气温高,人体丢失的水分比其他季节要多,必须及时补充。夏季正是瓜类蔬菜上市的旺季,它们的共同特点是含水量都在 90% 以上。冬瓜含水量居众菜之首,高达 96%,其次是黄瓜、金瓜、丝瓜、佛手瓜、南瓜、苦瓜、西瓜等。这就是说,吃了 500 克的瓜菜,就等于喝了 450 毫升高质量的水。另外,所有瓜类蔬菜都具有高钾低钠的特点,有降低血压、保护血管的作用。

（2）多吃寒凉性蔬菜

夏季对人体影响最重要的因素是暑湿之毒。暑湿侵入人体后会导致毛孔张开,出汗过多,从而造成气虚,还会引起脾胃功能失调,引起消化不良。因此,

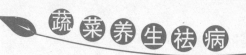

夏季吃些凉性蔬菜如苦瓜、冬瓜、黄瓜、茄子、芹菜、空心菜、芦笋等,有利于生津止渴,除烦解暑,清热泻火,排毒通便。

（3）多吃"杀菌"蔬菜

夏季气温高,病原菌滋生蔓延快,是肠道传染病多发季节。这时多吃些"杀菌"蔬菜,可预防疾病。这类蔬菜包括大蒜、洋葱、韭菜、葱、青蒜、蒜苗等。这些蔬菜中含有丰富的植物广谱杀菌素,对各种细菌、病毒有杀灭和抑制作用。

3. 秋季

秋季是阴历7、8、9月,包括立秋、处暑、白露、秋分、寒露、霜降6个节气。秋季燥气当令,给人干燥萧瑟的感觉,燥易伤肺,同时也影响与肺关系密切的胃、肾、大肠,表现为口干、鼻干、皮肤干、干咳甚至带血丝、便秘、乏力、消瘦。所以秋天易患鼻窦炎、口腔溃疡、唇舌生疮、痈疖及各种风火牙痛等病,此外,气管炎、糖尿病等会加重。所以补水是防秋燥的首要事务。

（1）多吃水分丰富的蔬菜

秋季的主要气候特点是干燥,空气中缺少水分,人体同样缺少水分。因此,在秋燥季节里,应选择一些含水量丰富的蔬菜。如冬瓜、黄瓜、番茄等。

（2）少吃辛辣

秋燥时节,还要注意少吃或不吃辛辣烧烤食品,如辣椒、花椒、桂皮、生姜、葱等,特别是生姜。这些食品属于热性,易在烹饪中丢失水分,食后容易上火。当然,将少量的葱、姜、辣椒作为调味品,问题并不大,但不宜多吃。

4. 冬季

阴历10、11、12三个月份,包括立冬、小雪、大雪、冬至、小寒、大寒6个节气。冬天是万物闭藏、阴盛阳衰、最寒冷的季节,也是阴气最浓的季节。"寒"是冬季气候变化的主要特点。冬季对应五脏当中的肾脏,所以冬季是补肾滋阴最好的季节。

（1）多吃补肾蔬菜

中医认为,冬季自然界阴气最盛,阳气最弱,阴长阳消达到顶点。人体容易遭受寒气冷风侵袭,寒邪最易入肾而引起多种疾患,这时要注重温肾抑阴护阳,以提高抗御风寒的能力。因此,冬季应多吃一些有补肾作用的蔬菜如韭菜、辣椒、卷心菜、香菜、大蒜、牛姜、黑豆、黑木耳、海带、紫菜等。

（2）适当补充黄色蔬菜

冬季是保护心脑血管的黄金季节,黄色蔬菜如胡萝卜、黄花菜、土豆、山药、南瓜之类,所含色素以黄酮类色素为主,可减低血管渗透和防止血管破裂,故冬季应适当吃黄色蔬菜。

（3）适当吃些凉性的蔬菜

冬季固然寒冷,但人们穿衣多、住房暖、活动少,饮食所含热量偏高,体内容易积热,有时会出现肺热的现象。因此不妨适当吃一些属性偏凉的食物,如白萝卜、大白菜、芹菜、菠菜、冬笋等。这样既可补不足,又可清有余。

养生小贴士

春季饮食先养肝

"四季侧重"是中医的养生传统,按照这一说法,中老年人春季应以养肝为先。

（1）以味补肝:中医认为,醋味酸而入肝,可以平肝散瘀,解毒抑菌。老年高血压肝阳偏亢者,可用食醋泡鸡蛋或黄豆。因气闷而肝痛者,可用食醋、柴胡粉冲服,能迅速止痛。

（2）以血补肝:肝主藏血,以血补血是中医常用的治疗方法。鸭血性平,营养丰富,用鸭血与鲫鱼和大米同煮粥,可养肝血,辅治贫血,这也是肝癌患者的保肝佳肴之一。

（3）以肝补肝:鸡肝味甘而温,补血养肝,温补脾胃。取新鲜鸡肝与大米同煮为粥,可治疗老年人肝血不足,眼睛干涩流泪等。此外,老年肢体麻木患者,也可用鸡肝与天麻各适量同煮服食。

（4）以菜疏肝:菠菜是春季应时蔬菜,能滋阴润燥,疏肝养血,可用来辅助治疗肝气不疏并发胃病,常有良效。

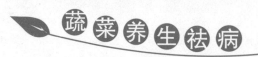
蔬菜选购有学问

　　大多数蔬菜是否好吃要看其新鲜度。因为很多蔬菜只有新鲜，才能完整地保留蔬菜中的养分，口感也更鲜脆清甜。那么，如何挑选蔬菜呢？其实这里面有很多的学问，不同的蔬菜有着不同的选购标准。只有掌握其中的要领，才能买到既美味可口又经济实惠的蔬菜。

1. 各类蔬菜的选购要领

　　我们要挑选根茎饱满、茎叶新鲜的优良蔬菜，已经发皱、褪色的则不宜食用。另外，还要注意不要挑选颜色、形状或气味不佳的蔬菜，此类蔬菜可能添加了化学药剂，吃了可能对身体有害，故需小心选择。以下是对不同种类蔬菜的挑选要诀：

　　（1）叶菜类　叶菜类蔬菜主要的可食部分是菜叶与嫩茎，如大白菜、油菜、菠菜、空心菜、龙须菜等都属于叶菜类。一般以各种叶菜的叶片作为考虑挑选的对象，如大白菜要选叶厚的、空心菜和菠菜要选幼嫩带根的。综合来说，叶菜类蔬菜的挑选重点是以菜叶肥大、叶面光滑为佳，切勿购买菜叶已经枯萎、变色、长斑点的叶菜。

　　（2）根茎类　根茎类蔬菜又可细分为根菜类、块茎类和茎菜类。根菜类蔬菜是指食用其根部的蔬菜，如胡萝卜、白萝卜、小红萝卜等；块茎类蔬菜是指食用其块茎的蔬菜，如土豆、莲藕等；茎菜类是指食用其茎部的蔬菜，如芹菜、葱等。根菜类蔬菜应挑选形状饱满、结实者为佳；块茎类蔬菜应挑选未发芽者，否则会有毒素；茎菜类蔬菜则要选择鲜嫩、外表无受伤、无腐烂颓软者为佳。

　　（3）菌类　菌类包括干香菇、洋菇、金针菇、黑木耳等。挑选香菇应以菇形完整厚实、干燥度佳、表面带深褐色、菇伞有花形裂纹、伞内呈米白色、闻起来有自然香气的为优。伞内过白或有黑点则属劣等品；表面摸起来粉粉的、闻起来有霉味的则有可能出现霉菌。黑木耳应挑选干燥、正反两面"黑白分明"者为佳，若白色那面出现灰黑的颜色，即不新鲜；水发黑木耳则挑选闻起来没有异味、颜色不是特别鲜明的为宜。

（4）瓜果类　苦瓜、冬瓜、茄子、青椒、番茄等都属于瓜果类蔬菜。苦瓜、冬瓜应选择幼嫩、颜色鲜明、无斑点者；茄子应选择肉质饱满但身软、蒂呈鲜绿的；青椒应尽量挑选肉厚、外表大而直、无弯曲的。

（5）豆荚、种子类　此类蔬菜包括豌豆、四季豆、豆芽菜等，应该挑选色泽自然、未染色素、表皮光滑的。

2. 有机蔬菜的选购技巧

很多人都喜欢吃有机蔬菜，所以，掌握有机蔬菜的辨别技巧尤其重要。在此，专家给你几招辨别有机蔬菜的方法。

（1）凭口感。你可以从有机蔬菜中吃到"生命力"。有机蔬菜吃起来清脆，它给你的感觉就是新鲜，即使是烹调后，还是会有不一样的感觉，这不是蔬菜经过处理可以制造出来的口感。

（2）到有机食品店或者正规超市购买。市场摊贩的蔬菜来源经常变换，并不稳定。如果对有机蔬菜了解不多，建议你去有信誉的有机食品店购买。超市也是不错的选择，有时超市会因为大宗采购，价格比有机食品店便宜。

（3）选购时要注意蔬菜包装上的有机认证标志。

（4）注意包装袋上是否明确标示生产者及验证单位之相关资料（名称、地址、电话）等，可以依据这些资料到相关网站或者相关部门查询。

虽然有机蔬菜在种植过程中未使用化肥、农药，不用担心有农药残留问题，但其表面附着的虫卵和寄生虫需要清洗干净。洗时要将蔬菜放在水龙头下逐片冲洗，并用手轻搓，如果是比较粗大的蔬菜，例如芥蓝菜等，可以用旧牙刷轻轻刷洗。也可将洗好的蔬菜浸泡于添加了几滴白醋的水中，这样可以轻松地除去菜中隐藏的菜虫。

养生小贴士

反季节蔬菜慎选购

反季节蔬菜一般以大棚种植为主，由于大棚中的气温较高，不利于农药降解，而且因光照不足，硝酸盐含量较高，如长期食用这种被污染的蔬菜，会造成

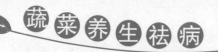

慢性或急性中毒。再加上反季节蔬菜大多是长途运输来的,路途中各种灰尘和燃料废气以及短时间内冷热湿燥的变化都会影响蔬菜的营养成分。所以我们在选购、食用反季节蔬菜时要十分谨慎。

保住蔬菜营养的烹调法则

蔬菜常用的烹调法一般有煮、烫、蒸、炒、炸等 5 种,依照营养流失的程度来看,炸和炒损耗得最多,蒸次之,再下来就是煮和烫了。不过,最重要的还是要选用新鲜、合乎时令的蔬菜,如此,不仅美味,而且营养成分含量也高,如果能遵循以下的烹调原则,相信我们一定能从蔬菜中摄取到尽可能多的营养素。

1. 掌握现吃现做的原则

蔬菜在下锅烹煮前再切,换句话说,就是要吃的时候,再把洗好的蔬菜切片、切块。切记,不要切得太细或太小,因为养分和空气接触得越久,也就越容易流失。当然,也不要将切好的蔬菜长时间地浸泡在水中,免得水溶性维生素和矿物质会流失。

2. 蔬菜的皮和外叶含有更高的营养成分

在没有安全的顾虑下,建议最好连蔬菜的皮和外叶一起烹煮,因为它们往往含有更高的维生素含量,如维生素 B 族、维生素 C。还有像一些根茎类的蔬菜,连皮烹煮可以防止蔬菜内部养分氧化,或是溶解于水。

3. 烹煮的时间越短,养分损失也越少

炒菜时最好是大火快炒,油热之后,菜再下锅,如要加水,也不要加太多。如果需要久一点的烹煮时间,可以盖紧锅盖,除了保持温度,缩短时间外,也是为防止某些营养成分被蒸发掉。

4. 调味的秘诀

很多人为了保持绿色蔬菜，如菠菜原来的鲜绿，会在烹煮时加入小苏打等碱液，但这会破坏蔬菜中的维生素 C 和 B 族，不如改用食盐，不但可达到保持原来的鲜绿的效果，还不会破坏任何的营养素；红色蔬菜，如红凤菜、红苋菜等，还有白色或淡色蔬菜，如白菜、甘蓝、土豆等，可以在烹煮时加入少许的酸性物质，如醋，增加它鲜明的颜色；炒青菜时，千万不要放葱，否则不但不能使青菜味美，还会破坏它清香的滋味，变得难以入口。

5. 烹煮好之后，尽快吃完

菜放得越久，或是回锅次数越多，损失的营养也就越多。所以做菜时，尽量以一次吃完为原则，如果真的没有办法，也不要放太久，或是放在强光下搁置，最好放在通风、凉爽的地方。

6. 做凉拌菜一定要注意卫生

蔬菜一定要新鲜，洗好之后，用开水烫一下，再切或是调拌。所有的用具和过程，都要注意卫生清洁，最好在凉拌菜中放些醋，或是蒜泥，不仅可以调味，还可以杀菌。

7. 含草酸的蔬菜要烫后再炒

菠菜、笋、青蒜、荸荠、洋葱、茭白、毛豆等都含有较多草酸。草酸能与食物中的钙结合成不溶解的草酸钙，使食物中的钙不能被人吸收利用。草酸钙还能阻碍食物中铁的吸收。长期吃含草酸高的食物，还可能产生肾结石（草酸钙结石）。这类菜最好在烹调前先用开水烫煮后再炒，这样可除去部分草酸。

养生小贴士

烹调蔬菜时别加盖锅盖

饭店专业人员做蔬菜类菜肴，没有盖锅的习惯，但是在家庭中，不少人买了炒锅,因没有带锅盖,再专门配一锅盖。理由很简单:做菜时盖上盖会熟得快,省时又省火。其实这种做法是不可取的。

首先,蔬菜烹制要求一般是吃口脆嫩,断生即可。敞开锅烹制,便于观察色泽变化,以使菜肴符合质感,即保留住蔬菜固有的新鲜状态。若加盖,则火候不易掌握,加热时间短则生,过长则软烂,很难把握其脆嫩又断生的质量要求。

其次,我们知道蔬菜中大都含有称为有机酸的物质,具体蔬菜的品种不同,含有机酸的种类也不一样,这些酸有些对人体有益,有些则对人体有害,烹调时必须将有害部分的有机酸去除。有机酸类的共同特性是夺去叶绿素中的镁元素,使叶绿素生成脱镁叶绿素,这样蔬菜的颜色则由绿色变为褐色,失去了新鲜蔬菜的鲜绿色泽。所以在烹调时应采用一些措施,尽量去除有机酸,其中之一是在烹制蔬菜时要敞开锅盖,并适当进行翻锅。原因是有机酸加热分解后具有挥发性,随着敞开锅盖并常常翻锅,能将有机酸即时挥发出去,这样既除去了对人体不利的合成物质,又避免了脱镁叶绿素的生成。还有的容易与矿物质发生化学反应,生成的化合物会对人体不利。因此,我们在烹制蔬菜时加盖锅盖实为不智之举。

但是,如果是需要煎炒时间较长的菜,则应盖上锅盖。溶解在水里的维生素易随着水气跑掉,所以炒的时间长,需盖上锅盖,盖得愈严愈好,既防止维生素流失,又能使菜保持新鲜。

蔬菜巧清洗,农药去无踪

一般来讲,叶菜类容易出现农药残留超标现象,如北方的韭菜,南方的鸡毛菜、芥菜等。农业部门根据各地蔬菜市场农药检测结果综合分析,农药残留易超标的有白菜、鸡毛菜、韭菜、黄瓜、甘蓝、菜豆、芥菜等。其中韭菜、油菜受污染可能性最大。

而对于一般的消费者来说,很难从蔬菜外观上识别是否有农药污染。因此,清除残留农药就显得格外重要。据有关专家说,减少蔬菜农药残留有浸泡水洗、碱水浸泡、去皮、加热、日照、储存等六种方法,以下是对不同方法的具体介绍。

1. 浸泡水洗法

浸泡水洗法是清除蔬菜上污物、残留农药的基本方法。主要用于叶类蔬菜,如菠菜、小白菜等。蔬菜上的农药主要为有机磷类杀虫剂,一般先用水冲洗掉表面污物,然后用清水浸泡 30 分钟,如此反复清洗浸泡 2~3 次,基本上可清除绝大部分残留农药。浸泡时可加入少量果蔬清洗剂,以加快农药的溶出,浸泡后再用流水冲洗 2~3 遍即可。

2. 碱水浸泡法

有机磷杀虫剂在碱性环境下分解迅速,而蔬菜上喷洒的农药 70% 是有机磷杀虫剂,因此碱水浸泡法能取得较好效果。具体做法是：先将蔬菜表面污物冲洗干净,然后浸泡到碱水（清水中加入适量的小苏打）中 5~15 分钟,然后用清水冲洗 2~3 遍即可。

3. 削皮法

削皮是一种较好的去除蔬菜表面农药污染的方法,可用于黄瓜、萝卜、冬瓜、茄子等,但要注意避免削皮后的再次污染。

4. 加热法

氨基甲酸酯类杀虫剂随着温度升高,可加快分解。所以对一些其它方法难以处理的蔬菜瓜果可通过加热去除部分农药。常用于芹菜、菠菜、小白菜、圆白菜、青椒、菜花、豆角等。先用清水将表面污物洗净,再放入沸水中 2~5 分钟捞出,最后用清水洗 1~2 遍即可。

5. 日照法

阳光照射蔬菜会使蔬菜中部分残留农药被分解、破坏。据测定,蔬菜、水果

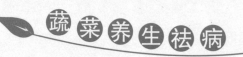

在阳光下照射 5 分钟,有机氯、有机汞农药的残留量会减少 60%。方便贮藏的蔬菜,应在室温下放两天左右,残留化学农药平均消失率为 5%。

6. 储存法

农药在存放过程中随时间推移能够缓慢地分解为对人体无害的物质。所以对易于保存的瓜果蔬菜可通过一定时间的存放,减少农药残留量。此类方法适用于南瓜、冬瓜等不易腐烂的蔬菜。一般存放 15 天以上。

实际生活中,可以将以上几种方法联合使用。

养生小贴士

“盐水”洗菜不如“清水”洗

“用盐水浸泡能有效清洗果蔬”的说法流传甚广,但专家指出,用盐水清洗的效果并没有想象中那么好。因为盐水洗只能除去果蔬表面的部分农药,与清水其实并没有什么差别,而且对部分脂溶性农药而言,盐水清洗效果还不如清水。如果再加上盐分控制不当,钠离子就会渗入果蔬,造成日常饮食盐分摄入过量。另外,长时间的盐水浸泡还可能导致果蔬细胞脱水,并使得维生素 B 族、矿物质等易溶于水的营养物质大量流失。还有些人习惯用淘米水、小苏打水等来清洗果蔬,这样虽然可以分解部分农药,但有些农药在这种条件下分解后的产物可能比其本身的毒性更强、更危害健康。

清水是清洗果蔬的最好选择。最有效的清水清洗方法是在用流动水冲洗时位置低于水龙头 15~20 厘米,这时水的冲击力较强,能增强清洗效果。

(1)能去皮的:用流动水冲洗 2~3 遍后去皮食用,这是去除果蔬表皮农药的最好方法。

(2)不能去皮的:先用流动水冲洗 2~3 遍、接着浸泡 10 分钟、最后再用流动水冲洗 2~3 遍。准备生食的,还要用饮用水再清洗一遍。

蔬菜不可先切后洗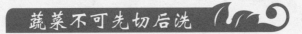

　　蔬菜是我们日常生活中维生素和矿物质的主要来源,而菜中的这些营养物质极易溶于水,尤其是维生素 B 族和维生素 C 都属于水溶性维生素,而且它们遇热、遇光容易被破坏,特别是维生素 C 在氧、热、光面前特别"娇气"。

　　蔬菜在切洗工序上常被人们所忽视,经常是怎样方便怎样做。大多数蔬菜按照常规是先洗后切,此作法符合营养性原则,如黄瓜、番茄、茄子、冬瓜、苦瓜等;但有些需要焯水的蔬菜往往是先切后焯水,还有的因加工过程中便利,如豆角、甜柿椒等,人们往往边剔筋、去籽边直接将其掰为小段、块,再对其进行洗涤,其实这是错误的加工习惯。

　　各种蔬菜不同程度的含有维生素和人体必需的微量元素。这些营养物质易溶于水。蔬菜在生长过程中,由于表皮有一层保护层,因此,被雨淋或水洗时,这些营养物质也不会溶于水而损失掉。但是,蔬菜切开后,这保护层就不起作用了,蔬菜中维生素 C 等营养物质就大量溶于洗菜水中,白白浪费掉。而且维生素 C 化学稳定性差,易氧化,蔬菜切开后,刀口处维生素 C 与空气接触时易被氧化。

　　如果将油菜、菠菜等叶菜类先加工成小块后再焯水,这样使蔬菜与热水的接触面积增大了,似乎很容易烫熟了,但这也使蔬菜中的营养素更易流失于水中了。因此,应整形焯水,用凉水降温后再进行刀工处理。

　　还有的在加工过程中首先把蔬菜切成小块,再洗涤、烹调,这样会使营养素流失更多。因为蔬菜的营养素种类主要是水、维生素和矿物质,且维生素中的水溶性维生素和矿物质几乎全部易溶解于水,尤其是维生素 C。刀工后蔬菜的切面与水面积接触,结果使维生素 C 及其他溶于水的维生素和矿物质有 70%随水分的流失掉。

　　所以说蔬菜的洗涤方法是有讲究的,科学的做法是整棵(整叶)洗和焯水后再切。这样可减少水溶性维生素和矿物质在加工过程中的损失。为了降低营养素的损失量,最好此类菜随炒随切,不要在水中浸泡时间过长。

养生小贴士

蔬菜如何保持新鲜?

色、香、味是美味佳肴的三要素,而且色居其首。但许多蔬菜切开后,容易变成褐色。可采用以下方法使蔬菜保持原色。

(1)浸水法:把削皮后的土豆等浸在冷水里,使其与空气中的氧隔绝,这样酚就不易被氧化为醌了。

(2)焯水法:把经过刀工处理的新鲜蔬菜放在沸水中烫几分钟,使酚氧化酶失去活性,不易将酚催化为醌。

(3)加酸法:酚氧化酶在 PH 值为 6~7 时活性最强,PH 值小于 3 时,活性显著降低。因此,在食品中加酸醋降低 PH 值,可以抑制酶的活性,减慢酶促褐变速度。

七招教你留住蔬菜汁营养

蔬菜汁营养丰富,经常饮用,不仅可以向人体提供各种必需的营养物质,还可以全面改善人体健康状况,起到健身、减肥及养颜的作用。因此,喝新鲜蔬菜汁是时下流行的一种健康饮食方法。

鲜蔬菜汁是以新鲜蔬菜为原料,经过洗净、消毒、切碎、压榨而获取的汁液。营养学家和医学家们的试验报告表明,新鲜蔬菜汁中含有人体所需要的矿物质、维生素、蛋白质、叶绿素、氨基酸、糖类和胡萝卜素等,其中有些成分如叶绿素,机体无法合成,唯有直接从绿色蔬菜叶摄取。同时,蔬菜汁独有的色、香、味还能刺激食欲,促进消化,并相应地提高其它食品的营养价值,增进健康。再次,鲜蔬菜汁中的营养成分易被人体吸收。

蔬菜汁集风味、营养、保健于一身,深受人们的喜爱,然而,若处理不好,则会破坏蔬菜中的营养成分。为了确保蔬菜的营养成分,以下几点值得注意:

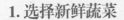

1. 选择新鲜蔬菜

新鲜的蔬菜营养价值高，一旦放置时间久了，维生素的含量逐日减少，甚至完全破坏。同时用于制作蔬菜汁的蔬菜必须是成熟、完整和天然的，而不含任何化学残留物质。

2. 彻底清洗干净

蔬菜外皮也含营养成分，应尽可能保留外皮食用，但要注意清洗干净（蔬菜洗净后再用盐水浸泡数分钟），以免喝到残留的虫卵、农药。

3. 做好立即饮用

蔬菜汁放置太久，因接触空气，维生素会受损，营养价值变低，用此应尽量做到做好即饮。

4. 早上喝易吸收

俗话说："一日之计在于晨。"对于一个人来说，早晨的营养补充很重要，并且经过一夜的休息，身体各部分"嗷嗷待哺"，所以早晨喝蔬菜汁易吸收。

5. 逐口慢慢喝

蔬菜汁虽是液体，也要一口一口与口腔的唾液混合后才喝下，这样才容易被完全吸收，千万不要像喝汽水一样一口灌下去。若纤维过多，可用过滤器滤掉一些。纤维渣可倒入汤中，或自制面条、蛋糕、松饼时加入，千万不要浪费。

6. 不要加糖

因为糖分解时，会消耗很多的维生 B_1 及维生素 B_2。如果打出来的蔬菜汁不可口，可以加些蜂蜜，改变风味；若味道太浓，可以加矿泉水稀释。

7. 采用多种蔬菜

各色蔬菜都要吃，兼顾维生素 A、维生素 B、维生素 C 和维生素 E，要敢于尝试新口味，不妨从食谱中自己变化；不要只吃一两种蔬菜，各种蔬菜的营养不同,偏食某几种,会造成营养不均衡。

不能用维生素C制剂替代蔬菜

维生素C制剂,应用范围很广,不少人误认为服用维生素C制剂,与食用含维生素C食物的效果是一样的。事实上,人工合成的维生素C与天然食物中所含的维生素C是不尽相同的。在水果和蔬菜中,天然维生素C是以抗坏血酸和芸香甙协同发挥作用的。而人工合成的维生素C是纯药物制剂,在效果上远不如天然维生素C。此外,服用合成制剂往往用量较大,若长期服用可在体内形成草酸,而这是形成肾脏草酸盐结石的潜在威胁。相反,水果、蔬菜中的维生素C不会导致尿液中草酸含量过高。因此,忌用维生素C制剂替代蔬菜。

对一个健康人来说,每日维生素C的需要量为50~150毫克。自然界中富含维生素C的食物有鲜枣、柑橘、山楂、雪里蕻、辣椒、青蒜、番茄及许多野生菜等,适当食用即可满足人体每天对维生素C的需要。

蔬菜搭配有禁忌

合理的膳食构成,是维持人体健康的重要方面。蔬菜类食物更是与我们的一日之餐密切相关。要正确食用蔬菜,除尽量减少其维生素的损失和毒性外,还要注意科学而合理地搭配。下面是几种常见蔬菜搭配禁忌的介绍,希望对你能有所帮助。

1.黄瓜

(1)黄瓜不宜与柑桔同食　柑桔亦含维生素C,每100克约含25毫克,做西餐沙拉时,有时也配以黄瓜、碧玉、金黄,色泽绚丽,其实这是不合理的,因为桔中维生素C多为黄瓜中的分解酶所破坏。

（2）黄瓜不宜与番茄同食 番茄中的维生素C每100克中约含20~33毫克，为保护其中的维生素C，亦不宜与黄瓜配食或同炒。因黄瓜中的分解酶可能将番茄中的维生素C破坏掉。

（3）黄瓜不宜与辣椒同食 辣椒的维生素C含量丰富，每克中约含185毫克左右。黄瓜中含维生素C分解酶，黄瓜生食此酶不失活性，二者同食，则辣椒中的维生素C被破坏，降低了营养价值。

（4）黄瓜不宜与花菜同食 花菜中维生素C含量亦较丰富，每100克约含88毫克，若与黄瓜同食，花菜中的维生素C将被黄瓜中的维生素C分解酶破坏，故不宜配炒或同吃。

（5）黄瓜不宜与菠菜、小白菜同食 菠菜中维生素C含量为每100克中含90毫克，小白菜为每100克中含60毫克，皆不宜与黄瓜配食，不然，降低营养价值。

2. 芹菜

（1）芹菜不宜与黄瓜同食 黄瓜中含有维生素C分解酶，由于黄瓜作菜，多是生食或凉拌，其中的酶并不失活，若与芹菜同食，芹菜的维生素C，将会被分解破坏，因而营养价值大大降低。

（2）芹菜不宜与甲鱼同食 同食会中毒，可以用橄榄汁解毒。

（3）芹菜不宜与菊花同食 同食会引起呕吐。

3. 韭菜

（1）韭菜不宜与蜂蜜同食 因为韭菜与葱蒜，同科同属，即百合科葱属，食物药性都是辛温而热，又均含蒜辣素和硫化物，都与蜂蜜食物药性相反，所以二者不可同食。

（2）韭菜不宜与白酒同食 酒性辛热，有刺激性，能扩张血管，使血流加快，又可引起胃炎和胃肠道溃疡复发。韭菜亦属辛温，能壮阳活血，食生韭饮白酒，就像火上加油，久食动血，有出血性疾病的患者更要加倍注意。

4. 萝卜

（1）萝卜不宜与橘子同食　萝卜与橘子同时食用,会诱发甲状腺肿。

（2）胡萝卜不宜与白萝卜同食　因为白萝卜维生素 C 的含量较高,对人体健康非常有益,但是和胡萝卜混合烧煮,就会使维生素 C 丧失殆尽。原因是胡萝卜中含有一种叫抗坏血酸的分解酶,会破坏白萝卜中的维生素 C。

（3）胡萝卜不宜与醋同食　用醋来炒胡萝卜,胡萝卜中的胡萝卜素就会被破坏殆尽。

（4）胡萝卜不宜与酒同食　胡萝卜中丰富的胡萝卜素和酒精一同进入人体,就会在肝脏中产生毒素,引起肝病。所在,人们要改变"胡萝卜下酒"的传统吃法,胡萝卜不宜做下酒菜,饮酒时也不要服用胡萝卜素营养剂,特别是在饮用胡萝卜汁后不要马上饮酒,以免危害健康。

5. 辣椒

（1）辣椒不宜与胡萝卜同食　胡萝卜除含大量胡萝卜素外,还含有维生素 C 分解酶,而辣椒含有丰富的维生素 C,所以胡萝卜不宜与辣椒同食,否则会降低辣椒的营养价值。

（2）辣椒不宜与南瓜同食　南瓜亦含维生素 C 分解酶,能破坏辣椒中的维生素 C,所以二者不宜配食。

6. 葱

（1）葱不宜与狗肉同食　二者配食,易增火热,使鼻衄症状加重。

（2）葱不宜与枣同食　因为枣的食物药性甘辛而热,古人称"多食令人热渴膨胀,动脏腑,损脾元,助湿热"。而葱又性辛热助火,所以二者不宜同食。

7. 菠菜

（1）菠菜不宜与豆腐同食　菠菜与豆腐同烹饪,会生成不溶性的沉淀,影响人体对钙的吸收。

（2）菠菜不宜与鳝鱼同食　二者的食物药性及性味功能不协调,同食也容易导致腹泻。

菜肴的营养搭配

　　合理的膳食构成，科学而营养地搭配，是维持人体健康的重要方面。蔬菜类食物更是与我们的一日三餐密切相关。要正确食用蔬菜，除应尽量减少其维生素的损失和毒性外，更要正确地搭配。

　　对于蔬菜搭配来说，首先要讲究的是营养搭配。菜肴的营养搭配要掌握这样几点：首先要注意营养平衡；其次要注意营养之间的相互关系，充分发挥不同食物的营养特点，多种食物相配，荤素搭配，使一份菜或一席菜中的营养成分更为全面，提高菜肴的营养价值。

　　蔬菜品种多样，含有丰富的维生素及无机盐等维持生命不可缺少的元素。蔬菜若与动物性食品配菜，营养会更为全面。如肉片烩西兰花、花菜、胡萝卜片等，营养搭配就很合理。猪肉含有丰富的蛋白质、脂溶性维生素A等营养素，与蔬菜中的维生素A、维生素C等水溶性维生素搭配，既营养互补，又风味独特、色彩鲜艳，食欲会因此被调动起来。

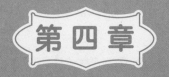

第四章

蔬菜美容：源自天然的美丽

柳枝的婀娜源自大地丰富
的营养，人们娇美的容颜、细嫩的皮
肤、乌黑的头发、明亮的眼睛、洁白的牙齿
等都离不开食物的滋润。在为人们提供各种
养分的众多食物中，蔬菜是其中不可或缺的一部
分。蔬菜中的硫化物可降低血脂，扩张血管，清除
皮肤白斑，使头发油亮；蔬菜中的酶可助消化，润肠
道，排毒养颜，使全身皮肤红润有光泽；蔬菜中的蛋
氨酸和胱氨酸可有效改善发质。可以说蔬菜是人
体维生素的重要来源，只要我们通过蔬菜的科
学食疗及外用，就可轻轻松松变美丽！

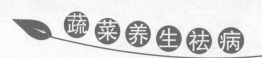

日常小蔬菜,给美肤带来大惊喜

俗话说:一白遮三丑。虽然说到了秋季,阳光不再强烈,但是美白的工作是必须要继续的。除了必要的保养品之外,从饮食上进行调理是美白内外兼修的重要途径。饮食与美容息息相关,让我们一起来了解一下美容蔬菜吧!

1. 豌豆

多吃豌豆可以祛斑驻颜,《本草纲目》称豌豆具有"祛除黑斑,令面光泽"的功效。现代研究发现,豌豆含有丰富的维生素 A 原,这种物质可在体内转化为维生素 A,而维生素 A 具有润泽皮肤的作用,而且是从一般食物中摄取,不会产生毒副作用。此外,吃豌豆还有消肿、舒展皮肤的功能,能拉紧眼睛周围的皱纹。

2. 土豆

有关美白的蔬菜,还有"双豆"一说,双豆即土豆和豌豆。土豆含有丰富的维生素 B 族及大量的优质纤维素,还含有微量元素、蛋白质、脂肪和优质淀粉等营养元素。这些成分在抗老防病过程中有着重要的作用,能有效帮助女性身体排毒。其中含有丰富的维生素 C 让女性回复美白肌肤。

3. 白萝卜

中医认为,白萝卜可"利五脏、令人白净肌肉"。白萝卜是一种常见的蔬菜,生食熟食均可,其味略带辛辣味。具有促进消化,增强食欲,加快胃肠蠕动和止咳化痰的作用。那么白萝卜可以美白吗? 答案是肯定的,这是因为白萝卜含有丰富的维生素 C,维生素 C 为抗氧化剂,能抑制黑色素合成,阻止脂肪氧化,防止脂褐质沉积。因此,常食白萝卜可使皮肤白净细腻。

4. 胡萝卜

胡萝卜被誉为"皮肤食品",能润泽肌肤。它所含的β胡萝卜素,可以抗氧化和美白肌肤,还可以清除肌肤的多余角质,对油腻痘痘肌肤也有镇静舒缓的功效，蛋黄和蜂蜜有保湿的润肤效果。另外，胡萝卜含有丰富的果胶物质，可与汞结合，使人体里的有害成分得以排除，肌肤看起来更加细腻红润。

5. 蘑菇

蘑菇营养丰富，富含蛋白质和维生素，脂肪低，无胆固醇。食用蘑菇会使女性雌激素分泌更旺盛，能防老抗衰，使肌肤艳丽。

6. 黄瓜

黄瓜富含蛋白质、糖类、维生素 B_2、维生素 C、维生素 E、胡萝卜素、尼克酸、钙、磷、铁等营养成分，同时黄瓜还含有丙醇二酸、葫芦素、柔软的细纤维等成分，能清洁美白肌肤，消除晒伤和雀斑，缓解皮肤过敏，是传统的养颜圣品。黄瓜所含的黄瓜酸，能促进人体的新陈代谢，排出毒素。维生素 C 的含量比西瓜高 5 倍，能美白肌肤，保持肌肤弹性，抑制黑色素的形成。

7. 冬瓜

冬瓜是美容佳品，对美白肌肤效果显著。用冬瓜片每日擦摩面部或用冬瓜瓤常常清洗面部，均可使面部皮肤细润滑净及减少黄褐斑。这与瓜瓤中含有组氨酸、尿酶及多种维生素、微量元素有关。

8. 芦笋

芦笋富含硒，能抗衰老和防治各种与脂肪过度氧化有关的疾病，使皮肤白嫩。

养生小贴士

吃蔬菜养生的要领

健康专家教你吃蔬菜的 5 句口诀：

1. 多吃绿叶类少吃根茎类。因为阳光充分照射的蔬菜对身体好处大。

2. 多吃"生"少吃"蒸煮"。生吃蔬菜可以保留营养成分，保健价值高。

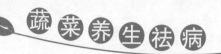

3.多吃纯淡少加盐。不能生吃的蔬菜,在烹调的时候少加盐。

4.多吃"原菜"少"榨汁",榨汁对水果和蔬菜的营养成分破坏很大。

5.多吃"杂"少吃"单",进食蔬菜不能太单一,每天最好吃五种以上的蔬菜。

护肤新知:巧借蔬菜来美容

人们都懂得,健康细嫩的皮肤有赖于均衡的营养,而蔬菜中富含各种维生素、蛋白质及矿物质,长期使用水果蔬菜敷面可以使皮肤直接吸收其营养成分起到增白,抗皱,去褐斑、粉刺等功效,并且这种美容法经济简单,材料随手可得。

1. 番茄

番茄含有丰富的维生素 A、C,具有抗氧化、延迟衰老、平衡水分及控制油脂分泌、增白的功效,而且对黄褐斑也有一定的脱色作用,是养颜润肤的最佳果蔬之一。

(1)番茄洗面奶

材料　番茄1个,蜂蜜少许。

制法　将番茄清洗干净捣成汁,和少许蜂蜜备用。

用法　每天用来洗脸。

功效　能使皮肤洁净、细腻。若能长期坚持下去,还有漂白皮肤、延缓皱纹产生的功效。

(2)番茄面膜

材料　番茄2~3个。

制法　将番茄洗净,切成薄片备用。

用法　将薄片贴在脸上和脖子上,15分钟后用温水洗净。

功效　滋润保湿,对干性皮肤有益处。

（3）番茄牛奶面膜

材料　番茄1个,脱脂奶若干。

制法　先将半个番茄捣烂,再将脱脂奶粉逐渐加入,以便控制面膜浓度,直至捣成糊状。

用法　洁面后涂在脸上,15分钟后用清水洗净。一周可做一次。

功效　能改善黯黑肌肤及色斑皮肤。

2. 黄瓜

鲜黄瓜的黄瓜酶是很强的活性生物酶,能有效促进机体新陈代谢,促进血液循环,达到润肤美容的功效。

（1）黄瓜洗面奶

材料　新鲜黄瓜1根,牛奶适量。

制法　黄瓜洗干净,放在器皿中捣烂成汁状。每天早上洗脸前,可用牛奶10~15毫升,与黄瓜汁30~60毫升制成混合液备用。

用法　用混合液擦洗脸部和颈部后洗净。

功效　长期坚持,可使皮肤变白、黑斑逐渐消退。

（2）黄瓜面膜

材料　新鲜黄瓜1根。

制法　黄瓜洗净斜切成长薄片备用。

用法　洗净脸后将黄瓜片贴在脸上,15分钟后拿下,用纱布擦脸。

功效　坚持每天做1次,能使皮肤柔润,毛孔内不积存污物,肌肤焕然一新,达到清洁润肤的效果。

（3）黄瓜蛋白面膜

材料　新鲜黄瓜1根,鲜奶油1茶匙,鸡蛋1个。

制法　黄瓜洗净榨汁,鸡蛋取蛋白,将黄瓜汁、鲜奶油、鸡蛋白搅拌在一起备用。

用法　先用热毛巾在脸部仔细擦拭,然后将混合液均匀地涂在脸及脖子上。保持10分钟左右,最后再用热毛巾把面部擦拭干净。

功效　能使皮肤白皙、红润、柔和,对油性皮肤特别有益。

（4）黄瓜柠檬汁面膜

材料　黄瓜1根,柠檬汁半汤匙,鸡蛋白1个。

制法　将黄瓜洗净去皮,榨汁,用滤网过滤。然后将柠檬汁和蛋白一起加入到滤液中备用。

用法　将混合液均匀地涂抹于整个面部。保持15~25分钟后,用温水冲洗干净。

功效　美白,保湿。

（5）黄瓜营养霜

材料　黄瓜1根,猪油适量,牛奶适量,甘菊浸液1茶匙,橄榄油1茶匙。

制法　将黄瓜洗净榨汁,用等量溶化的猪油和牛奶混合,加入甘菊浸液和撤榄油备用。

用法　每晚洗完脸后,将混合液均匀地涂在脸上和颈部,次日洗去。

功效　补水,保湿,适用于各种皮肤。

（6）黄瓜眼膜

材料　新鲜黄瓜1根,蛋白1个,白醋2滴。

制法　将黄瓜洗净榨汁,加入蛋清混合调匀,再加白醋备用。

用法　将混合液涂卡眼周,每周1~2次。

功效　有滋润和去皱的功效。

3. 胡萝卜

胡萝卜含大量的维生素A和维生素C,能使粗糙皮肤变细嫩。

（1）胡萝卜蛋黄面膜

材料　新鲜胡萝1、2个,生蛋黄及藕粉适量。

制法　将胡萝卜洗净磨碎取汁,加入生蛋黄及藕粉一起搅匀备用。

用法　洗脸后将混合液涂于面部,20分钟后用温水洗净。

功效　滋养,使肌肤更加细腻光泽。

（2）胡萝卜面膜

材料　胡萝卜1根。

制法　将胡萝洗净切薄片,或将胡萝卜榨汁。

用法　将胡萝卜片贴在脸上,或是将纱布浸在胡萝卜汁中后贴面,10~15分钟即可。

功效　长期使用可使皮肤红润,细嫩并富有光泽。

4. 冬瓜

冬瓜瓤、冬瓜子中含有亚油酸、油酸等良好的润肤成分和某些能抑制黑色素形成的物质,是非常好的滋养肌肤的原料。

冬瓜瓤营养霜

材料　冬瓜瓤适量。

制法　取新鲜冬瓜的瓤,去子后备用。

用法　每晚洗脸后用其来擦脸,次晨洗去。

功效　可以使粗糙的皮肤慢慢地变得细腻起来。

5. 丝瓜

研究表明,丝瓜可以除皱和美白,另外还可起到抗过敏的作用。

丝瓜面膜

材料　丝瓜1根,精面粉适量。

制法　将新鲜丝瓜洗净去皮,切成条状,用榨汁机榨出鲜汁,再用少许精面粉混合均匀备用。

用法　洗脸后,将混合液均匀涂于面部,待面膜干后,用温水洗净。

功效　控油,美白,尤其适用于油性皮肤及过敏性皮肤。

6. 芹菜

芹菜含有丰富的维生素、铁及纤维素,有润肤、明目、养血的功效。

（1）芹菜防皱液

材料　芹菜1棵。

制法　芹菜洗净,将根和叶粉碎,加两杯水煮15~20分钟,过滤后备用。

用法　早晚各擦一次脸和手。

功效　有很好除皱、润肤效果。

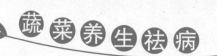
（2）芹菜清凉镇静面膜

材料　芹菜半棵,芦荟叶2片。

制法　将芦荟叶用水果刀切开,取出其中的芦荟胶,加上同比例的芹菜一起榨汁备用。

用法　洗脸后用面膜纸取混合液敷在脸上10~15分钟,再用冷水冲洗干净,可以经常使用。

功效　具有清凉镇静、保湿抗敏、消除脸部红肿不适的功效,适合于各类肤质。

养生小贴士

蔬菜面罩制作使用要领

蔬菜面罩制作使用时须注意下列事项:

（1）没有敷面罩前要仔细洗净面孔上的灰尘和化妆品。

（2）眼皮和眼睛下面的皮肤不要涂面罩。应该在这里涂上一层营养面霜。

（3）涂上面罩之后必须静卧15~20分钟,然后洗掉。

（4）面罩不光涂在脸上,还要涂在脖子上。

新鲜菜汁美肤好

女性都希望自己皮肤如脂似玉,而真正的美肤则必须由里到外,从身体的内部开始。这里介绍几种常用的鲜菜汁疗法,供选用。

1. 香菜苹果汁

材料　芫荽30克,小苹果1个,油菜100克,柠檬1/2个,可做成250毫升鲜菜汁。

制法　把苹果、芫荽、油菜一起放入榨汁机榨汁,最后加柠檬汁。

功效　对粉刺和疮疖有一定疗效，可美肤。

2. 胡萝卜柠檬汁

材料　中等大小胡萝卜 2/3 个，柠檬 1/8 个，中等大小苹果 1/2 个，芫荽 20 克，可做成 280 克毫升鲜菜汁。

制法　把柠檬以外的材料放入榨汁机榨汁，再加柠檬汁。

功效　适用于视力疲劳、皮脂腺分泌过旺或皮肤粗糙的人。

3. 白菜卷心菜汁

材料　白菜 1 棵，卷心菜 200 克，芫荽 20 克，可做成 250 毫升鲜菜汁。

制法　把白菜外面的老叶去掉留菜心，与其他材料一起放入榨汁机榨汁。

功效　适宜抵抗力差的人，且可美白皮肤。

4. 菠萝番茄汁

材料　中等大小青椒 1 个，东萝 100 克，卷心菜 100 克，番茄 1 个，芫荽 30 克，可做成 220 毫升鲜菜汁。

制法　将卷心菜、菜椒、芫菜、菠萝、番茄顺序放入榨汁机榨汁。

功效　可消除皮肤日晒发黑现象。

5. 菠萝芹菜汁

材料　菠萝 100 克，芹菜 50 克，中等大小苹果 1/2 个，芫荽 30 克，柠檬 1/6 个，可做成 200 毫升生菜汁。

制法　按顺序把芫荽、柠檬、芹菜、菠萝、苹果放入榨汁机榨汁。

功效　可消除皮肤日晒后发黑现象。

为了使制出的生菜汁尽量保留原料的营养价值，应注意以下几点：

（1）仔细挑选水果、蔬菜，去掉腐烂和不新鲜的，认真冲洗。

（2）不能带皮制汁的蔬果，清洗干净后用不锈钢器具薄薄地去一层皮。

（3）蔬果整理、清洗后立即制汁。

（4）为了方便榨汁，可将蔬果先切块再放入榨汁机。

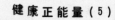

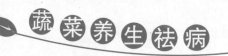
（5）随制随饮,因为即使菜汁在冰箱内存放时间很短,其质量也会受到影响。以上生菜汁可作为常用美容饮汁。

养生小贴士

健康美肤的蔬菜浴

如今,人们追求美丽不仅仅局限于脸部功夫,对身体肌肤的呵护已成为一种时尚。蔬菜浴因其独特的保健美肤功效而被爱美人士追捧。蔬菜浴所使用的各种蔬菜在日常生活中随处可见,价廉物美,效果独特。

（1）番茄浴

材料:番茄4个,酒精、硼酸少量。

制法:将番茄洗净榨汁,加入少量酒精、硼酸备用。

用法:将番茄汁加入水温适中的水中,浸泡沐浴。

功效:具有嫩肤、使皮肤红润的功效。

（2）丝瓜浴

材料:丝瓜汁适量。甘油、酒精、硼酸少量。

制法:当丝瓜枝繁叶茂时,将离地表60厘米左右的藤切开,口朝下,用一个干净的玻璃瓶固定在土里,瓶口与塑料管相连接,塑料管的另一端系在丝瓜藤切口处接取汁液,用时加入少量甘油、硼酸和酒精。

用法:将丝瓜汁加入温水中浸泡沐浴。

功效:能活血通络,消热润肤,解毒消炎,提高皮肤抗皱能力。

（3）黄瓜浴

材料:黄瓜1根,酒精、硼酸少量。

制作:将黄瓜洗净榨汁,用滤网过滤备用。

用法:将黄瓜汁适量加入温水,浸泡沐浴。

功效:黄瓜汁里的钾盐、维生素A和维生素E、微量元素钙、磷、铁等,能使皮肤光洁柔嫩。

吃排毒蔬菜，让你更年轻

随着环境污染日益严重，现代人越来越重视自身的健康。专家指出，只有及时排除体内的有害物质及过剩营养，保持五脏和体内的清洁，才能保持身体的健美。而蔬菜作为人体的"清道夫"可以帮助排除体内的毒素，减少毒素留在体内的时间。具有排毒功能的蔬菜主要有以下几种：

1. 海带——降低胆固醇、排除放射性物质

海带中含有一种叫硫酸多糖的物质，能清除附着在血管壁上的胆固醇，使胆固醇保持正常含量。海带中的褐藻胶因含水率高，在肠内能形成凝胶状物质，有助于排除毒素物质，阻止人体吸收铅、镉等重金属，排除体内放射性元素，同时有助于治疗动脉硬化，并可防止便秘和肠癌的发生。海带中还含有大量的碘，可以刺激垂体，使女性体内雌激素水平降低、卵巢机能恢复正常，消除乳腺增生的隐患。

推荐食谱——海带炖鸭

材料　鸭肉 100 克，海带 100 克，姜、葱、料酒、花椒适量。

制法　将鸭剁成小块，海带切成方块，将鸭和海带用开水烧开，捞去浮沫，加入葱、姜、料酒、花椒，用中火将鸭炖烂，再加精盐，出锅装盘。

用法　佐餐食用。

2. 黑木耳——消除血液热毒

木耳因生长在潮湿阴凉的环境中，中医认为它具有补气活血、凉血滋润的作用，能够消除血液里的热毒。黑木耳中的植物胶质有较强的吸附力，可将残留在人体消化系统内的杂质排出体外，起到清胃涤肠的作用。黑木耳对体内难以消化的谷壳、沙子等具有溶解作用，对胆结石、肾结石等也有化解功能。黑木耳还能减少血液凝块，预防血栓病的发生。

推荐食谱——黑木耳豆腐汤

材料　水发黑木耳 80 克，豆腐 1 块，鸡汤、精盐适量。

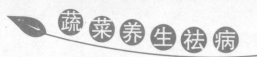

制法　将黑木耳泡发后洗净,豆腐切成片,将两者一起加入鸡汤及精盐同炖,10分钟后即可食用。

用法　佐餐食用。

3. 胡萝卜——清除自由基

胡萝卜是有效的解毒食物,与体内的汞离子结合之后,能有效降低血液中汞离子的浓度,加速体内汞离子的排出。胡萝卜中所含的琥珀酸钾,有助于防止血管硬化、降低胆固醇。胡萝卜中所含的胡萝卜素可清除导致人体衰老的自由基,其所含的维生素B族和维生素C等营养成分也有润肤、抗衰老的作用。女性进食胡萝卜还可降低卵巢癌的发病率。

推荐食谱一胡萝卜炖牛肉

材料　牛肉200克,胡萝卜100克,姜、葱、精盐适量。

制法　将牛肉洗净、切块,放入滚水中烫去血水后捞出;将胡萝卜洗净、去皮、切块,和牛肉一起放入锅中用大火煮开,加入姜、葱、精盐改中火煮至熟软即可。

用法　佐餐食用。

4. 大蒜——杀毒杀菌抗癌

大蒜中含有的辣素,其杀菌能力可达到青霉素的1/10,可以起到预防流感、防止伤口感染、治疗感染性疾病和驱虫的作用。大蒜中所含的大蒜素,可与铅结合成为无毒的化合物,能有效防治铅中毒。大蒜具有降血脂及预防冠心病和动脉硬化的作用,并可防止血栓的形成。大蒜还能提高肝脏的解毒功能,阻断亚硝酸胺致癌物质的合成。

推荐食谱——蒜味鸡汤

材料　番茄100克,大蒜20克,鸡蛋1只,鸡汤、精盐、胡椒粉适量。

制法　番茄洗净切片,大蒜切片。将锅烧热下油,放入番茄、大蒜煸炒几下,加鸡汤、盐和胡椒粉,用小火炖4~5分钟,将鸡蛋打入汤内,3~5分钟后即可食用。

用法　佐餐食用。

5.南瓜——防癌抗毒

吃南瓜可以有效地防治高血压、胆结石、糖尿病以及其他肝肾病变，帮助肝肾功能减弱患者提高细胞再生能力。南瓜中富含的果胶，可以延缓肠道对糖和脂质的吸收，还可以清除体内重金属和部分农药，故有防癌防毒的作用；南瓜中富含的钴是合成胰岛素必需的微量元素。南瓜还能消除致癌物质亚硝酸胺的突变作用。

推荐食谱——蒸酿南瓜

材料 南瓜200克，火腿100克，鸡肉100克，韭菜100克，姜、精盐。味精、生粉、鸡油适量。

制法 南瓜切块，韭菜切碎粒，鸡肉剁成肉泥。锅内水烧开时投入南瓜块，煮至八成熟时捞起、沥干、拍上干生粉，摆上火腿片；鸡肉泥加入韭菜粒、姜、精盐、味精、生粉拌成馅，酿入南瓜、火腿片，蒸8分钟后拿出；烧锅下油，注入清汤，调入精盐、味精、白糖，用湿生粉勾芡，淋入熟鸡油，浇在蒸好的酿南瓜上即可。

用法 佐餐食用。

6.花椰菜——清理血管

菜花是含有类黄酮最多的食物之一，除了可以防止感染，还是很好的血管清理剂，能够阻止胆固醇氧化，防止血小板凝结成块，减少心脏病与中风的危险。它还能增强血管壁弹性，对肥胖、视力衰弱及水肿有较好的防治功效。常吃花椰菜还可增强肝脏解毒能力，预防感冒和坏血病的发生，长期食用还可减少乳腺癌、直肠癌及胃癌等癌症的发病几率。

推荐食谱——香炸花椰菜

材料 花椰菜150克，鸡蛋1只，姜、葱、干辣椒、椒盐、味精、生粉适量。

制法 花椰菜切颗、洗净、沥干，放入鸡蛋、生粉后搅匀；油锅烧热后，放入花椰菜，炸至金黄时捞起；锅内留油，放入姜、干辣椒，下入炸好的花椰菜，调入椒盐、味精、葱花炒透，淋入麻油即成。

用法 佐餐食用。

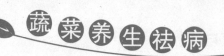
7. 菠菜——清理肠胃

菠菜能清理人体肠胃里的热毒,防治便秘,使人容光焕发。菠菜叶中含有一种类胰岛素样物质,能使血糖保持稳定。菠菜丰富的维生素含量能够防止口角炎、夜盲等维生素缺乏症。菠菜中还含有大量的抗氧化剂,具有抗衰老、促进细胞繁殖作用,既能激活大脑功能,又可增强青春活力,防止大脑老化。

推荐食谱——菠菜拌豆干

材料 菠菜150克,豆干100克,酱油、精盐、味精适量。

制法 菠菜洗净,用开水焯烫,捞出冲凉后,沥干水分,切碎;豆干切碎,用1大匙油炒香,加入1小匙酱油,调味后盛出;将菠菜和豆干混合,加入精盐、味精拌匀即可。

用法 佐餐食用。

8. 莲藕——清肠排毒

莲藕含有丰富的纤维素,不含胆固醇,是很好的清肠排毒蔬菜。藕生食,其性味甘寒,有生津凉血、清热开胃、止热渴、解酒毒的功效;熟食则其性味甘温,有健脾益胃、补心养血、生肌止泻的功效。

推荐食谱——五彩藕丝

材料 莲藕150克,青、红椒各50克,水发黑木耳50克,瘦猪肉50克,葱、姜、蒜、精盐、味精适量。

制法 将藕切丝,青红椒切丝,水发木耳切丝,瘦肉切丝。锅中放油烧热,加入葱、姜、蒜炒香,放入藕丝、青红椒丝、木耳丝、瘦肉丝用旺火炒熟,加入精盐、味精调味即成。

用法 佐餐食用。

养生小贴士

排毒蔬菜种类

(1)清肺蔬菜:人体呼吸过程中,会吸入大量的灰尘、病原体、病毒等有毒物质,清肺蔬菜主要有萝卜、南瓜、木耳、海带、芹菜等。

（2）发汗蔬菜：保持汗腺通畅,排除内热,祛风解毒,是防病健身的又一道重要防线,发汗蔬菜主要有葱、香菜、生姜、辣椒等。

（3）通便蔬菜：大便不通畅是消化道排毒功能弱化的标志,通便蔬菜主要有菠菜、胡萝卜、黄瓜、芋头、大蒜、苦瓜、绿豆等

不老容颜"喝"出来

美容需要内外结合,在日常护理、定期美容的同时,进行正确的食补也是一个不可缺少的辅助美容步骤。我们经常可以在电视里看到一些时尚人士喜欢煲汤熬粥,而且很多都是美容养颜的,那么我们在闲暇之余,也可为自己制作一些美容食品,一来可以加快自己的美丽步伐,另外还可以增添不少生活乐趣。

1. 冬瓜还颜粥

材料　冬瓜 500 克,糯米 200 克,五花猪肉 50 克,盐、味精各少许。

制法　将冬瓜去皮去籽后切小丁,五花肉磨细,与糯米一同加水煮至稀烂,撒上盐及味精即可。

用法　作为早餐食用。

2. 黑木耳浓汤

材料　黑木耳 150 克,青豆 50 克,火腿 50 克,精盐、鸡汤适量。

制法　黑木耳洗净切小块,火腿切成小丁。将黑木耳、火腿丁、青豆放入鸡汤内烧沸,转入文火煮 30 分钟后,加精盐调味即成。

用法　佐餐食用。

3. 油菜粥

材料　白米 50 克,油菜适量。

制法　油菜洗净切块；如常法煮米做粥,半熟时入油菜熬至极烂。

用法　晨起作早餐食用。

4. 韭菜粥

材料　白米 50 克,韭菜适量。

制法　将韭菜洗净切段,如常法煮米做粥,米熟后入韭菜微炖即可。

用法　早餐食用。

5. 苦瓜瘦肉汤

材料　鲜苦瓜 200 克,猪瘦肉 100 克,精盐适量。

制法　将苦瓜洗净去核切成块,猪瘦肉洗净切成片,同时放入锅内,加清水适量煨汤,肉熟后加精盐调味即成。

用法　佐餐食用。

6. 蘑菇红糖粥

材料　蘑菇 250 克,白米、红糖各 30 克。

制法　先将蘑菇洗净切成小片,白米洗净,然后将白米、蘑菇放入锅内,倒入适量清水煮成稀粥,加入红糖调味。

用法　每日分 2 次服用。

7. 木耳海带汤

材料　水发黑木耳 50 克,海带 25 克,猪瘦肉 50 克,味精、精盐、湿淀粉各适量。

制法　将海带、黑木耳分别洗净,切成丝；猪瘦肉洗净,切成丝,用湿淀粉拌匀；猪瘦肉与海带丝、木耳丝一同下锅,加水适量,煮沸,加入湿淀粉、味精和精盐,搅匀即成。

用法　佐餐食用。

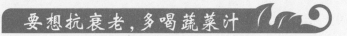

要想抗衰老，多喝蔬菜汁

我们知道，果蔬生吃能保持其营养成分不被破坏，充分发挥抗衰老的作用。下面推荐几种简单易学的蔬菜汁做法，以助驻颜抗衰一臂之力。

1. 菠菜牛奶汁

材料　菠菜 200 克，牛奶 150 毫升，蛋清少许，蜂蜜适量。

制法　将菠菜洗净，沥干水分，用榨汁机榨汁。将汁和牛奶、蜂蜜拌匀即可。

用法　将牛奶菠菜汁饮用，每日 1 次。

2. 芹菜水果汁

材料　芹菜 100 克，番茄 1 个，梨 150 克，柠檬半个。

制法　将上述原料洗净后一同放入榨汁机中榨汁。

用法　饮服。每日 1 次。

3. 雪梨芹菜汁

材料　芹菜 100 克，番茄 1 个，雪梨 150 克，洋葱 1 个。

制法　洗净上述原料，放入榨汁机内榨汁，即可饮用。

用法　每日 1 次。

4. 韭汁红糖饮

材料　鲜韭菜 300 克，红糖 100 克。

制法　鲜韭菜洗净，沥干水分，切碎后捣汁备用；红糖加清水少许煮沸，至糖溶后兑入韭菜汁内即可。

用法　分 2 次饮用。

5. 卷心菜胡萝卜汁

材料　卷心菜 400 克，胡萝卜 4 根，蜂蜜适量，蛋清 1 个。

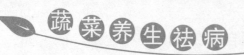
制法　将卷心菜、胡萝卜洗净,沥干水分,切成块,用榨汁机榨汁,调入蜂蜜拌匀成饮料饮用。残渣与蛋清拌成敷料。

用法　菜汁饮服。将脸部用温水洗净,敷上敷料保留20分钟,用清水洗净;每日敷用1次。

6.卷心菜番茄汁

材料　新鲜卷心菜200克,番茄1个,鲜嫩豌豆100克,豆腐1块,蜂蜜适量。

制法　将卷心菜、番茄、豌豆洗净,沥干水分,卷心菜、番茄切成块状;用榨汁机把卷心菜、番茄、豌豆榨出原汁,加入蜂蜜调成饮料。榨汁后的残渣与豆腐一起用搅拌机拌成敷料。

用法　菜汁饮服。用温水将脸部洗净,将敷料敷于患处,保留20分钟后用清水洗净。每日或隔日1次。

7.卷心菜果蔬美容汁

材料　新鲜葡萄100克,卷心菜75克,番茄1个,豆腐1块,蜂蜜适量。

制法　将葡萄、卷心菜、番茄洗净,切成小块,用榨汁机榨取原汁,加入蜂蜜调成饮料。

用法　饮服,每周2~3次。

8.番茄汁

材料　番茄500克,白糖30克。

制法　将番茄洗干净,沸水烫后去皮和种子,用洁净纱布包着绞取汁液;将白糖加入番茄汁液中,搅匀即成。

用法　当饮料饮用。

9.芦笋桂花蜜汁

材料　芦笋100克,冰水2杯,蜂蜜、糖桂花各适量。

制法　将所有材料放入榨汁机内,打匀至糊状即可。

用法　适量饮用。

10. 苦瓜果蔬汁

材料　小白菜、芹菜、苦瓜、青椒、柠檬、苹果、绿豆各适量。

制法　先将绿豆煮 30 分钟, 滤其汁; 将小白菜、芹菜、苦瓜、青椒、苹果分别洗净切成段或块, 搅汁; 调入绿豆汁, 滴入柠檬汁, 加蜂蜜调味。

用法　饮服。每日 1~2 次。

11. 消斑果菜汁

材料　香菜、芹菜、番茄、黄瓜、橙、苹果、蜂蜜各适量。

制法　将上述蔬菜、水果洗净, 切成段或块, 同放入榨汁机榨汁。

用法　饮服。每日 2 次。

12. 蜂蜜芹菜汁

材料　蜂蜜 45 克, 芹菜 150 克。

制法　榨取芹菜汁, 兑入蜂蜜搅匀。

用法　早晚空腹分 2 次温开水冲服。

养生小贴士

生蔬菜沙律会使你漂亮

　　生蔬菜沙律的确是一种天然健康美容食品。这是因为蔬菜含有丰富的维生素, 而这些维生素对美容是不可缺少的。例如, 维生素 A 可以使皮肤保持健康, 防止皮肤变得粗糙; 而维生素 B_2 的复合体具有使皮肤保持润泽的效果; 维生素 C 对皮肤上的汗斑和沉青色素有抑制作用, 对已经变深色了的汗斑也有使它变淡的效果。

　　不过也要注意饮食中的营养均衡, 只吃沙律是不能保持肌肤美丽的。有些年青的女性光吃沙律, 不吃饭、肉类和鱼类等, 这样不单不能收到预期的效果, 而且还会适得其反。这是因为只有摄取足够的蛋白质和淀粉质才能使维他命类发挥它的应有功效。如果缺少了蛋白质等的营养素, 不管吃多少沙律,

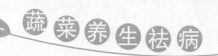

也是不能产生美丽的肌肤的。

此外，在做沙律时，多偏于采用淡色的蔬菜。所以，在炒、煮时，或烹汤时，应兼顾使用黄绿色的蔬菜。

常吃这些蔬菜，也能让头发变美

头发是形貌中相当重要的一部份，你可以洒脱地不在乎它的浓疏多寡，却不能否认它是身体健康与否的外在表现。其实头发所需的营养和身体、皮肤是一样的。一个人头发浓密有光泽，皮肤一定晶莹有弹性，身体也必然少病痛。所以，当你发现头发开始掉落、枯干，就是身体出现了警讯，此时你就要考虑是不是该检查身体、补充营养了。

蔬菜富含头发所需的营养成分，合理地利用能使头发得到必要的补养。

1. 猴头菇

猴头菇是一种高蛋白、低脂肪，富含矿物质和维生素的优良保健食品，营养价值很高。它还含有人体所必需的多种氨基酸，经常食用对身体健康大有益处。此外，猴头菇也是出色的美发食品，对头发的生长有很好的促进作用。

推荐菜单——奶汁猴头菇

材料　猴头菇，纯牛奶、盐、鸡精、高汤、淀粉各适量。

制法　猴头菇洗净，切成大片，下入沸水中煮熟，待用；锅内放适量纯牛奶和高汤，用盐和鸡精调味后，放入猴头菇，煮开后勾薄芡，即成。

用法　佐餐食用。

2. 荠菜

荠菜是种口味清香鲜美的蔬菜，营养也非常丰富。它含有蛋白质、粗纤维素、胡萝卜素、钙、磷、铁，以及多种维生素，而这些营养素都是人体必需的重要

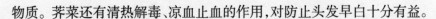

物质。荠菜还有清热解毒、凉血止血的作用，对防止头发早白十分有益。

推荐菜单——荠菜包

材料　荠菜、面粉、盐、鸡精、酵母各适量。

制法　荠菜洗净，用沸水焯一下，捞起后切成末，加盐、鸡精拌成馅；用酵母将面粉发好，取大小适中的面团擀成皮，包上荠菜馅，做成菜包，上笼蒸熟，即可。

用法　作为主食。

3. 海带

众所周知，海带除了含有多种维生素，纤维素和矿物质外，而且，还是防治甲状腺肿的良药，营养价值颇高。此外，海带中的碘极为丰富，此元素为体内合成甲状腺素的主要原料。而头发的光泽就是由于体内甲状腺素养发挥作用而形成的。海带中除含有碘、钙、硫之外，还含有铁、钠、镁、钾、钴、磷、甘露醇和维生素 B_1、B_2、C 等多种物质。这些营养物对美发皆大有裨益。因此，常吃海带，对头发的生长、润泽、乌黑、光亮都具有特殊的功效。

推荐菜单——海带炖豆腐

材料　豆腐 200 克，海带 100 克，精盐、姜末、葱花、花生油各适量。

制法　将海带用温水泡发，洗净后切成菱形片；将豆腐切成大块，放入锅中加水煮沸，捞出晾凉，切成小丁；锅中放入花生油烧热，放入葱花、姜末煸香，再放入豆腐、海带，注入适量清水烧沸，再改为小火炖烧，加入盐，炖至入味，出锅装盘即成。

用法　佐餐食用。

养生小贴士

避免吃对头发有影响的食物

（1）要少吃油腻食物并戒烈性酒。有关调查发现，脱发常见于那些爱吃肥肉、奶油、油炸食物、蜜糖，以及经常饮用碳酸饮料和酗酒的人。这些食物不仅所含头发生长所需的营养成分较少，而且还影响毛囊的营养。

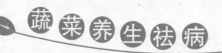

（2）要少吃甜食。甜食会影响头发的健美,当然,有些特定的甜食除外。

（3）汽水、可乐、巧克力、饼干之类的加工食品,是健康头发的大敌,这些食品吃得过多,容易使血液呈酸性,阻碍头发的健康生长,并且很容易生出头皮屑。

蔬菜美发套餐,让你吃出好秀发

美丽的发型以健康的发质为基础。爱美的人士大都会买各种各样的护发素,以便给头发补充各种营养。这当然很有必要的,可是,大家可能不知道头发也要以内养外,才能更加柔韧亮泽。

如何"吃"出一头美丽秀发是很多爱美人士关心的问题。

新鲜上市的富含维生素 B 族及维生素 C 的新鲜蔬菜和水果,如胡萝卜、猕猴桃等对头发恢复健康亮泽有事半功倍的效果。除了肉皮、肉冻、猪蹄汤、鱼汤对头发的强韧浓密有好处之外,深色蔬菜也能让头发更加浓密,比如菠菜等。

为了配合懒美眉的美丽计划,这里特地为你精心准备了一日美发套餐:

1. 早餐: 琥珀莲子汤

材料　莲子 300 克,桂圆肉 100 克,冰糖、糖桂花各适量。

制法　将莲子剥去硬皮,捅去心,用温水浸泡,并洗净,放入沙锅内加清水,先用旺火烧沸,再改为小火炖约 30 分钟后,捞出备用;用一颗桂圆肉包一粒莲子仁,颗颗包好放入沙锅内加冰糖和适量水烧沸,撇去浮沫,再改用小火炖至熟烂,倒入糖桂花即成。

功效　莲子含有蛋白质、淀粉、磷、铁等物质。《神农本草经》载有莲子"主补中,养神,益气力",《本草拾遗》记有莲子"令发黑,不老"。桂圆肉益心脾、补气血、安神,《食物本草会纂》记"久服强魂聪明,轻身不老"。二物相配此菜有健美抗衰老的作用,常食乌发,更会使中老年女性年轻、美丽。

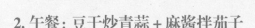

2. 午餐：豆干炒青蒜 + 麻酱拌茄子

（1）豆干炒青蒜

材料　青蒜苗 250 克，豆腐干 200 克，精盐、味精、菜油各适量。

制法　将豆腐干用水洗净，切成菱形片；将青蒜苗去根、去老叶，洗净沥水，切段；锅中放菜油烧热，放入青蒜苗煸炒至翠绿色时，放入豆腐干、精盐继续炒，用味精调味，即可出锅装盘成菜。

功效　豆腐干具有益气宽中、利脾胃的作用。青蒜苗含有蛋白质、维生素、氨基酸、辣蒜素，有杀菌、消炎、生发和抑制癌细胞的特殊功能。特别是蒜氨酸有抑菌、美容、护发、生发的作用。女性如能坚持经常吃青蒜苗，可使头发乌黑、旺盛，其健美作用效果不凡。

（2）麻酱拌茄子

材料　鲜茄子 400 克，蒜末 20 克，芝麻油 20 克，酱油 20 克，生姜 3 克，香醋 10 克，白糖 10 克，味精 2 克，麻酱 25 克。

制法　将茄子洗净，摘去蒂把，切成 3 厘米左右的角块；蒜放在砧板上，拍松切碎，生姜切末；炒锅放旺火上，倒入芝麻油烧热，下入姜末爆香，再倒入茄子块干煸后，调入酱油、白糖、香醋、蒜末烧热，加麻酱、味精拌匀装盘即成。

3. 晚餐：海带炖鸡

材料　净鸡 1 只（约重 1500 克），水发海带 400 克，料酒、精盐、味精、葱花、姜片、花椒、胡椒粉、花生油各适量。

制法　将鸡宰杀，去毛，去内脏，剁成块；将海带洗净，切成菱形块；锅内放入清水，将鸡块下入锅内，上火烧沸后撇去浮沫，加入花生油、葱花、姜片、花椒、胡椒粉、料酒、海带块，炖烧至鸡肉熟烂时，加入精盐、味精，烧至鸡肉入味，即出锅装汤盆。

功效　鸡肉含蛋白质、脂肪、钙、磷、铁、维生素 A、维生素 B1、维生素 B2 等，具有温中益气、补虚、强筋骨的作用。因其含有丰富的维生素，故有润肌泽肤的作用。海带含有丰富的碘，有软骨散结、乌发的作用。鸡与海带相炖，具有补虚、益气、软坚散结、润肤乌发的作用，亦可治疗淋巴结核、甲状腺弥漫性肿大。

养生小贴士

滋润秀发的蔬菜汁

（1）黄豆粉香蕉汁

材料：黄豆粉两大匙，香蕉半个，牛奶150毫升，蜂蜜1小匙，柠檬1/4个。

制法：把香蕉去皮，与牛奶、黄豆粉、蜂蜜、柠檬汁一起放进果汁机，搅拌即成。

用法：作为饮料饮用。

功效：防止头发分叉。

（2）西芹番茄汁

材料：西芹100克，番茄1个，柠檬1/6个，菠萝140克。

制法：将番茄、菠萝去皮，和西芹一起放入搅拌器加柠檬汁搅拌即成。

用法：随时饮用。

功效：预防头发起屑。

（3）胡萝卜汁

材料：胡萝卜1个，杏两个，苹果半个，西芹40克。

制法：把胡萝卜、杏、苹果去皮，与西芹一起放进搅拌器充分搅拌即成。

用法：新鲜时饮用。

功效：保持头发光泽。

多吃蔬菜，让眼睛更闪亮

眼睛是人们的五官之首，心灵之窗。一双美丽动人的眼睛会给人以无穷的魅力，对青年人尤其是对女青年来说，眼睛的健美是至关重要的。

为了使自己的眼睛明亮健美，在日常生活中，除了要加强对眼睛的保护外，还应注意在饮食时从蔬菜中多摄入一些有利于眼睛保健的营养物质。能给你亮眼灵眸的营养素主要有：

1. 蛋白质

视网膜上的杆状细胞主暗视，锥状细胞主明视。杆状细胞对微弱光线之所以敏感，主要因为它含有一种特殊的视素质——视紫红质，它是由蛋白质和维生素 A 构成的，人体如缺乏蛋白质和维生素 A，便会引起夜盲症。因此，为了保护视力，首先应补充足够的优质蛋白质。富含蛋白质的食物有瘦肉、乳类、鱼类、蛋类及大豆制品。

2. 维生素 A

维生素 A 对人的眼睛有非常重要的作用。具体表现在能促进眼球内视紫红质的合成与再生，增强在黑暗中视物的能力，防止出现夜盲症；能维持眼角膜的正常，防止出现角膜干燥和软化等等。维生素 A 最好的食物来源是各种动物肝脏。另外，胡萝卜素在体内可以转化为维生素 A。胡萝卜素的良好来源是有色蔬菜和水果，如菠菜、豌豆苗、胡萝卜、辣椒、橘子等。

3. 维生素 B_1

糖类是眼球晶状体的主要营养素之一，糖在体内转化为热能必须有维生素 B_1 的参与。维生素 B_1 的来源比较广泛，多数天然食品中均含有维生素 B_1。以米面杂粮等谷类食物的外胚层含量最高，动物内脏如肝、心、肾含量较高，猪瘦肉中也比较丰富。

4. 维生素 B_2

维生素 B_2 能够保证视网膜和角膜的正常代谢，体内一旦缺乏维生素 B_2，就会出现角膜血管增生、畏光、充血、视力减退等症状。维生素 B_2 大多存在于动物性食物如牛奶、瘦肉、肝脏中，其中以蛋黄和各种动物的内脏含量最高。此外，豆类和新鲜绿叶蔬菜中的含量也较为丰富。

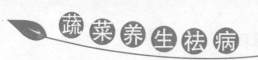

5.维生素C

维生素C是组成眼球晶状体的成分之一。如果长期缺乏维生素C,就容易患白内障。维生素C的主要食物来源是新鲜的蔬菜和水果。

6.微量元素

（1）钙　钙参与人体各种神经的冲动,神经细胞(包括视神经)缺钙,容易出现视力疲劳和注意力分散。富含钙的食物有虾皮、海带、发菜、奶类、豆类、核桃、瓜子等。

（2）锌　人体缺锌时,会影响维生素A在体内的运转,使视紫红质合成障碍,暗适应力减弱。此外,锌不足时,锥状细胞的视紫红质合成也会有障碍,从而影响锥状细胞的辨色功能。富含锌的食物有牡蛎、瘦肉、坚果、黄花菜、芥菜、西兰花、木耳、蘑菇等。

（3）铬　当人体缺铬时,胰岛素的作用会明显降低,特别是当体内出现高血糖时,容易引起血液渗透压的改变,导致晶状体和眼睛房水渗透压的变化,使晶状体变凸,屈光度增加,造成近视。富含铬的食物有新鲜蔬菜和水果、粗粮、鱼、虾、贝类、瘦肉、蛋类等。

下面给大家介绍几款亮眼明眸的菜谱,以供参考。

（1）菊花蒸茄子　菊花10克,紫茄子2个。将菊花漂洗干净,入锅内,加入适量清水,煎煮至沸,去菊花待用。将洗净的紫茄子与菊花汤一同放入碗中,隔水蒸熟,加入适量麻油、精盐、醋,拌匀即可。佐餐食。本品有滋阴平肝,清热明目之功效。

（2）鸡肝银杞明目汤　水发银耳15克,枸杞5克,鸡肝100克。先用清水浸泡银耳待用。枸杞洗净。鸡肝切薄片放入碗内,加入精盐、料酒、姜汁、豆粉拌匀。汤锅置火上,注入清汤,加入料酒、姜汁、盐、味精,随即下入鸡肝、银耳、枸杞烧沸,待鸡肝熟透时断火,撇去浮沫起锅即可。本品有益肝肾、明目之功。

（3）绿豆木耳粥　黑木耳20克,绿豆50克,粳米100克。将黑木耳用水泡发,去蒂,洗净后切成碎末。绿豆淘净后入锅,加入适量清水,煨煮至绿豆酥烂,加入淘洗干净的粳米,继续煨煮10分钟,加入黑木耳末和适量红糖,再煮几沸即成。早晚分食。本品有滋阴、平肝、降火、明目之功效。

养生小贴士

偏食会影响视力

如果偏食贪酸,血中的碱浓度必然会降低,这样就会促使角膜、睫状体肌和巩膜等组织发生变化,弹性和抵抗力降低容易形成近视。因此,保持食品中适当的酸碱度,对预防近视也有一定作用。

那么哪些食物偏酸性呢? 除糖果类外,肉、鱼、牛奶、水果鸡蛋等都是偏酸性食物,这些食物既富有营养,又是孩子们喜欢吃的。因此,父母亲出于对子女抚爱之心,总是尽量满足孩子的要求,这就容易造成偏酸性。偏碱性食物有粗米、豆类、青椒、胡萝卜、豆角、白菜、黄瓜和芽菜类。这些食物除含有丰富的维生素外,且偏碱性。有些孩子偏食不愿吃菜是不好的习惯,对身体发育和防止近视眼都不利,应注意加以纠正。

蔬菜也可美白牙齿

牙齿是研磨谷食的器官,是人体消化系统的第一关,它又位于唇之后,张嘴可见。它不仅是一个人类咀嚼食物的器官,还是构成和影响个人形貌的重要组成部分。因此,不论从生理需要还是从美化面容来说,牙齿都理所当然地被爱美人士所重视。

牙齿的美丽与否,跟遗传、生活习惯以及一些药物的使用都有一定关系。童年时过食甜食,又不注意刷牙,牙齿就会被锈蚀;刷牙不仔细,每天留下污垢,牙齿的颜色、光泽都会变得暗淡;人们常说的"四环素牙",则是药物用得过多而留下的后遗症。

拥有洁白的牙齿会让你的笑容更完美。除了定期请牙科医生检查、洗牙以外,我们经常食用的蔬菜也是可以美白牙齿的。那么,具体有哪些蔬菜呢? 这里介绍几种比较常见的可健齿的蔬菜:

1. 芹菜

芹菜含有 90% 的水分和丰富的纤维素,咀嚼时可稀释糖分,改善口腔环境,抑制细菌生长。当你大口嚼着芹菜时,它正帮你的牙齿进行一次大扫除,让你减少蛀牙的机会。这些粗纤维的食物就像扫把,可以扫掉牙齿上的一部分食物残渣。你愈是费劲咀嚼,就愈能刺激分泌唾液,平衡口腔内的酸碱值,达到自然的抗菌效果。嘴馋的时候,别尽想着甜点零食,可以将芹菜、小黄瓜和胡萝卜切成条状,一嘴馋就抓来嚼一嚼,按摩一下牙龈,顺便补充一天的蔬菜量。

2. 洋葱

洋葱里的硫化合物是强有力的抗菌成分,在试管实验中发现,洋葱能杀死多种细菌,其中包括造成蛀牙的变形链球菌,而且以新鲜的生洋葱效果最好。建议每天吃半颗生洋葱,不仅预防蛀牙,还有助于降低胆固醇、预防心脏病及提升免疫力。制作生菜沙拉时,可以剥几片新鲜洋葱加进去,或者在汉堡、三明治里,夹上一些生洋葱丝。

3. 菇类

菇类在近几年不但成了提升免疫力的热门食物,自 2000 年以来的一些研究还发现,它对保护牙齿也有帮助。原因是香菇里所含的香菇多醣体可以抑制口中的细菌制造牙菌斑。菇类带有独特的风味而且热量又低,不论煮汤、清炒或凉拌都很可口。每周吃 2~3 次各种菇类,是简单又省钱的保健方法。

下面,我们再为大家介绍几款美牙固齿蔬菜谱,以供大家参考:

(1)凉拌莴苣　莴苣 50 克,食盐适量。莴苣洗净后,加入少许食盐拌匀,生吃慢嚼。经常食用,能白牙齿、除齿垢。适用于黄垢齿、烟熏齿黑等。

(2)嫩姜拌莴苣　嫩姜 50 克,莴苣 200 克,芥末仁 150 克。将莴苣削去皮,切成长 8 厘米、宽 4 厘米的条,加精盐拌匀腌渍 2 小时,去其苦味,取出洗净,在沸水锅中略焯,控干后,加少许白糖、香醋、味精腌渍。芥末仁(芥末粗老的茎,撕剔其表皮后的嫩茎)切成长条,放在沸水锅中焯熟,再加入酱油、白糖、味精、香醋腌渍 2 小时。嫩姜刮去皮,切长细丝,浸泡后,加醋 5 克腌渍半小时。以上丝条放在一起拌匀,淋上香油即成。具有健胃止呕、利五脏、通经脉、祛口气、白牙齿之功效。

（3）洁齿果蔬汁　菠菜、花生、胡萝卜、紫菜、莲藕、葡萄各适重。将菠菜洗净用开水焯一下，然后与洗净的葡萄、莲藕一起搅汁。胡萝卜洗净后单独搅汁。花生烤熟磨粉加水制成花生糊。将紫菜水发后取汁。将以上食物混匀后即可饮用。常服具有保护和促进牙齿洁白坚固的作用。

养生小贴士

多吃蔬菜对牙齿有利

多吃能促进咀嚼的蔬菜，如芹菜、卷心菜、菠菜、韭菜、海带等，有利于促进下颌的发达和牙齿的整齐。常吃蔬菜还能使牙齿中的钼含量增加，增强牙齿的硬度和坚固度。现代医学研究证明，厌食蔬菜和肉类食品的幼儿，其骨质密度均比吃蔬菜和肉类食品的幼儿低下。常吃蔬菜还能防龋齿，因蔬菜中含有90％的水分及纤维。咀嚼蔬菜时，蔬菜中的水分能稀释口腔中的糖质，使细菌不易生长，纤维素则能对牙齿起清洁作用。

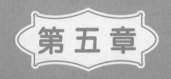

第五章

蔬菜减肥：做一个苗条"蔬"女

肥胖者的食品要求是低热
量、低脂、低糖、高维生素、优质蛋白
质。蔬菜中所含的纤维素、特殊物质和水
分对减轻人类体重，减少脂肪的堆积都极有好
处。这得益于蔬菜中的纤维素在肠道中停留的时
间短于其他食品，它可以通过干扰营养物质的过分
吸收，从而达到减少脂肪堆积的目的；同时纤维素本
身的产热能力极低，可以降低热量的贮存。此外，蔬
菜中含有的许多物质都能促进脂肪的分解，使体
内的脂肪消耗。所以，采用吃蔬菜的方法减肥，
对于既怕胖又"贪嘴"的人来说是两全其
美的方法。

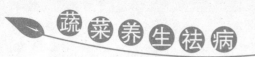

肥胖,你属于哪一种?

肥胖是美丽女人的天敌,许多女性都想通过减肥来恢复苗条的体形,然而肥胖不能盲目,否则不但减不下来,还有可能伤害自己的身体。因此,减肥如饮食一样,要讲究科学的方法。科学减肥的前提是了解自己的肥胖属于哪一种类型,然后才能有的放矢,从而达到轻松减肥的目标。

1. 肥胖的成因

(1)脂肪细胞与发胖的关系　肥胖的形成与人体内的脂肪细胞直接相关。人体内的脂肪细胞是由细胞膜、细胞核、线粒体脂滴和酶等构成的,其中脂滴占有相当大的比例,它的大小几乎决定了整个脂肪细胞的大小。在正常情况下,人体每天有大量衰老的脂肪细胞更新再生,但在新陈代谢作用下,脂肪细胞总数都始终维持着一种动态平衡。当机体营养过剩或某种营养缺乏,或遗传缺陷及脂质代谢紊乱时,脂肪合成速度大于分解速度,脂滴增大,脂肪细胞体积也随之增大,人体就开始发胖。

(2)营养缺乏与肥胖的关系　科学证实,人体内某些营养素缺乏也会使人发胖。机体在能量的代谢和脂肪转化为能量释放、消耗的过程中,都需要多种营养素的参与才能完成,如维生素 B 族、铁、钙、锌等。这些营养素在蔬菜、水果和粗粮中含量丰富,如果摄取不足就会影响能量的转化及代谢,从而导致机体能量过剩,脂肪贮存过多,消耗过少,引起肥胖。一个人如果长时间偏食挑食、食物过于精细、滥用营养口服液或节食不当等,都会导致某些营养素的摄取不足,从而引起营养缺乏性肥胖。

2. 肥胖的分类

(1)单纯性肥胖　单纯性肥胖又称原发性肥胖,是各类肥胖症中最常见的一种,约占肥胖人群的 95%。其家族往往有肥胖病史,此类肥胖症主要由遗传因素及营养过剩引起。这类人群全身脂肪分布比较均匀,没有内分泌紊乱现象,也无代谢障碍性疾病。一般所谓的"中年性肥胖"就属于单纯性肥胖。单纯性肥胖又包括体质性肥胖和获得性肥胖两种。

（2）继发性肥胖　继发性肥胖又称病理性肥胖,多因体内某种疾病所致,这类肥胖患者临床上较少见或罕见,占整个肥胖人群的5%甚至更少。这类肥胖主要是由疾病导致内分泌及代谢的不平衡而引起的。一般情况下,肥胖只是这类患者的重要症状之一,同时还会有其他各种各样的临床表现,如皮质醇增多症、甲状腺功能减退症、胰岛 β 细胞瘤、性腺功能减退、多囊卵巢综合症、颅骨内板增生症等。

（3）药物所致的肥胖　某些药物在有效地治疗某种疾病的同时,还会产生使患者身体肥胖的副作用。比如应用肾上腺皮质激素类药物治疗过敏性疾病、风湿病、类风湿病、哮喘病等,同时也易使患者内分泌紊乱,引起肥胖。这类肥胖患者约占肥胖人群的2%。一般情况下,只要停止使用这些药物后,肥胖情况有望自行改善。

养生小贴士

你是必须减肥的人吗？

如果你属于下面任何一类人,你必须痛下决心——减肥!

（1）超出体重标准的人。

（2）40岁以下体重超标的人。发胖的年龄越小,成为大胖子的可能性就越大。

（3）血脂偏高的体重超标的人。

（4）腹围大于臀围的向心型肥胖的人。如果你的腹部脂肪显著增多,你更容易发生冠心病。

（5）婚后两年不孕的女性,如果你属于Ⅱ度以上肥胖,一定要咨询一下医生不孕是否由肥胖引起。

（6）如果你患有高血压、冠心病、糖尿病或中风,体重又属于Ⅱ度肥胖,在治病的同时减肥,才会有好的疗效。

（7）肥胖不仅加大了脂肪肝治愈的难度,还会导致慢性肝炎。所以,如果你患有脂肪肝或慢性肝炎,体重属于Ⅱ度以上肥胖,要考虑减肥啦。

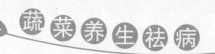
（8）前面说过肥胖会遗传，所以，如果你的父母死于与肥胖相关的疾病，或有中风、心肌梗死等家族病史，还是下决心减肥吧。

（9）如果医生建议你减肥，你最好听从，并与医生探讨出适合你的减肥方式。

"瘦"身蔬菜大展览

许多身体偏胖或担心发胖的人，总认为吃蔬菜不会发胖，因而往往不加选择、不加控制地食用蔬菜。实际上，过多摄入富含有碳水化合物的蔬菜，过剩的碳水化合物也会在体内转化为脂肪储存起来。那么既然蔬菜不能乱吃，胖人吃哪些蔬菜好呢？

1.绿色蔬菜

绿色蔬菜含有丰富的维生素 C、B_1、B_2，还含 β－胡萝卜素（维生素 A 原）等多种微量元素，能有效地降血压、血脂，同时也有保肝、护肝的作用。肥胖者可吃的绿色蔬菜有：

（1）黄瓜　黄瓜中含有丙醇二酸，有助于抑制各种食物中的碳水化合物在体内转化为脂肪，减肥的效果良好，肥胖者可适当多吃些黄瓜。

（2）韭菜　韭菜所含的纤维素最多，这种纤维素进入人体后，可促进肠蠕动，有较强的通便作用，可排除肠道中过多的脂肪。

（3）竹笋　竹笋具有低脂肪、低糖、多纤维的特点，能促进肠道蠕动，帮助消化，也是肥胖者的减肥佳品。

（4）绿豆芽　绿豆芽产热少，不易形成脂肪堆积于皮下。

（5）芹菜　芹菜富含粗纤维、钾、维生素 B_2、尼克酸等成分。能改善便秘，缩短食物在肠道内停留的时间。

（6）苦瓜　苦瓜含有丰富的维生素 B 族、维生素 C、钙、铁等，李时珍认为苦瓜具有"除邪热,劳乏,清心明目,益气壮阳"之功效。现代研究表明,苦瓜含有一种减肥特效成分——高能清脂素,可有效阻止脂肪的吸收。

（7）芦笋　芦笋肉质细嫩,口味香甜,含有丰富的维生素 B_2,能加速脂肪的代谢,有减肥作用。

2. 黄色蔬菜

黄色蔬菜富含维生素 E,能调节胃肠消化功能,是减肥的不错选择。黄色蔬菜包括大豆及豆制品。大豆和豆制品含有丰富的不饱和脂肪酸,能分解体内的胆固醇,促进脂质代谢,使皮下脂肪不易堆积。

3. 红色蔬菜

红色蔬菜除含有丰富的纤维素,能够帮助排便代谢外,有的还含有特殊的减肥成分,加速脂肪的代谢。红色蔬菜有:

（1）胡萝卜　胡萝卜富含果胶酸钙,它与胆汁酸磨合后从大便中排出。身体要产生胆汁酸势必会动用血液中的胆固醇,从而促使血液中胆固醇的水平降低。

（2）番茄　番茄富含维生素,但热量较低,是理想的减肥食物。番茄还含有丰富的纤维素,能够帮助排便代谢。

（3）辣椒　辣椒除含有大量的维生素 C 等营养物质外,还含有较多的辣椒素,能促进脂质代谢,抑制脂肪在体内蓄积,适当多吃些可助减肥。

4. 白色蔬菜

白色蔬菜对调节视觉和安定情绪有一定的作用,对高血压和心肌病患者有益处。其中冬瓜、白萝卜等可以用以减肥。

（1）冬瓜　冬瓜含的热量要比其他蔬菜少,又有助于促进人体的新陈代谢,具有较强的减肥作用。

（2）白萝卜　白萝卜含有能够帮助消化的酶和能增进食欲的芥子油等物质,摄入后能促使脂肪类物质更好地进行新陈代谢,以避免脂肪在皮下堆积。

（3）菜花　菜花营养丰富,含多种维生素及矿物质,有关专家研究证实,患

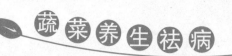

肥胖症的人,每天吃一定量的菜花,在不长的时间内即可减肥。

（4）大蒜　大蒜是含硫化合物的混合物,可以减少血中胆固醇和阻止血栓形成,有助于增加高密度脂蛋白。

（5）洋葱　洋葱含前列腺素 A,这种成分有舒张血管、降低血压的功能。它还含有烯丙基三硫化合物及少量硫氨基酸,除了降血脂外,还可预防动脉硬化。

5. 黑色蔬菜

黑色蔬菜能刺激人的内分泌和造血系统,促进唾液的分泌,有益肠胃,帮助消化,这类颜色的蔬菜,有不少可以用以减肥,如海带、香菇、木耳等。

（1）海带　海带含碘、藻素等成分,有促进新陈代谢,降低血清胆固醇之作用,多食即可减肥,又可预防动脉粥样硬化。

（2）香菇　香菇能明显降低血清胆固醇、甘油三酯及低密度脂蛋白水平,经常食用可增加身体内高密度脂蛋白。

（3）木耳　木耳味甘性寒,是一种高蛋白、低脂肪、多纤维、多矿物质的著名素食。木耳中还含有一种多糖物质,能降低血脂和胆固醇,有效抑制肥胖的形成。

养生小贴士

营养素区里的"减肥元素"

（1）维生素 A：缺少维生素 A 的结果是皮脂腺、汗腺机能变弱,角质层慢慢变厚,肌肤开始变得干燥。

（2）维生素 E：维生素 E 可分解脂肪、胆固醇的囤积,它还可以促进血液循环,让新鲜的血液送达离心脏最远的腿部,给予细胞全新的氧气与营养。若静脉产生停滞,组织液也随之停滞,腿部就容易变得粗壮。

（3）钾：纤细腿部的要点是不要吃太多盐。盐份摄取过多,身体就会想多喝水,导致水分囤积于体内,形成水肿型的虚胖。钾能帮助盐分代谢出体外,改善肥胖症状。

（4）钙：人体约有 1 公斤的钙质，想拥有笔直的双腿，骨骼中的钙质绝对不能少。钙摄取不足会影响神经的传达和智力的发育，甚至产生肌肉痉挛。

（5）维生素 B 族：双腿经常疲劳，维生素 B_1 可改善这种情形，缺乏时甚至会得脚气病。它可将糖类转化成能量，所以喜欢吃甜点的人，维生素 B_1 的消耗量特别多。维生素 B_2 能加速脂肪的代谢，自认体内脂肪过多的人，要多补充维生素 B_2。

（6）纤维素：大家都知道纤维素能促进胃肠蠕动，帮助消化，治便秘有上乘的功效，却不知道便秘会影响腹部血液循环，妨碍淋巴液的流动，使废物无法顺利排除，造成腰部以下的丰满浮肿。另外，以纤维互为滋长温床的肠内细菌，可促进维生素 B_2、B_6 的生长，对脂肪的分解有直接与间接的帮助。

健康番茄瘦身法

番茄不含任何的脂肪，且内存的糖分含量并不高，其产生热量的能力很低，200 克的番茄大概只产生 30 千卡的热量，而 200 克的大米或者面粉至少要产生 700 千卡的热量，猪肉产生 900 千卡热量。成年女性大概一日三餐需摄取 1800 千卡左右的热量。因此很多爱美人士喜欢用吃番茄瘦身。吃法也不尽相同。

1. 饭前吃

番茄瘦身提倡饭前吃一个番茄，其中含有的食物纤维不为人体消化吸收，在减少米饭及高热量的菜肴摄食量的同时，阻止身体吸收食品中较多的脂肪。番茄独特的酸味还可刺激胃液分泌，促进肠胃蠕动，以帮助番茄中的食物纤维在肠内吸附多余的脂肪和废弃物一起排泄出来。对于寒性体质或胃肠虚弱的人则可选择加热过的番茄或番茄汁。

2. 作午餐和晚餐

有人说午餐和晚餐只吃番茄，不吃饭食，仅仅早餐吃一顿高热食物，连续进行一周，这样一月可以减掉 2~5 公斤的体重。此法似有一定道理，不过，一日三餐中有两餐完全不吃一点主食，恐怕实行起来肚子会有意见。日本人的方法是每餐饭前吃番茄，能吃多少就吃多少，然后吃饭，吃多少算多少。

此方法的原理：一般女性一餐平均摄取约 600 卡路里，若其中一或两餐（早餐、午餐或晚餐）以番茄代替，便可至少减少吸收数百卡路里，这样不会有太大压力，又不致令身体缺乏营养，比起每日三餐正常合共摄取 1800 卡路里少了很多，这样便可收到瘦身的效果。

至于每日两餐之中吃多少番茄？这个基本上没有限制。其实番茄容易令人饱肚，吃足够饱肚份量便可。若觉得吃生番茄很吃力，可以番茄作出多款配搭，但切忌用煎、炸、烤的烹调方法，蒸、灼或将番茄煲汤饮用均可。

3. 代替晚餐

有人认为最好的番茄减肥法是早餐同午餐照吃并要尽量注意营养，晚餐就用 1 个或 2 个番茄代替，全天的热量可控制在 1400 大卡以下。这样坚持下来，肯定会成功瘦身。

此外也有把番茄当水果吃的，还有的用来当饮料喝。方法不尽一致，读者可根据自己的爱好而定。

养生小贴士

番茄瘦身的五大好处

（1）热量极低：番茄味道好又容易有饱肚感，而且每 100 克只有 16 卡路里的热量，一个 250 克的中型番茄，一共才 40 卡。

（2）富含维生素 A、C 及其它元素：维生素 A 可保持皮肤健康。而一个番茄维生素 C 的含有量足够供给一个成年人一天的需求量（50 毫克）。同时，番茄里的铁质、柠檬酸等，还可预防贫血、消除疲劳及强化血管。

（3）可抗氧化：番茄中的茄红素可以令身体发挥抗氧化的功能，使肌肤免受阳光及空气污染的伤害。

（4）去油力特强：番茄含有丰富的食物纤维，可以吸附肠道内多余脂肪，再排出身体。饭前吃一个番茄，更可以阻止食物中的脂肪被身体吸收且有助于脂肪燃烧。

（5）可以防癌：番茄含有大量的茄红素，可以减少口腔、咽喉、食道、胃、大肠及直肠癌的发生。

减肥沙拉这样吃

生菜沙拉不仅好吃又可以减肥。但是吃进一盘又一盘加上各式各样沙拉酱的生菜沙拉，虽然美味可口，不过很容易地就掉进生菜沙拉可能含高油脂的陷阱中而造成肥胖。

想要减重的人，多半知道要避开高油脂的食物，减少油脂的摄取量。其实，在生活中要避开看得见的高油脂食物是比较容易的事，如不吃肥肉、色拉油；但是相对的要避免那些看不见的油脂就较为困难了。所谓看不见的油以生菜沙拉为例，现在很流行的洒在生菜沙拉上的东西如花生粉、杏仁片或松子，这些都属坚核果类富含高油脂，每100克几乎有高达400大卡的热量。除此以外，我们所添加的沙拉酱、千岛酱也都属于油脂类。举例来说：当我们在吃生菜沙拉时只要加入二汤匙的千岛酱（约40克），再加上一汤匙的花生粉（约8克），几乎就摄取了一般成人一天所需要的油脂，也就等于吃进了225大卡的热量，相当于吃进一碗八分满的饭。

因此，想用生菜沙拉减肥的爱美人士吃生菜沙拉时最好不要添加太多的沙拉酱，尽可能选择新鲜的食材来制作生菜沙拉，因为新鲜的食材不一定要添沙拉酱也可以很美味，对于吃不惯原味的老饕们而言，可以试试看生菜蘸柠檬汁，此类吃法别有一番风味。除此以外，营养师也建议民众可以尝试在沙拉酱中添

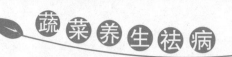

加一些低脂优酪乳或蔬菜泥,用来稀释沙拉酱,这不会影响沙拉酱的美味又可降低油脂的摄取量,而在沙拉酱的使用上,"蘸"是较为理想的方式。

在准备生菜沙拉时,最好不要将蔬菜切的太细,每片菜叶以一口吃下的大小为佳,以免因其太细吸附过多的沙拉酱而吃进去过多的油脂;叶菜最好手撕,以保新鲜;在沙拉酱中加入少许鲜柠檬汁或白葡萄酒,可使蔬菜不变色。

养生小贴士

光吃蔬菜越吃越胖

很多女性之所以光吃蔬菜是错误地以为只要吃蔬菜就能减肥,其实吃蔬菜也有无法减肥的时候。因为有些蔬菜容易吸油,反而更容易摄入更多油脂,会越吃越胖。一克油中,大约有9个热卡的热量;在1克蛋白质中,大约有4个热卡的热量;相比之下,1克米饭中,也就只有4卡的热量。因此,只吃菜、不吃饭,会导致饮食中摄取过多的油和蛋白质,导致热量猛增,反而发胖。

轻松享"瘦":一周减肥菜单推荐

减肥的人多半会控制饮食,但是常常有人吃得少却就是瘦不下来,或者吃得少但牺牲了健康,这样反而得不偿失。这是因为他们没有合理饮食的缘故。那么,怎样才能做到天天有美食吃,天天吃得不同,还能够瘦下来呢?在此推荐一周七天减肥菜单,让你不再为减肥苦恼。

周一推荐:黄瓜＋菠菜＋香菇

(1)早餐主打——三色沙拉

材料　黄瓜50克,番茄50克,西兰花40克,沙拉酱少量。

制法　将三种蔬菜洗净,黄瓜、番茄切片,西兰花切成小块,加入少量沙拉酱拌匀即可。

用法　三色沙拉搭配全麦面包及1杯橙汁。

（2）午餐主打——菠菜牛肉

材料 菠菜80克，牛肉40克，豆油1茶匙。

制法 将菠菜洗净切成小段，牛肉切成2厘米左右的片。豆油爆锅，放入牛肉煸炒至变色后，将菠菜放入一同炒匀，放入调料调味后出锅即可。

用法 菠菜牛肉搭配半碗胚芽米饭，也可喝些萝卜清汤。

（3）晚餐主打——香菇高丽菜汤

材料 香菇100克，洋葱50克，高丽菜100克，芹菜100克：

制法 材料洗净，香菇、洋葱、高丽菜切丝，芹菜切块或条，加入4~5碗水煮，添加适当调味料即可。

用法 吃菜喝汤。

周二推荐：海带＋卷心菜＋豆芽

（1）早餐主打——拌三丝

材料 海带50克，白菜50克，胡萝卜50克。

制法 海带用水泡软洗净切丝，白菜、胡萝卜洗净切丝，将三种蔬菜丝混合加入适量盐、味精和香油拌匀即可。

用法 拌三丝搭配小面包及胚芽牛奶1杯。

（2）午餐主打——清炒卷心菜

材料 卷心菜100克，葱10克，姜10克，豆油1茶匙。

制法 卷心菜洗净，切菱形块；葱、姜切丁。将豆油入锅中烧热，加入葱、姜爆香后，再放入卷心菜炒熟出锅即成。

用法 清炒卷心菜搭配胚芽米饭及黄瓜汤。

（3）晚餐主打——豆芽青椒丝汤

材料 黄豆芽、青椒丝、木耳各100克，金针菇30克。

制法 将所有材料加4~5碗水烹煮，调味可自行添加或将高汤稀释调味。

用法 吃菜喝汤。

周三推荐：豆芽＋韭菜＋金针菇

（1）早餐主打——炝拌豆芽

材料 绿豆芽100克，调料适量。

制法 绿豆芽洗净、择净，放入沸水中焯一下。将蒜蓉、辣椒末、盐和味精放在豆芽上,倒入热油炝一下即成。

用法　搭配馒头夹蛋及豆浆。

（2）午餐主打——韭菜炒黄喉丝

材料　韭菜、黄喉、胡萝卜、盐、味精、豆油、淀粉各适量。

制法　将韭菜洗净、切段,黄喉、胡萝卜洗净、切丝;用沸水将全部原料焯一下,捞起后待用;锅内放少许油,下入全部原料一起炒,调味后,用淀粉勾薄芡,即成。

用法　搭配面条食用。

（3）晚餐主打——黄瓜金针菇汤

材料　金针菇80克,香菇(干)20克,黄瓜100克,鲍鱼菇100克,香菜少许。

制法　黄瓜削皮切片,鲍鱼菇、香菇切条,与金针菇加适量调味料烹煮,再加一些香菜即成。

用法　吃菜喝汤。

周四推荐：大葱＋雪菜＋萝卜

（1）早餐主打——葱花麦片咸粥

材料　麦片1碗,碎肉末50克,葱花少许。

制法　麦片放入锅中煮粥,待将成时加入碎肉末、葱花一起煮。最后加入盐调味即成。

用法　搭配水果沙拉(苹果、香蕉、草莓)食用。

（2）午餐主打——雪菜炒百叶

材料　百叶25克,雪菜60克,葱、姜、蒜、油适量。

制法　百叶切丝,雪菜洗净切段。锅中放入油烧热,放入葱、姜、蒜爆香,然后加入百叶炒熟后放入雪菜翻炒至熟,调味出锅即成。

用法　搭配胚芽米饭食用。

（3）晚餐主打——牛蒡萝卜豆汤

材料　牛蒡100克,白萝卜100克,红萝卜100克,毛豆50克。

制法　将午蒡切块,白萝卜、红萝切块,与毛豆加4~5碗水煮,可添加适量调味料或高汤。

用法　吃菜喝汤。

周五推荐：什锦蔬菜＋竹笋＋莴苣

（1）早餐主打——通心面沙拉

材料　通心面50克，什锦蔬菜（卷心菜、胡萝卜、黄瓜）50克，沙拉酱1/2汤匙，葡萄干1汤匙。

制法　什锦蔬菜洗净切丝，通心面煮熟后控干水分，加入什锦蔬菜丝、沙拉酱及葡萄干拌匀即可。

用法　搭配水果一起食用。

（2）午餐主打——香菇炒笋片。

材料　笋片50克，香菇50克，葱、姜、蒜适量，调料适量。

制法　竹笋、香菇洗净切片，葱、姜、蒜切碎丁。锅中放入油，待油热时加入葱、姜、蒜炒香，放入笋片煸炒片刻，加入香菇炒熟，用调料调味即可。

用法　搭配胚芽米饭半碗食用。

（3）晚餐主打——莴苣花椰菜汤

材料　莴苣120克，花椰菜150克，四色蔬菜（冷冻）80克。

制法　莴苣切适当大小，花椰菜切块，加超市内买的冷冻蔬菜煮汤，加适量调味即可。

用法　吃菜喝汤。

周六推荐：香菇＋番茄＋木耳

（1）早餐主打——香菇拌豆腐

材料　香菇3朵，豆腐50克，香油、盐少许。

制法　香菇洗净切碎丁，豆腐用热水烫一下后切丁，放入香菇丁用香油、盐拌匀即可。

用法　搭配松饼及牛奶食用。

（2）午餐主打——番茄通心面

材料　通心面50克，番茄50克，卷心菜50克，碎肉末50克，豆油适量。

制法　通心面煮熟备用。番茄洗净切丁，卷心菜洗净切小块。锅中放油烧热，放入碎肉末炒熟后放入番茄丁及卷心菜炒熟后，倒在通心面上拌匀即成。

用法　搭配紫菜汤食用。

（3）晚餐主打——木耳大白菜汤

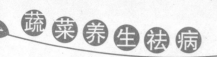
材料　木耳 50 克,大白菜 200 克,金针菇 30 克,芥菜末 50 克,胡萝卜 100 克。

制法　大白菜切片,木耳、胡萝卜切适当大小,加入金针菇用 4~5 碗水煮,调味后上芥菜末即成。

用法　吃菜喝汤。

周日推荐:萝卜+土豆+丝瓜

（1）早餐主打——萝卜干炒蛋

材料　萝卜干 20 克,鸡蛋 1 个,豆油适量。

制法　萝卜干洗净泡软,切成细丝,鸡蛋打散加入萝卜丝及少许盐搅匀。锅中放油烧热,放入蛋液炒熟即成。

用法　搭配地瓜粥食用。

（2）午餐主打——土豆炖牛肉

材料　土豆 50 克,牛肉 45 克,洋葱 40 克,油适量。

制法　土豆洗净去皮,切成适当的块,牛肉切成块,洋葱切成小丁。锅中放油烧热,用葱、姜、蒜爆香后放入牛肉块煸炒至变色,放入土豆块及洋葱丁炒软,加入适量的水炖 2 个小时,调味即成。

用法　搭配胚芽米饭食用。

（3）晚餐主打——丝瓜发菜笋汤

材料　竹笋 150 克,发菜 20 克,丝瓜 200 克,葱花少许。

制法　竹笋切片,丝瓜切块,与发菜同 4~5 碗水烹煮,调味后即可。

用法　吃菜喝汤。

养生小贴士

分食让你持久瘦身

分食法必须搭配高纤食物与水,身体废物自然清得更干净。配合大量摄取高纤、高水分的食物,身体会自动清洗毒素废物,因而使身体健康、体重减轻。

早餐:蛋白质+高纤蔬果

早上起床时,会因为隔太久没吃东西,一旦进食时,胃的吸收力增强与食量加大,所以早餐最好是吃低脂肪与高纤的食物,因为人体对高纤食物的吸收速度较慢,这样就可以减少胰岛素的过度分泌与脂肪的堆积!

午餐: 淀粉 + 高纤蔬果

每天要坚持摄取适量的淀粉类主食,因为人体能量的产生需要醣类,这样身体内各器官的动作才会正常。

晚餐: 蛋白质 + 高纤蔬果

晚餐可多吃些蛋白质含量高的食物,如肉、鱼、蛋、豆类等食物,因为人体胃肠道的消化及吸收力在晚上特别强,再加上晚上热量消耗少,吃下去的热量很容易储存起来。

蛋白质停留在胃中的时间较久,可以持续满腹的感觉,并且有将进食时摄取的热量当作热能散发出来的作用,所以适合减肥。

自制瘦身菜,美丽正当时

你还在为自己渐渐发福的身体而苦恼吗? 怎么运动、节食都不见成效吗? 那么赶紧动手做几款瘦身菜吧。

1. 菠菜滑熘肉片

材料　嫩菠菜 200 克,猪瘦肉 100 克,水发黑木耳、胡萝卜、葱、姜各 5 克,水淀粉 150 克,鲜汤 200 毫升,精盐、味精、麻油、豆油各适量。

制法　将菠菜洗净,放入沸水锅中焯水后,捞起过凉水后切成小段: 猪瘦肉洗净切成片,加精盐、水淀粉抓匀;葱、姜洗净切成丝,胡萝卜洗净切成片;锅内放豆油烧至四成热,放入葱、姜丝煸炒出香味,烹入鲜汤,加精盐、味精烧开,分散下肉片划熟,加胡萝卜、黑木耳和菠菜烧开,用水淀粉勾欠,淋上麻油即成。

用法　佐餐食用。

功效　适用于需减肥瘦身者作辅助食疗。

2.三鲜冬瓜

材料　冬瓜(净)500克,熟火腿30克,冬笋、蘑菇各25克,鸡汁、味精、胡椒面、精盐、香油、水淀粉各适量。

制法　将冬瓜切成长条,锅内加水浇沸,将冬瓜放入沸水中煮至刚熟时捞起,把熟火腿、冬笋、蘑菇切成薄片备用。炒锅放入猪油烧至三成热,倒入冬瓜、熟火腿、冬笋、蘑菇炒一下,再倒入鸡汁,煮至熟时,加入味精、胡椒面、精盐,撒上葱花,滴入香油,用水淀粉勾芡即可出锅装盘。

用法　经常食用。

功效　消脂解腻,减肥。适用于肥胖者。

3.海米焓芹菜

材料　芹菜300克,水发海米20克,花椒15粒,姜丝5克,精盐、味精、麻油各适量。

制法　将芹菜去杂洗净,切成3匣米长的段;锅内放水烧开,下芹菜段烫熟,沥净水分后加精盐、味精、姜丝调拌均匀;锅置火上放入麻油、花椒,用小火炸出香味,捞出花椒粒,将花椒油倒在芹菜上,加入海米,用盘子盖严焖20分钟,盛入盘内即成。

用法　佐餐食用。

功效　健身苗条。

4.豆苗豆腐汤

材料　豌豆苗、豆腐各500克,精盐、味精等各适量。

制法　豌豆苗洗净,锅内加水适量,水煮沸后,把豆腐切块下锅,煮沸后,放入豌豆苗,烫熟即起锅。

用法　每天以此佐餐用之。

功效　补气、减肥、通便。适用于气虚便秘的肥胖症。

5.凉拌卷心菜

材料　卷心菜 250 克,素油、葱花、姜丝、辣椒油、精盐、味精、白糖、醋各适量。

制法　将卷心切成细丝;炒锅置火上,放入葱花炝锅,再投入姜丝,加入辣椒油、精盐、味精、白糖、醋,调和成汁,浇在卷心菜上,拌匀即成。

用法　佐餐食用。

功效　减肥美容。

6.怪味海带

材料　海带、红小豆、萝卜、山楂、甜叶菊苷粉、精盐各适量。

制法　海带洗净切丝沥干,红小豆、萝卜、山楂加水及甜叶菊苷粉煮沸半小时,捞去豆、萝卜、山楂,放入海带,焖至汁尽海带酥烂,起锅即可食用。

用法　经常食用。

功效　利水、消肿、减肥。适宜于肥胖者。

7.青炒西洋菜

材料　西洋菜 300 克,食用油、姜丝、蒜末、盐、味精各少许。

制法　西洋菜洗净切段,用沸水(加少许油、盐)焯一下即捞出;油锅烧热,放姜丝、蒜末爆香,把焯过的西洋菜放入,略为拌炒,加入盐、味精即成。

用法　佐餐食用。

功效　适用于肥胖症。

8.茼蒿炒萝卜

材料　白萝卜 200 克,茼蒿 100 克,花椒、鸡汤各少许,味精、精盐、水淀粉、香油各适量。

制法　萝卜切成条,茼蒿切成段;先将素油入油锅烧热,放入花椒炸焦黑后捞出,放入白萝卜条煸炒,加入鸡汤少许,翻炒至七成熟,加入茼蒿及味精、精盐适量,熟透后,用水淀粉勾薄芡,汤汁明亮后淋上香油少许出锅装盘即可。

用法　佐餐食用。

功效 减肥，去痰，利气。对胸腹胀满之虚胖者尤为适用。

9. 黄瓜沙拉

材料 黄瓜 1 条，土豆 1 个，苹果 1 个，沙拉酱适量。

制法 将黄瓜洗净，去头、蒂，切成 1 厘米方小丁。苹果洗净去皮及果核，切成 1 厘米见方的小块。将土豆煮熟去皮，切成 1 厘米见方小丁，与黄瓜丁、苹果丁同放入果盘中，然后放入沙拉酱拌匀，即可食之。

用法 佐餐食用。

功效 黄瓜为减肥蔬菜，土豆含丰富的碳水化合物，因含可溶性糖少，也是一种低热能食物，堪称减肥佳品。苹果是含水分和纤维素较多的果品。此菜有良好的减肥功效，常食可使女性身瘦体健。

10. 绿豆芽炒鳝丝

材料 绿豆芽、鳝鱼、红尖椒、绿尖椒、姜、盐、味精、色拉油、淀粉各适量。

制法 鳝鱼用沸水焯一下，捞起后切成丝；红尖椒、绿尖椒去籽后切丝；放入全部原料翻炒，调味后，勾薄芡即可。

用法 佐餐食用。

功效 降脂瘦身。

11. 凉拌莲藕片

材料 鲜嫩莲藕 400 克，姜 30 克，花椒 10 粒，精盐 3 克，味精 1 克，麻油 5 毫升，醋适量。

用法 将姜切成细末；莲藕上皮切成 2 毫米厚的片，放入沸水锅中焯后沥净水分，放入盆中，加入花椒粒、味精、精盐拌匀，再加入麻油、姜末、醋，颠翻数次，腌渍半小时，装盘即成。

用法 佐餐食用。

功效 适用于减肥轻身的辅助食疗。

12. 豌豆泥

材料　鲜老豌豆100克,姜、葱、精盐、菜油各适量。

制法　豌豆淘净,入沸水中煮一下捞起,用漏勺碾压去皮壳成豌豆面。菜油入锅烧至六成热时,放入姜炒出香味,放入豌豆面反复翻炒,加入葱花拌匀即成。

用法　佐餐食用。

功效　减肥,通便。

养生小贴士

减肥不能把蔬菜汁当主菜

有些想减肥的女性,还把蔬菜榨汁作为主要菜肴饮用。其实,这是不科学的。

食品专家说,蔬菜榨取汁液饮用,可能会影响唾液中的消化酶分泌。因为咀嚼作用不单是嚼烂蔬菜,更重要的是通过嚼的手段,使含在唾液中的消化酶充分混合于汁液里,蔬菜汁只能作为辅助饮用。

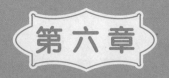

第六章

蔬菜祛病：做自己的蔬菜医生

蔬菜之所以具有保健和
多种医疗效果，其主要原因是它
含有大量的营养素，其所含有的蛋白质、
氨基酸、糖及有机酸都具有很高的药用价
值。人们可以根据自身的体质、健康状态，对症
食菜、择优食用，以充分汲取新鲜蔬菜中的营养成
分，调和天然药物养生祛病的功效，烹制出具有滋
补、祛病功效的药膳，从而达到疗疾养生，延年益
寿的效果。常吃这些新鲜蔬菜，不仅可以有效
控制人体的体重，还可以减少患病的危险，
有效促进人体的健康。

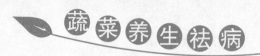

感冒

　　感冒又称"伤风"，是指由流行性感冒病毒引起的急性呼吸道传染病，是生活中最常见的疾病之一。感冒一年四季都会发生，主要特征有鼻塞、咳嗽、头痛、恶寒发热、全身不适等。感冒病毒生存在于人体细胞内，基本上没有什么药物能够直接杀死它，最有效的方法就是依靠提高人体的免疫力，重在预防。一旦感冒了要特别注意休息、大量饮水、饮食清淡，给免疫系统充分的体力支持。中医认为调整好饮食结构，巧用某些饮食调动机体的生理变化来防治感冒，是一条既简便又安全的有效途径。

　　平时应多吃蔬果，因为蔬果属碱性食物，摄食后不利于病毒等微生物的繁殖，对病毒有一定的抑制作用。许多蔬菜，如萝卜、甘蓝、豆类和各种蘑菇等，有助于提高人体的免疫力，适当多吃对预防感冒有一定作用。此外，软饮食如稀软的粥、藕粉、面条等，对感冒病人益处也很多，此类食物不但不会给肠胃增加负担，同时还可增强人的抵抗力，驱除病毒。

　　感冒有很多种，由于感邪不同、体质强弱不一，证候可表现为风寒、风热两大类，并可有夹暑湿的兼证，以及体虚感冒的差别。如果病情较重，在一段时期内广泛流行，称为"时行感冒"。

　　风寒感冒的病人怕冷重，鼻子喉咙干痒，鼻塞声重，鼻涕或痰液清稀，肢体酸楚。适宜多吃发汗散寒食品，如辣椒、葱、生姜、大蒜等。尤其在感寒初期，喝一杯生姜红糖水，甚至含服几片姜片即可搞定。

　　风热感冒一般发生在气温转暖时，或是由感冒病毒入里化热引起，表现为发热重，鼻塞浊涕，咯痰稠或黄，咽喉肿痛，口渴等。此类感冒患者饮食要清淡，多吃有助于散风热、清热的食品，如绿豆、萝卜、白菜等。

　　感冒夹湿则头昏重，像裹了一层布，胸闷，不想吃饭，可以喝点藿香正气水，同时多吃点苦瓜一类的苦味蔬菜或煮绿豆薏米汤。

　　平时身体较为虚弱的病人，抵抗力低，平时易出汗，不耐风寒，感冒时会觉得身倦乏力，食欲不振，轻度发热，很容易反复，而且迁延不愈。这时用一般感冒药疗效不好，应该从体质和饮食上调理。比如平时多吃些补益类的蔬食，可以多喝红枣姜水、粥类。

如果被时行感冒类似于流感所侵袭，那么症状就较为严重了，病人表现为高热、怕冷、寒战、头痛剧烈、肢体酸痛、疲乏无力等症状。应该以药物治疗清热解毒、疏风透表为主，配合饮食调理。多吃绿色蔬菜、多喝水、少吃油腻与过咸食品，还要有充足的睡眠。

下面我们再介绍几个常用的治疗感冒的蔬菜食疗小偏方，以供大家参考。

1. 大蒜卤鸡腿

大蒜 10 粒，鸡腿 10 个。先将大蒜剥去外壳。鸡腿、大蒜、水与所有酱料全放入锅中，用大火煮沸，然后转为小火再煮 20 分钟左右，盛入盘中即可。本品中具有滋养功效的大蒜，发汗解热的好食材，可解汗发热、预防感冒，解决手脚冰冷等问题。

2. 清炒莙达菜

莙达菜 500 克。将新鲜的莙达菜洗净后切成段，入油锅中旺火急炒，然后加适量的精盐调味，熟后即可起锅装盘。本品具有抗病毒，清热祛风之功。适宜于感冒初起者食用，是风热外感病人的食疗佳蔬。不过莙达菜性大寒，味苦，多食有腹痛腹泻反应，脾胃虚寒者不宜多食。

3. 生姜芫荽汤

生姜 10 克，芫荽 10 克。将生姜洗净切片，芫荽洗净切碎。生姜放入锅内，加清水适量，煮沸 2 分钟，然后加入鲜芫荽、红糖即可出锅食用。本品香辣爽口，有辛温透表，发散风寒之功。适用于风寒感冒、恶寒发热、头痛、周身酸痛、无汗等症。但本汤不能经常食用。

4. 葱白白菜根汤

白菜根 80 克，葱白 30 克，胡椒粉适量。先将白菜根洗净后切碎，水煎取汁，加入切碎的葱白、胡椒粉及适量的精盐、醋、辣椒粉、香油、味精制成酸辣汤。趁热饮用。本品有发汗散寒，止痛解毒之功。适用于风寒感冒。风热感冒忌服。

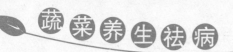
5. 炝洋葱

洋葱 500 克，干辣椒数根，花椒适量。将洋葱去老皮，洗净后切片待用。干辣椒切段。用碗将盐、白糖、醋、酱油、味精、水淀粉兑成汁。炒锅置火上，放菜油烧至六成热时，下辣椒段和花椒炸至棕色，即放入洋葱片约炒 1~2 分钟，放入味汁，往汁收浓起锅即成。此菜脆嫩爽口，麻辣酸甜，具有发散风寒的作用，能够预防风寒感冒。洋葱辛温，热病患者慎食。

养生小贴士

感冒的日常预防保健

（1）平时加强自身锻炼，并依据气候变化适时增减衣物，以争取远离感冒。

（2）热水烫脚：每晚睡前用较热的水泡脚 15 分钟，要注意泡脚时水量要没过脚面，泡后双脚要发红，才可预防感冒。

（3）盐水漱口：坚持每日早晚、餐后用淡盐水漱口，以清除口腔病菌。另外，牙刷也应当定期更换，否则容易引起感冒。

（4）冷水洗脸：每天洗脸时最好用冷水，此外每隔一段时间最好用清水清洗鼻孔，即用鼻孔轻轻吸入少许水再擤出，反复多次。

（5）食醋熏蒸：把房间门窗密闭，然后每立方米空间用食醋 5~10 毫升，加水 1~2 倍，稀释后加热熏蒸 2 小时，每天或隔天一次，给空气消毒。

咳嗽

咳嗽是呼吸系统中最常见的症状之一，是机体的一种保护性反射，但也是一种病理性症状。当呼吸道黏膜受到异物、炎症、分泌物或过敏性因素等刺激时，即反射性地引起咳嗽。不要认为咳两声不是大事，如果治疗不得法，咳嗽也可能会给你带来大麻烦。

引起咳嗽的原因有很多，最常见于呼吸系统疾病，几乎所有呼吸系统疾病都有咳嗽症状，如急慢性咽喉炎，表现为刺激性干咳，严重时伴有声音嘶哑；急性气管、支气管炎，表现为非持续性单发或阵发性咳嗽；慢性支气管炎咳嗽多在冬季发作，患这种疾病的人，多因着凉、受风寒而发病，寒冷气候会使病情加重，一般到天气转暖时才能得到缓解。

一般来说，若咳嗽是由感冒引起的，过几天就可随感冒症状的好转而消失，但是，短暂的咳嗽也常见于麻疹、猩红热、腮腺炎等冬季急性传染病，因此应提高警惕。如果表现为干咳无痰、咳血，无明显原因的刺激性干咳，持续时间较长的咳嗽，合并胸痛或气促、喘鸣等其他一些症状时，应迅速到医院通过 X 线透视、照胸片或进行支气管造影等检查。此外，老年人婴幼儿感冒后咳嗽则不容忽视，要及时就医。

此外，针对咳嗽的不同症状，患者可以有针对性地选择蔬菜来治疗咳嗽。平常所选用的可以治疗咳嗽的蔬菜有：萝卜、焊菜、丝瓜、百合等。以下是几个常用的治疗咳嗽的蔬菜食疗小偏方，患者可根据自身病况进行选择。

1. 萝卜香菇汤

白萝卜 500 克，水发香菇 25 克，豌豆苗 25 克。将白萝卜去皮洗净后，切成细丝，下开水锅内煮至八成烂时捞出放入碗内。豌豆苗洗净下开水稍焯。将锅烧热倒入黄豆芽汤，加入料酒、精盐、味精，烧开后下入白萝卜丝略烫一下捞出，香菇丝也烫一下捞出放入碗内，汤继续烧开撒上豌豆苗起勺浇在汤碗内即可。本品有止咳化痰之功放。

2. 猪肺杏仁萝卜汤

猪肺 250 克，萝卜 20 克，杏仁 9 克。先将猪肺、萝卜洗净切成块。杏仁去皮。香菜切成段。大料花椒包好。将萝卜块入锅，在上面放上猪肺，再放上杏仁、葱姜片、花椒、大料包，加入清汤、精盐，大火炖至熟烂时再加入味精，去掉葱姜片、大料袋，加入少许胡椒粉，撒上香菜段即可。本品有补肺止咳、宽胸化痰之功效。

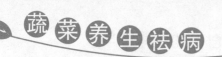

3. 莙荙菜鲤鱼汤

莙荙菜 250 克,鲤鱼 1 条(重约 500 克)。先将莙荙菜洗净切段,鲤鱼清理干净;油锅烧热,下葱、姜煸香,投入鲤鱼,加入料酒、精盐、胡椒粉和适量水,烧至鱼熟;再加入莙荙菜烧至入味,加入味精,出锅即成。此菜营养丰富,味道鲜嫩,具有健脾和胃,利水消肿的功效。适用于感冒,热咳等病症。

4. 香菇扒莙荙菜

莙荙菜 400 克,水发香菇 50 克。先将莙荙菜洗净,在水中焯一下,捞出沥干水分,整齐码放于盘中;香菇去蒂,洗净备用;炒勺置中火上,加油烧至五成热,煸香葱、蒜,烹料酒,下莙荙菜、香菇、清汤、精盐;汤沸后改小火煮制 2 分钟,中火翻勺,扒制半分钟,放入味精、湿淀粉,再大翻勺,淋香油,装盘即可。本菜鲜嫩浓香,外形美观,具有化痰止咳,下气利尿的功效。可作为咳嗽痰多,浮肿,腹水,消化不良等病症的食疗汤菜。

5. 清蒸百合

百合鲜品 500 克,白糖适量。将百合洗净后掰开成片状,置于盘中,加白糖蒸熟即可。本品具有润肺止咳,清心安神的功效。可治疗干咳、久咳、失眠、心烦等病症。

养生小贴士

咳嗽患者的日常保健

咳嗽与天气变化有一定的关系,咳嗽患者要适当进行身体锻炼,增强体质,注意保暖。忌食辛辣厚味,戒烟酒。避免过度劳累,远烦戒怒,保持室内空气流通,避免煤气、烟尘和油气等刺激。具体做法为:

（1）饮食调养:咳嗽患者每天排出的痰很多,消耗了大量的蛋白质,因此宜补充高蛋白饮食。可以多食绿叶蔬菜、动物内脏、蛋黄、牛奶等富含维生素 A 的食物。

　　（2）情志调适：咳嗽患者需要调情志，戒郁怒，良好的心情有利于疾病的康复；患者的抑郁和悲观情绪，会加剧病情。，因此，咳嗽患者保持乐观情绪，对治疗康复有积极作用。，

　　（3）生活调理：咳嗽患者．应忌食辛辣香燥、肥腻和过于寒凉之品；此外，还要注意气候变化，预防感冒，感冒是引起咳嗽发生、复发和加重的重要原因，应极力避免。体虚易感冒者，可以服玉屏风散之类方药以益气固表。

肺炎

　　肺炎是指包括肺泡腔和间质组织在内的急性肺实质感染性病变。按其病变范围可分为大叶性肺炎、肺段或小叶性肺炎、支气管肺炎和间质性肺炎。按病因分类可分为病毒、支原体、立克次体、细菌、真菌等。成人最常见的病因是细菌感染，如肺炎链球菌、厌氧菌、金葡球菌等，而肺炎支原体是年龄较大儿童和青年人的常见感染病因。婴儿和儿童的主要肺炎病原体是病毒，包括呼吸道合胞病毒、腺病毒等。本病属中医"风温咳嗽"范畴。各种主要肺炎的临床表现为：

　　（1）细菌性肺炎　发病之前常有上呼吸道感染症状，起病急骤，通常有高热，体温在数小时内可上升至39~40℃。胸部刺痛，随呼吸和咳嗽加剧。咳嗽，咳铁锈色或少量脓痰。常伴有恶心、呕吐，周身不适和肌肉酸痛。其症状和体征因感染病菌的不同而有所差别。

　　（2）病毒性肺炎　起病缓慢，头痛、乏力、肌肉酸痛、发热、咳嗽、干咳或少量黏痰，流感病毒肺炎开始为典型的流感症状，在感冒后12~36小时内呼吸增快，进行性呼吸困难、紫绀，严重的还会导致呼吸衰竭甚至休克，两肺可闻及湿　音或哮鸣音。

　　（3）支原体肺炎　最初症状类似于流感，伴有周身不适，咽喉疼痛和干咳等症状，随着病情加重，还会出现阵发性气促。

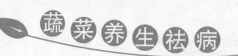

就这么简单！

（4）吸入性肺炎　为液体、颗粒性物质或分泌物进入下气道引起。多见于久病卧床的病人。如吸入量大，容易引起急性肺损伤或阻塞远端的反复感染。出现急性呼吸困难，呼吸急促及心动过速或发热、咳嗽、咳痰等类似细菌性肺炎的症状。

一般情况下，肺炎起病急骤，恶寒发热，咳嗽胸痛，乃至呼吸困难，特别是老年人，症状较重，消化功能减弱，进食少，甚至不能自行饮食。因此，要注意少食多餐，选择易消化而富有营养的食物。肺炎患者在蔬食方面可选择萝卜、冬苋菜、卷心菜等。以下是几个防治肺结核的蔬菜食疗小偏方，读者可酌情选用。

1. 萝卜牛肺汤

白萝卜和牛肺各500克，天冬20克，麦冬30克，甜杏仁15克，生姜适量。先将萝卜与牛肺分别洗净，切成块，将二者一同入锅中，用大火煮沸后，将洗净的天冬、麦冬入锅内，姜切片后放入锅中，再煮一二沸后转入小火炖至烂熟，调味即可。本品有滋阴润肺，化痰止咳的功效。适用于肺炎后气阴两伤，咳嗽痰少等症。

2. 冬苋菜粥

冬苋菜500克，粳米100克。先将冬苋菜洗净后切段。将粳米淘洗干净后煮粥，再将冬苋菜放入锅中，继续煮至粥成，加入精盐、味精、麻油即可。分2次服用。适用于肺炎口渴，小便短赤。因冬苋菜性寒滑，凡体质虚寒或肾虚腰痛，小便清长者不宜食用。

3. 卷心菜炒龙须

木耳150克（水发），面筋200克，卷心菜50克，青椒50克。先将面筋、青椒、卷心菜、木耳切成丝。热油锅，先将面筋过油，炸至发脆时，捞出沥油。锅内留底油，放入木耳丝、青椒丝、卷心菜丝煸炒，加入酱油、高汤、白糖、米醋，烧开后用水淀粉勾芡，淋上香油，再下入面筋，翻炒几下即可。本品中木耳和卷心菜等食品都可增强抗非典型肺炎和抗其他病毒能力，改善人体的免疫功能。

养生小贴士

肺炎患者的护理保健

肺炎患者除了在饮食上要多调理外，还要在生活中注意休息，急性期应卧床休息。通过充分的休息，身体抗病能力得到恢复，有利于肺部炎症的康复。对于肺炎患者，可根据不同的症状采取相应的护理措施。如高热时，可用冰袋或湿毛巾敷前额。可以鼓励病人多咳嗽，如果痰多不易咳出，可用手叩击病人背部，协助病人咳出黏痰，这样有利于肺部炎症的消退。

此外，还要密切观察患者的病情变化，如呼吸、心率的快慢，面色是否苍白、血压、体温的改变及神志是否清楚等。尤其对年老、体弱者更应注意观察。如果出现心率加快、血压下降、面色苍白或灰暗、四肢冰凉、尿量减少等，则说明病人已经休克，要立即进行抢救。

肺结核

肺结核是由结核杆菌引起的一种常见的呼吸系统的慢性传染性疾病，其病程较长。临床表现主要有疲乏，午后低热，盗汗，消瘦，胃纳欠佳，面颊潮红等症状，并伴有咳嗽，咯血，胸痛，气急等。女子还会有月经不调的现象。

肺结核属中医"肺痨"范畴。中医认为本病多因禀赋薄弱，起居不慎，忧思恼怒，酒色劳倦，耗伤气血津液，以致痨虫乘虚而入引起。根据其主要临床表现一般可分为阴虚肺热、阴虚火旺、气阴两虚及阴阳两虚等证型。

肺结核患者宜供应充分的热量和营养素。这是因为，结核病是慢性消耗性疾病，因长期发热、盗汗，消耗大量热能，因此肺结核患者的热能供给应超过正常人，并应注意根据患者的实际情况，循序渐进地为其提供既有营养又易消化的饮食。

肺结核患者在治疗时，饮食上宜常食的食物有百合、银耳、玉竹、茼蒿等蔬菜。下面我们就来介绍一些常用的防治肺结核的蔬菜食疗小偏方，供大家选择。

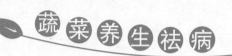

1. 百合酿藕

藕1节,百合50克,山药50克,红枣20枚,猪网油适量。先将百合洗净切碎。山药下锅煮熟,去皮制成泥。红枣去核,切碎。百合、山药、红枣一同放入碗内,加入面粉、牛奶、蜂蜜调匀。切开藕的一端,洗净后将百合等填满藕孔,再用牙签将切开的藕节封牢,放入沙锅内煮熟,捞出削去藕皮,再切成厚片。猪网油洗净,垫入碗底,放入藕片,加入冰糖,再盖上猪网油,上笼用大火蒸片刻,取出,去掉猪网油即可。本品有滋阴润肺、健脾养胃之功效,适用于肺结核、慢性胃炎等症。

2. 百合杏仁粥

鲜百合50克,杏仁10克,粳米50克。先将粳米淘洗干净,加水适量煮粥,待米半熟时加入百合、杏仁(去皮尖)熬成稀粥,加糖调味。日服2次。本品有润肺止咳的功效。适用于肺燥、咳嗽等症。

3. 银耳鸽蛋羹

银耳2克,冰糖20克,鸽蛋1个。先将银耳用清水浸泡20分钟后揉碎,加水400克,用武火煮沸后加入冰糖,文火炖烂;然后将鸽蛋打开,用文火蒸3分钟,再放入炖烂的银耳羹中,煮沸即成。本羹可养阴润肺,益胃生津。适用于肺结核干咳。

4. 玉竹猪瘦肉汤

玉竹15克,猪瘦肉1000克。将玉竹洗净切段,猪瘦肉洗净切片,将二者一同放入锅内,加清水适量,煎汤,加入食盐、味精调味即可。饮汤食猪肉。本品能够润燥止咳。适用于肺结核之症。

5. 茼蒿蛋白饮

茼蒿250克,鸡蛋3个。先将茼蒿洗净。鸡蛋打碎取蛋清。茼蒿入锅水煎煮,待熟时,加入鸡蛋清煮片刻,加入油、盐即可。本品具有降压、止咳、安神的功效。对咳嗽、咯痰及睡眠不安者,有辅助治疗作用。

6.雪梨菠菜根汤

雪梨 1 个，菠菜根、百合各 30 克，百部 12 克。将雪梨洗净切块，菠菜根洗净切成段，与百合、百部一同入锅，加水适量，煎汤，水沸后 40 分钟即成。此汤具有清热，滋阴，润肺的功效。适用于肺结核。

养生小贴士

肺结核患者的日常保健

通常情况下，肺结核患者的食欲都不太好，为了增加肺结核患者的食欲，可以在烹调上多下一些功夫，尽量把菜肴做得多样化，色味香形美好。有条件的患者，除了每日 3 次正餐外。可以适当加两次点心。另外，肺结核患者在药治和饮食调治并用的同时，还要进行充分休息及适当的户外活动。

除了急性活动期的肺结核患者需要绝对安静外，当病变已趋向静止与好转时，或者病变本来很轻，就应使其适当活动，以增强身体的抵抗力，加强病人本身的自然治愈力，防止病势再度恶化，并且使病人通过活动和锻炼逐渐恢复健康与劳动能力。

消化性溃疡

消化性溃疡主要指发生在胃和十二指肠的慢性溃疡，亦可发生于食管下段、胃空肠吻合口周围及含有异位胃黏膜的美克尔憩室。这些溃疡的形成与胃酸和胃蛋白酶的消化作用有关，故称消化性溃疡。近年研究发现溃疡的形成与幽门螺旋杆菌的存在有关。本病绝大多数（95% 以上）位于胃和十二指肠，故又称胃十二指肠溃疡。研究表明，胃溃疡病和十二指肠溃疡病在病因和发病机制方面有明显的区别，但因两者的流行病学、临床表现和药物治疗反应有相似之处，所以习惯上还是把它们归并在一起。本病的总发病率占人口的 5%~10%，十二指肠溃疡较胃溃疡多见，多发于青壮年，男性多于女性。

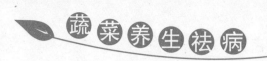
消化性溃疡的典型症状是上腹痛,如果是胃溃疡,多发生在左腹或脐上腹部;如果是十二指肠溃疡,疼痛多发生在右上腹部。其疼痛有一定的规律性,胃溃疡常在进餐后0.5~1小时开始发生;十二指肠溃疡在进食后3~4个小时发生。除疼痛外,溃疡病还伴有反酸、烧心、嗳气打嗝、恶心呕吐。

如果患了消化性溃疡,就应该积极进行治疗,而且必须持之以恒,否则极易复发,反复多次后容易出现如呕血、便血、胃穿孔等并发症,而且长期反复发作,溃疡病发生癌变的可能性达2%~6%。对于溃疡病的治疗,可选用疏肝和胃、温补脾胃、活血利气、养阴益胃等蔬菜治疗。如白菜、藕、苤蓝、卷心菜、紫菜、歪头菜等。下面我们就来给大家介绍几则常用的治疗消化性溃疡的蔬菜食疗小偏方。

1. 菜心锅巴饭

黄色锅巴200克,白菜心100克,虾米6克。白菜心洗净切碎备用;将锅巴放入铁锅内,加冷水400毫升,用中火烧开煮烂,约沸5分钟,然后放入白菜心、虾米、猪油和盐,再煮5分钟即可。作主食进餐。本品有补气制酸,愈合溃疡之功效。适用于十二指肠溃疡。

2. 鲫鱼藕粉粥

鲫鱼250克,藕粉80克,粳米100克。先将粳米淘洗干净。葱白洗净,切成小段。将鲫鱼清理干净,切成小块,放入锅内,加水适量和黄酒、葱白、生姜末、精盐,用旺火煮沸,转用小火煮烂。用汤筛将锅内的鲫鱼汤过滤留汁,加入粳米和水适量,煮至粳米熟烂时加入用温开水调匀的藕粉,调入麻油、味精即可。本品有健脾和胃,利水除湿的功效。

3. 醋甘蓝

甘蓝球300克。将甘蓝球洗净去皮,切片。锅置旺火上,将油倒入锅中,至七成热时,倾入甘蓝片煸炒,加醋、酱油,勾芡后起锅装盘。此菜酸脆爽口,具有解肌止痛,祛瘀生新之功效。适用于治疗胃及十二指肠溃疡而疼痛者。

4. 甘蓝鸡子粥

甘蓝 150 克，鸡蛋 1 个，粳米 100 克。先将甘蓝洗净，切成碎末。粳米淘洗干净，备用。锅内加水适量，放入粳米煮粥，八成熟时加入甘蓝末，再煮至粥熟，打入鸡蛋，搅匀即成。每日 2 次，空腹服用，可长期服食。本品具有消食下气、止咳化痰、去心腹冷痛等功效。适用于胃溃疡和十二指肠溃疡。

5. 蒜香卷心菜丝

卷心菜 500 克，蒜头 1 瓣。将卷心菜及姜洗净切丝，蒜头拍碎切末。油烧至六七成热，爆香蒜末、姜丝，倒入卷心菜丝，煸透后调味，沸煮 2 分钟。此菜对胃及十二指肠溃疡的早期患者有止痛及助愈合作用。

6. 紫菜萝卜汤

紫菜 50 克，萝卜 500 克。将紫菜用清水泡发，洗净；萝卜切成片。锅上火烧热后，放入猪油，用葱末炝锅，放进萝卜片、精盐同炒片刻，加入清水、紫菜煮至开锅，即可装碗食用。此汤不仅是健胃的最佳食品，也是治疗便秘的理想食品。

7. 歪头菜炒鸡蛋

歪头菜 450 克，鸡蛋 2 个，葱花 15 克。将歪头菜去杂洗净，切段；鸡蛋打碎倒入碗内，搅匀；炒勺内加油烧热，放入葱花煸香，倒入鸡蛋炒成小块，加入精盐、味精和适量的水，投入歪头菜炒至入味即成。此菜咸鲜香浓，柔嫩爽口，具有健脾养胃，补虚强体的作用。

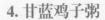

养生小贴士

消化性溃疡患者不宜食用糯米及其制品

研究表明，消化性溃疡患者不宜食用糯米等黏性食物。这是因为，胃与十二指肠溃疡的发生都与胃酸有密切关系。在日常生活中，凡是能促进胃酸

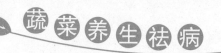
增加的因素，都会使病情加重，或引起溃疡病复发。而糯米的主要成分是淀粉，由多种葡萄糖分子经过缩合、失水而形成，但糯米淀粉中葡萄糖分子在缩合时，其连接方式与其他粮食淀粉不一样。糯米煮熟后，其黏性比较大，正常人吃后，都不易于消化，滞留在胃内的时间较长，从而会刺激胃壁细胞及胃幽门部的细胞，使胃酸分泌增加；而溃疡病患者食后，就会使疼痛更加严重，甚至诱发胃穿孔及胃出血。因此，消化性溃疡患者一定不要食用糯米及其制品。

消化不良

消化不良是由胃动力障碍所引起的疾病，也包括胃蠕动不好的胃轻瘫和食道反流病。按病因分类，消化不良主要分为功能性消化不良和器质性消化不良。功能性消化不良症状表现为断断续续地有上腹部不适或疼痛、饱胀、烧心（反酸）、嗳气等。常因胸闷、早饱感、腹胀等不适而不愿进食或少进食，夜里也不易安睡，睡后常有恶梦。到医院检查，除胃镜下能见到轻型胃炎外，其他检查如B超、X光造影及血液生化检查等，都不能检查出不正常的表现。此症属中医的"脘痞"、"胃痛"、"嘈杂"等范畴，其病在胃，涉及肝脾等脏器，宜辨证施治，予以健脾和胃，疏肝理气，消食导滞等法治疗。

消化不良症状发生后也无须过分忧虑，要及时检查。首先要确认是否伴随其它疾病。若是器质性消化不良，治疗的时候主要针对病因治疗，辅助补充消化酶或者改善胃动力来缓解消化不良症状。若是功能性消化不良，首先要注意饮食、生活规律及心理疏导，日常生活中也可多食用萝卜、雪里蕻、竹笋等蔬菜。这些蔬菜对治疗消化不良可起到一定的辅助作用。这里我们就来介绍一些关于它们用来治疗消化不良的偏方，以便大家参考。

1. 萝卜鲫鱼汤

鲫鱼500克，萝卜500克。先将鲫鱼清理干净。萝卜洗净后切丝。将油烧热后，放入切好的姜片、鲫鱼，煎至两面黄捞起放入另一锅内，加适量的清水煮。将萝卜丝炒一下，放入鱼汤中，加盐等调味品再大火煮几分钟即可。本品能够健脾养胃、顺气消食、燥湿行气、止咳化痰。适用于脾胃虚弱、消化不良、纳呆、气滞、食积及寒湿阻滞胃引起的脘腹疼痛等症。

2. 白萝卜羊肉粥

白萝卜150克，羊肉50克，粳米100克。先将粳米淘洗干净备用。白萝卜洗净后切块。将羊肉洗净后切丝待用。锅内加入适量清水，加入羊肉、粳米煮粥。待粥快熟时，下白萝卜块，再煮至粥熟，加调料即可。每日2次，7天为1疗程。本品有宽中下气、补脾运食、生津化痰、安心止痛、固肾壮阳等功效。适用于消化不良所致的身体虚弱。

3. 雪菜粥

新鲜雪菜100克，粳米60克，干辣椒3克。先将雪菜洗净，切成末。干辣椒剁成碎末。粳米淘洗干净备用。锅内加水适量，放入粳米、干辣椒煮粥，五成熟时加入雪菜，再煮至粥熟，加入调料即成。每日2次，7日为一疗程。本品有温肺化痰、温中散寒、开胃利气等功效。适用于食欲不振及胃脘冷痛、宿食不消等。

4. 笋衣蒸鸡丝

鲜笋衣300克，鸡皮200克，蒜丝30克。将鲜笋衣洗净，与鸡皮、蒜等均切细丝。锅烧热，下熟猪油，待油烧至五分热时，下笋衣丝、鸡皮丝、蒜丝煸炒片刻，加料酒、精盐、酱油拌匀后装入粉盒中，上笼蒸熟，即可食用。此菜补虚开胃，通便利肠，适宜于体弱多病、消化不良、纳食不香、大便不利诸病症。

养生小贴士

消化不良患者日常保健事项

消化不良从某种角度上来说，是胃犯了"懒"病，要对付胃的懒病的方法是给"懒胃"加加油，使其在人体内能够正常工作，而在生活中每个胃的主人

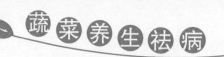

最主要的任务是不要伤害它,照顾好胃的习惯和规律,只有我们能够善待胃,胃才会与人和平共处。因此,消化不良患者在生活中还要注意以下几点建议:

（1）要保持心情舒畅。只有心情舒畅,对于消化不良的治疗才能收到事半功倍的效果。

（2）生活规律不要干扰胃的工作程序,是帮助胃处于一个良好工作状态的必要条件。最好能戒烟,尽量减少对胃的不良刺激。

（3）饭后适当活动可以给胃一点空间,同时也可使胃能够正常地工作。

急性肠胃炎

急性胃肠炎是由于食进含有病原菌及其毒素的食物,或饮食不当,如过量的吃有刺激性的不易消化的食物而引起的胃肠道黏膜的急性炎症性改变。其病理表现为胃肠道黏膜充血、水肿、黏液分泌增多,有时伴有出血及糜烂。中医根据病因和体质的差别,将胃肠炎分为湿热、寒湿和积滞等不同类型。在我国以夏、秋两季发病率较高,无性别差异,一般潜伏期为12~36个小时。

急性胃肠炎的主要症状是恶心、呕吐、腹泻。这是通过神经反射作用而产生的。急性胃肠炎时,由于细菌、毒素或胃肠黏膜的炎症,刺激了消化道的感受器,冲动传入延髓的呕吐中枢,引起呕吐中枢兴奋,通过传出神经分别到达胃、膈肌、呼吸肌、腹肌及咽、腭、会厌等处,引起一系列协调运动,从而引起呕吐。同时由于肠黏膜的炎症刺激,使肠内容物增多,直接或反射地引起肠蠕动增强,吸收功能减低,而出现腹泻。

由于呕吐和腹泻在某种情况下对人体有一定的保护作用,所以临床上应根据不同情况采取不同措施,如食物中毒或误服毒物,不仅不应给予止泻药,相反,应给予催吐和泻下药,以促进毒物的排出。如果因消化道炎症而引起的呕吐和腹泻,为了减少水盐代谢及电解质平衡失调给机体带来的不良影响,应在积极治疗病因的同时,及时给予止吐及止泻治疗。

急性胃肠炎一般 2~3 天即可自愈，但也有持续时间较长、病情较重者。中医主要从辨虚实入手，分别从外邪犯胃、痰浊、寒湿、湿热中阻、脾胃虚弱、气机逆乱等进行辨证治疗。像扁豆、土豆、马齿苋、高良姜等蔬菜对于治疗急性肠胃炎，都可起到一定的效果。下面，我们就具体介绍一些常用的治疗急性肠胃炎的蔬菜食疗小偏方，以供大家参考。

1. 白扁豆汤

白扁豆 50 克。将白扁豆清洗干净后，入锅，加入适量清水，待熟后，可以加入适量的盐调味即可，代汤饮。对于急性胃肠炎有防治作用。

2. 土豆烧肉

土豆 400 克，猪肉 500 克。将土豆洗净去皮切块，肉切小块，同入沙锅内用小火炖，至八成熟时，放入葱、姜、精盐、桂皮等调味品，至猪肉炖烂后起锅。本品具有和胃健脾，养胃除湿的功效。适用于胃寒喜暖，腹部隐痛等病症。

3. 马齿苋猪瘦肉粥

鲜马齿苋 200 克，猪瘦肉 150 克，粳米 100 克。先将马齿苋洗净切碎。猪瘦肉洗净，剁成肉末。将粳米淘洗干净后入锅，加入适量的清水，用大火烧开后，转用小火慢熬至粥将成时，加入马齿苋、猪肉末和姜丝，煮至菜熟粥成，加入精盐、味精、淋麻油，调匀即可。此粥清热解毒，散血消肿，除湿利尿。

4. 橘皮良姜粥

橘皮 10 克，高良姜 50 克，粳米 100 克。先将高良姜、橘皮洗净后，水煎取汁，将汁留于锅中。再将粳米淘洗干净后入锅内，加入适量清水，用小火煮粥，加入白糖即可。分 2 次空腹食。可用于急性胃肠炎的胃腹绞痛。

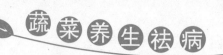

蔬菜养生祛病　就这么简单!

急性肠胃炎患者注意事项

养生小贴士

（1）急性胃肠炎患者应卧床休息，注意保暖。

（2）急性胃肠炎患者常有呕吐、腹泻等症状，失水较多，因此需补充液体，可供给鲜果汁、藕粉、米汤、蛋汤等流质食物，酌情多饮开水、淡盐水。

（3）为避免胃肠道发酵、胀气，急性胃肠炎患者应忌食牛肉等易产气的食物，并尽量减少蔗糖的摄入。应注意饮食卫生。忌食高脂肪的油煎、炸及熏、腊的鱼肉，含纤维素较多的蔬菜、水果，刺激性强的饮料、食物和调味品等。

便秘

所谓的便秘是粪便在肠内滞留过久排便周期延长，或粪便干燥，排出艰难，或经常便而不畅的病症。它是消化系统最常见的问题，一般来说，连续三天不排便，或者排便困难就可以认为是便秘。便秘的危害有很多。长期便秘，会因体内产生的有害物质不能排出，引起腹胀、口臭、食欲减退和易怒等自体中毒症状。久而久之，还会使身体发胖，皮肤老化，引起贫血、肛裂、痔疮、直肠溃疡等诸多疾病。

生活中很多人饱受便秘之苦，却无可奈何。如果把便秘变成了自己的习惯，危害就大了，它是很多致命性疾病的直接或间接原因。那么，该如何治疗便秘呢？其实，八成以上的便秘都和饮食息息相关，都是可以通过调整饮食而得到缓解的。如苦瓜、黄瓜、萝卜、芝麻等通常被人们认为是可以缓解便秘的食物。然而，并不是所有的人都可以吃的。想要治好便秘，首先要给自己的便秘"分个型"。

中医一般将便秘分为实秘和虚秘两大类，其中实秘又可细分为热秘和气秘，虚秘可细分为气虚秘、血虚秘、阴虚秘、阳虚秘等。

（1）热秘主要表现为大便干结，小便黄，面红心烦或口干、口臭，腹满胀痛，舌红苔黄。此类患者应忌食辛辣厚味，如辣椒、姜、羊肉、狗肉、鸡、鱼、酒等，因为此类食物多"助火邪"、"耗真阴"，使津液亏少，大便燥结。应适当多吃些含纤维素多的绿色蔬菜以及清凉润滑的蔬菜，如黄瓜、苦瓜、萝卜、竹笋、芹菜、莴苣、木耳菜、菠菜、空心菜等。

（2）气秘表现为排便困难，腹部胀气甚至胀痛。这类患者应少吃白果、莲子、芡实、栗子、石榴等具有收敛作用的食物，多吃能行气、软坚、润肠的食物，如橘子、香蕉、海带、竹笋等。

（3）气虚秘的特点是虽有便意，但排便困难，使劲用力则汗出气短，便后疲乏。此类患者可多吃黄色蔬菜和山药、扁豆等补益中气的蔬菜。

（4）阳虚秘主要表现为大便干，排出困难，腹中冷痛。此类患者应少吃有顺气作用的食物，如佛手、萝卜、杏仁、芥菜、橘子等；宜多吃健脾、益气、润肠的食物，如山药、扁豆、无花果、胡桃、芋头等。用胡萝卜、白术、甘薯煮粥，既是香甜可口之饭食，又是益气润肠之佳品。

（5）血虚秘的特点是大便干燥的同时还伴有面色苍白无华，容易心悸、眩晕等症状。此类患者宜多吃芝麻、花生。

（6）阴虚秘表现为大便干结如羊屎状，形体消瘦、头晕耳鸣、心烦少眠、盗汗等症状。血虚、阴虚的便秘患者，应忌辣椒、羊肉、五香调料等，否则易加重便秘；宜用滋阴养血、润燥之物，如桑葚、蜂蜜、芝麻、花生等。将黑芝麻、花生捣碎，与小米做粥服食，既增加了稀粥之香味，又达到了养血润燥的目的。还可将等份黑芝麻、松子仁、核桃仁研细，稍加白蜜冲服。

下面几款防治便秘的蔬食小偏方，希望能给饱受便秘之苦的患者带来一点帮助。

1. 番薯芥菜汤

番薯500克，芥菜400克。将番薯去皮，洗净，切块。芥菜洗净切段。热锅内加入油、姜片，将番薯爆炒片刻，加入沸水适量，煮沸后加入芥菜段，煮汤后加精盐调味即可。本品有清肠通便之功效。

2. 菠菜拌虾皮

菠菜 500 克,麻酱 25 克,虾皮 15 克。先将菠菜去掉老叶,洗净,用开水焯去水分,切成长段,放入盘内。将虾皮用开水略泡一会儿,然后加入盐、糖、味精、醋、麻酱、香油与菠菜同拌,即可食用。

3. 莴苣拼花生

莴苣 200 克,花生米 150 克。将花生米放油锅内炸熟,捞出放入盘中。将莴苣削去皮,切成细丝,用精盐腌 5 分钟,挤掉水分,放入碗中。烧热油后,放入味精拌匀,围在花生米四周即成。本品有润肺化痰、补气健脾之功效。适用于慢性气管炎、习惯性便秘等症。

4. 萝卜干猪蹄汤

萝卜干 30 克,猪蹄 600 克,蜜枣 5 克。先将萝卜干泡发后洗净。将蜜枣洗净。将猪蹄洗净,切块,入锅内干爆 5 分钟。锅内加入适量的清水,煮沸后加入以上材料,用大火滚煲后改用小火煮汤,加精盐调味即可。本品有清肠通便之功效,适用于肺燥或热病后口干、咳嗽、大便秘结等症。

养生小贴士

便秘的预防保健

(1)调整心理状态,增加运动,有助于建立正常排便反射。

(2)早起一杯水。早上起床后,喝下一大杯清水(约 500 毫升)。此时,喝下的水分 80％被小肠吸收,10％被大肠吸收,这样就可以促进肠道蠕动,防止大便干结。

(3)做盆腔底部肌肉功能练习,如深呼吸、跳跃、腹部运动、屈腿运动等,既能增加腹肌张力,又能促进肠管蠕动,对健身和纠正习惯性便秘是十分有效的。

(4)按摩支沟穴和大肠俞穴,可以防治便秘。支沟穴位于手背腕横纹正中上三寸处。具体操作方法：用手指指面向下按压，或作圈状按摩。大肠俞位于距离第四腰椎棘突下向外约一寸五（比大拇指略宽）或以手指指面向下按压，或做圈状按摩。

（5）揉腹法：平躺在床上，全身放松，将两手手心叠放按于肚脐上，先按顺时针方向揉100次，然后按逆时针方向揉100次，揉时用力适度，动作轻柔。

（6）空中单车。平躺，双手手掌放脑后，抬起脚在空中打圈，像踏单车一样。

（7）坚持每天定时上厕所，建立正常排便反射；纠正不当、无效的排便动作。

脂肪肝

脂肪肝是指肝细胞中脂肪堆积过多导致的病变。脂肪肝的发生常与营养过剩、饮酒过量有关，因此，脂肪肝也被称为富贵病。肝脏是人体脂肪代谢的中心。有些人原本体质不错，但终日忙碌，身体每况愈下，有时全身倦怠，有时腹胀如鼓，有时右上腹隐痛。这很有可能就是脂肪肝。脂肪肝的发病率非常高，在平时的日常生活中一定要对脂肪肝提高警惕。脂肪肝症状不明显，大约半数脂肪肝患者没有明显症状。常见的表现有：肝区闷疼不适、食欲不振、恶心、嗳气、腹胀、便溏、体重增加或下降，轻度黄瘦。由于脂肪肝进程隐蔽，一旦出现明显的自觉症状，则表明肝脏炎症和肝纤维化已不同程度地存在了。B超是首选的脂肪肝诊断方法，意义较大。而CT可见密度普遍降低，磁共振（MRT）效果也不及CT和B超。

很多人都认为脂肪肝不是病，治不治无所谓，其实这是一种错误的想法。脂肪肝除了会使肝脏发展为肝纤维化、肝硬化外，还常伴随发生糖尿病、高血脂、高血压等慢性代谢异常疾病，容易导致心脑血管病并发症和死亡，所以，如果不幸患上脂肪肝，绝不可掉以轻心。

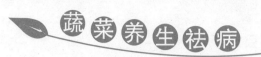

对于已发现有脂肪肝的患者,应进一步进行全面的检查,以明确脂肪肝的性质和可能潜藏的其他疾病,这样才能对症吃菜。脂肪肝患者平时可多吃些黄瓜、洋葱、竹笋、海带、芹菜等蔬菜。为了方便广大脂肪肝患者更好地选用蔬食调理,在此我们列举了一些常用来防治脂肪肝的蔬菜食疗方。

1. 腌黄瓜

黄瓜 500 克。将黄瓜去瓤,切片,然后撒入精盐腌制 5 分钟,取出沥干水分。炒锅入黄瓜汁水、白糖烧沸熬浓,再加入白醋,浇黄瓜上腌泡 1 小时左右,淋入麻油。佐餐食。本品有开胃消食之功效。适用于脂肪肝、肥胖症。

2. 洋葱炒鸡片

鸡脯肉 150 克,洋葱 200 克。先将洋葱去外皮,洗净切片。将鸡脯肉洗净,切成薄片,放入碗中,加入精盐、味精、水淀粉,拌匀上浆。将锅置旺火上烧热,放入植物油,烧至五成热时,下入鸡肉片滑散,捞出沥油。原锅留底油,下入洋葱片煸炒断生、投入鸡肉片翻炒均匀,加入调料,用水淀粉勾芡,盛入盘内即成。洋葱、鸡肉是降压降脂的食物,炒时用植物油,有益于降低脂肪含量。

3. 三鲜竹笋

竹笋 150 克,水发香菇 300 克,熟鲜笋尖 150 克,菜心 100 克。先将竹笋筒状部分长 5 厘米,取 24 段。笋尖、菜心均切成长条,各 24 条。香菇切成丝分成 24 份。取笋尖、菜心各 1 条,香菇 1 份塞入竹笋内,用沸水烫约半分钟捞出,沥干水分。炒锅上火,加入油烧热,烹入黄酒,加素鲜汤、味精、精盐、白糖、胡椒粉烧沸,用湿淀粉勾稀芡淋上麻油搅匀,浇在竹笋上即成。本品有健脾减肥、防癌抗癌之功效,适用于脂肪肝及多种癌症的防治。

4. 脊骨海带汤

海带丝、动物脊骨各适量,调料少许。将海带丝洗净,先蒸一下;将动物脊骨炖汤,汤开后去浮沫,投入海带丝炖烂,加盐、醋、味精、胡椒粉等调料即可。食海带,饮汤。此菜适合脂肪肝患者食用。

5. 菜心马蹄虾

河虾 12 只，精肉 200 克，青菜心 250 克，鸡蛋清，香干、香菇适量。先将河虾煮熟备用；香菇用水泡发后切丁，香干切丁。将精肉切碎后加入香菇、香干丁、鸡蛋清和食盐拌匀后做成肉丸子。将河虾嵌入丸子中，放入旺火上蒸约 8 分钟。炒锅加水烧开，投入青菜心煮片刻盛入盘中，肉丸也放入盘中。煮青菜的原汤中加入蒜末、精盐、味精，烧沸后勾薄芡，淋入菜中即可。此菜适合于脂肪肝和其他肝病患者食用。

6. 芹菜黄豆汤

鲜芹菜 100 克，洗净切成片，黄豆 20 克（先用水泡胀），锅内加水适量，黄豆与芹菜同煮熟，吃豆吃菜喝汤。此菜适合脂肪肝患者食用。

养生小贴士

营养不良也会导致脂肪肝

当营养摄入不能满足机体需要时，便会影响脱辅基蛋白及磷脂的合成，致使脂蛋白生成不足。与此同时，糖皮质类固醇分泌增多，大量游离脂肪释放到血液中，超过脂蛋白运转能力而沉积于肝内，就会引发营养不良性脂肪肝。时下许多爱美的女士采用节食的方法减肥，许多儿童喜欢挑食偏食，这都会给营养不良埋下祸根，从而逐步引发脂肪肝。因此，纠正不良的饮食习惯，合理地吸取膳食营养是改变营养不良、预防脂肪肝的关键。

痔疮

人体直肠末端黏膜下和肛管皮肤下静脉丛发生扩张和屈曲所形成的柔软静脉团，称为痔，又名痔疮、痔核、痔病、痔疾等。医学所指痔疮包括内痔、外痔、混合痔，是肛门直肠底部及肛门黏膜的静脉丛发生曲张而形成的一个或多个柔

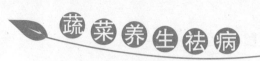

软的静脉团的一种慢性疾病。

据有关普查资料表明，肛门直肠疾病的发病率为 59.1%，痔占所有肛肠疾病的 87.25%，而其中又以内痔最为常见，占所有肛肠疾病的 52.19%。男女均易得此病，女性的发病率为 67%，男性的发病率为 53.9%；任何年龄都可发病，其中 20~40 岁的人较为多见，并随着年龄的增长而逐渐加重，故有"十人九痔"之说。

中医认为，风、燥、湿、热相合，饮食失节，过度劳累，都会引起气血失调，经络阻滞，以致瘀血浊气下注肛门而成痔，其中，饮食不节、过食辛辣、久泻、久蹲、久坐、负重等，更容易造成湿热下注，气血不畅，脉络阻滞。本病在治疗上应以清热利湿、活血化瘀、凉血止血为主。

实践证明，一些新鲜蔬菜，如菠菜、丝瓜、金针菜、黑木耳等对防治痔疮有很好效果。下面我们就介绍一些常用于治疗痔疮的蔬菜食疗偏方，供大家选择。

1. 菠菜香蕉粥

菠菜 250 克，香蕉 250 克，粳米 100 克。先将菠菜择洗干净，入沸水锅中略焯，沥干后切碎。香蕉去皮切碎。粳米淘洗干净备用。锅内加水适量，放入粳米煮粥，八成熟时加入菠菜、香蕉，再煮至粥熟即成。本品有养血止血、润燥清肠之功效。适用于痔疮出血。

2. 丝瓜猪肉汤

丝瓜 250 克，猪瘦肉 200 克。先将丝瓜洗净后切块，猪瘦肉洗净后切片，加水适量煮汤。每日 2~3 次，用食盐调味，佐膳。本品有清热利肠，解暑除烦之功，可辅治内痔便血初期。

养生小贴士

家庭治疗痔疮的方法

（1）饮食起居调养法：生活规律化，每天定时排便，保持大便通畅；经常清洗肛门，并要保持干燥，饮食以清淡为主，避免辛辣刺激性食物，多吃有润肠作用的蔬菜水果，如西瓜、香蕉、番茄等。在夏季尤其应该多饮盐开水，避免汗液排泄过多。

（2）药物调理法：可以用朴硝，花椒以 10:1 的比例加开水冲泡熏洗。也可以每日大便后坚持用温水洗浴，外敷九华膏，五倍子散或黄连膏等。

（3）运动调养法：适当的运动可以减低静脉压，加强心脑血管系统的机能，消除便秘，增强肌肉的力量。这对痔疮的防治很有作用。提肛运动是最简便也是最有效的方法。首先全身放松，臀部及大腿用力加紧，配合吸气，将肛门向上收提，稍闭一下气，然后呼气，全身放松。这种运动可随时随地进行。

高血压

高血压是一种非常"流行"的富贵病，它还是导致心脑血管疾病的最危险的因素，许多英年早逝的悲剧都是因此而起的。更糟糕的是高血压是一种非常"隐蔽"的疾病，不易为人所察觉，而一旦发病就会给人造成极大伤害，因此被人们形象地称为无声的"杀手"。

按照医学的标准，血压值在 140/90（毫米汞柱）以上就为高血压。高血压的症状因人而异。早期可能无症状或症状不明显，仅仅会在劳累、精神紧张、情绪波动后发生血压升高，并在休息后恢复正常。随着病程延长，血压明显持续升高，逐渐出现各种症状，比如头痛头晕、注意力不集中、记忆力减退、肢体麻木、夜尿增多、心悸胸闷、乏力，甚至出现剧烈头痛、呕吐、心悸、眩晕、神志不清、抽搐等症状，也有可能会在短期内发生严重的心、脑、肾等器官的损害和病变，如心梗、中风、肾衰等。

因为缓进型高血压的发展时间较长，所以如果从平时饮食方式和结构中注意对血管和血压的保护，防治高血压就不是难题。

控制高血压饮食方面要注意"三少"、"三多"。"三少"是少油、少盐、少烟酒；"三多"是多蔬菜、多水果、多粗粮。中医认为高血压主要是人体内阴分不够，不

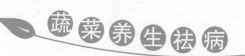
足以濡润经脉、涵养阳气所致,饮食上应注意多吃滋阴的食蔬。具体来说,养阴的食物,如木耳、黑芝麻、芦笋、竹笋、冬瓜、蘑菇、香菇、银耳等;水生植物,比如芦根、茭白、藕等;海菜,如海带、裙带菜、海藻等;平肝的绿色蔬菜,如芹菜、荠菜、油麦菜、菠菜、苦瓜等;以及含钾、镁、钙丰富的蔬菜,都很适宜高血压患者食用。共同作用能够增强血管弹性,有利于减少患高血压和中风的风险。

下面,我们具体介绍几款防治高血压的蔬菜食疗方,以便高血压患者参考。

1. 海带冬瓜汤

海带 20 克,冬瓜 100 克,薏苡仁 50 克,蜂蜜适量。将海带用清水泡发后,洗净切为细丝。将冬瓜洗净切块。将薏苡仁淘洗干净入锅内,加入适量的清水,用大火煮至将熟,再加入冬瓜、海带,改用文火煮至熟烂,过片刻后加入蜂蜜即可。本汤有化痰清热、利湿降压之功效。适用于高血压、高脂血、心绞痛等症。

2. 糖醋芹菜

嫩芹菜500克。将嫩芹菜去叶留茎洗净,入沸水焯一下,切成段,加入糖、盐、醋拌匀,淋上香麻油,装盘即可。此菜具有降压、降脂的功效,高血压病患者可常食。

3. 冬笋烧豆腐

豆腐 300 克,净冬笋 30 克,水发口蘑 20 克,罐头鲜蘑 20 克。将豆腐切成长条,入油锅中炸至金黄色,捞出备用。水发口蘑去杂质洗净。冬笋切成片,放入沸水锅内焯一下捞出。炒锅放油,烧热后下葱姜末煸香,下口蘑、鲜蘑煸炒一段时间,加入调料和豆腐块,用旺火烧沸后改用小火煨烧几分钟,待豆腐入味后加味精,改用大火,湿淀粉勾芡,淋上麻油即可。佐餐食。本品有补中益气,清热化痰的功效。适用于高血压、癌症等患者。

4. 扒芦笋菜心

油菜心 150 克,芦笋罐头 1 瓶。将罐头中的芦笋取出整齐摆放在盘子的一边。把油菜心焯透摆在盘子另一边。炒勺上火,放入熟鸡油烧热,放入葱末、姜末、蒜末炝锅，烹入鸡汤、料酒，加入盐，烧开后捞出葱末、姜末、蒜末，把芦笋和油菜推入炒勺内，扒至入味，用淀粉勾芡即可。本菜有降低血压加强心肌收缩、扩张血管的作用。

5. 洋葱炒肉丝

瘦猪肉250克，洋葱250克。将猪肉洗净，切成细丝。洋葱洗净，切粗丝，并下入沸水锅中焯一下，捞出沥水。锅烧热，放入猪油，再放入猪肉丝煸炒至水干，烹入料酒，加入酱油、精盐，继续煸炒至肉丝熟。加入洋葱丝继续煸炒，炒至肉丝、洋葱入味后，撒入味精即可。本菜清淡可口，是降血压的良菜。

养生小贴士

禁烟有利防治高血压

近年来，有专家研究表明，吸烟会引起血压升高。专家指出，吸1支烟后可使心率每分钟增加5~20次，收缩压增高1.33~3.33千帕（10~25毫米汞柱），烟中的尼古丁可以兴奋中枢神经和交感神经，同时也促使肾上腺素分泌增加，使小动脉收缩，从而增加血管周围阻力，导致血压升高。此外，长期大量的吸烟还会使血管内皮受损害，血管内膜不光滑，使得血液中的钙盐胆固醇类物质沉积在血管壁，形成动脉硬化。专家还发现在高血压患者中，吸烟者白天、夜间血管的收缩比和舒张压均高于不吸烟者，尤其是夜间血压明显高于不吸烟者。因此，禁烟对防治高血压病是有一定益处的。

冠心病

冠心病是指冠状动脉粥样硬化导致的心肌缺血、缺氧而引起的心脏病，是动脉粥样硬化导致器官病变的最常见的类型，也是危害中老年人健康的常见病。

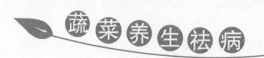
中医认为，冠心病属于心脏与营养心脏之脉络的疾病，与整个机体变化有密切的关系。其发病原因是多方面的，主要是由于年老体衰，正气亏虚，脏腑功能损伤，阴阳气血失调，加上七情内伤、饮食不节、寒冷刺激、劳逸失度等因素的影响，导致气滞血瘀，胸阳不振，痰浊内生，使心脉痹阻而致病。其中，脏腑经络气血功能失调，人体阴平阳秘的平衡被破坏，是发病的内在原因。

冠心病的临床表现为胸骨后、心前区出现发作性或持续性疼痛，或有憋闷感，疼痛常蔓延至颈、臂或上腹部。有时还伴有四肢厥冷、青紫、脉微细。其发生与冠状动脉粥样硬化狭窄的程度和支数有一定的关系，但少数年轻患者冠状动脉粥样硬化虽不严重，甚至没有发生粥样硬化，也可以发病。也有一些老年人冠状动脉粥样硬化性狭窄虽较严重，但并不一定都有胸痛、心悸等冠心病临床表现。

冠心病由于发病率高，死亡率高，严重危害着人类的身体健康，从而被称做是"人类的第一杀手"。因此，冠心病的治疗应越早越好。

中医的保健原则是活血化瘀，畅通血脉。平时除了要注意适量运动、戒烟限酒、心理平衡、按时就医以外，还要养成合理膳食的好习惯。

冠心病患者宜常吃红色食品及酸性蔬食，因为红色食品有活血化瘀的作用，酸性蔬食里面含维生素较多，比如山楂、红心萝卜、番茄、红葡萄酒等。及时补充矿物质和维生素，多食用新鲜绿叶蔬菜，特别是深色蔬菜，这些食物都富含胡萝卜素和维生素 C。如山楂富含维生素 C 和胡萝卜素，具有显著的扩张冠状动脉和镇静的作用。海带、紫菜、黑木耳等富含蛋氨酸、钾、钙、碘，均有利于冠心病的治疗。另外，蔬菜含大量纤维素，可减少胆固醇的吸收。

下面我们再来介绍一些常用的防治冠心病的蔬菜食疗小偏方，供大家选择：

1. 海藻黄豆汤

昆布、海藻各 30 克，黄豆 150~200 克，煮汤后加适量调味品服食，适用于冠心病并高脂血症、高血压者食用。

2. 大蒜粥

紫皮蒜 30 克，置沸水中煮 1 分钟后捞出蒜瓣，再将粳米 100 克煮粥，待粥煮好后，将蒜再放入粥中略煮。可早晚食用。

3. 木耳糖粥

黑木耳 10 克，红糖适量。把黑木耳泡 10 小时，蒸 1 小时后加红糖。睡前服。本粥可补气益血、润燥滑肠、养肝和胃；对冠心病、高血压有疗效。

4. 木耳草鱼头汤

草鱼头 350 克，木耳 50 克，冬瓜 200 克，油菜 50 克。先将草鱼头清理干净，加少许精盐略腌。将木耳泡发后洗净。将冬瓜去皮、瓤，洗净，切为片。将油菜择洗净切段。油锅上旺火，加入草鱼头煎至两面焦黄时，撒入料酒，略焖片刻，然后调入白糖、精盐、葱段、姜片、木耳及适量清水，用大火煮开后，待汤呈浓白色时下入冬瓜片、油菜段、胡椒粉烧开，放味精，起勺盛，入汤碗内即成。本汤有降压减肥之功效。对防治动脉粥样硬化及冠心病更为有效。

5. 五色汤

紫菜 30 克，水发冬菇、水发玉兰片、胡萝卜各 25 克，青豆适量。先将胡萝卜洗净后去皮，切成片。将玉兰片切片。冬菇洗净，去蒂，切片。将紫菜用凉水泡发好，洗净沥干，撕碎，放在大汤碗内。锅内加清水，大火烧沸，放入胡萝卜片，用沸水焯至断生捞出，沥水。锅内加清汤上火烧沸，放入青豆、兰片、冬菇片、胡萝卜片煮几分钟，撇去浮沫，加入精盐、味精、胡椒粉，冲入大汤碗里，淋入熟鸡油即可。本品可以辅助冠心病的治疗。

6. 莲藕炖海参

海参 50 克，莲藕 20 克，大枣 5 枚，冰糖适量。把发好的海参炖烂，加莲藕、大枣、冰糖炖 20 分钟。早饭前空腹食用。本品健脾补肝，对冠心病、高血压、血管硬化有疗效。

吃大蒜和洋葱可预防冠心病

大蒜和洋葱,可以提高纤维蛋白溶解活性,纤维蛋白溶解活性降低的人,发生动脉粥样硬化和冠心病的可能性就大。有人将大蒜生吃与熟吃进行对比,发现生大蒜预防冠心病的作用比吃同等的熟大蒜明显。这是因为大蒜加热后使得具有以上预防作用的有效成分受到破坏。吃多少大蒜和洋葱,才能起到预防冠心病的作用呢? 这里有一个标准,一般情况下,每公斤体重1克生大蒜,或每公斤体重2克生洋葱即可起到上述预防作用,比如你的体重是70公斤,你就要每天至少吃70克生大蒜或吃140克生洋葱。

贫血

贫血是指单位容积血液内红细胞数和血红蛋白量低于正常水平的病理状态。一般血红蛋白浓度的降低都伴有红细胞数量或比容的减少,但个别轻型小细胞低色素型贫血仅有血红蛋白量的减少而无红细胞数量的减少。

贫血是一种症状,而不是一种具体的疾病,因为各种疾病都可能伴有贫血。但如果许多不同原因的贫血具有类似的临床表现和血液细胞学的特征,则可将它们归为一种综合征,如再生障碍性贫血、缺铁性贫血等。

贫血属于中医学"血虚"、"萎黄"、"虚劳"以及"血证"范畴,它以面色无华或萎黄、指甲色淡、头晕目眩、心悸失眠、疲劳乏力、手足发麻、女子月经量少或延期而至、舌质淡、脉象沉细无力等为主要表现。

因此,我们平时应该多吃一些补血的食物,才能更好的预防贫血的发生。常见的具有补血功效的蔬菜有菠菜、苋菜、茼蒿、发菜、胡萝卜、金针菜等。以下是一些常用的防治贫血的蔬食方,大家可以适当选用。

1. 菠菜牛肉汤

熟牛肉 250 克,土豆 600 克,胡萝卜 200 克,鸡蛋 250 克,菠菜 800 克。先将胡萝卜洗净后切成片,葱头洗净后切成丝,入锅后加入牛油及胡椒粉焖至半熟,然后再加入番茄酱。将菠菜洗净入水焯一下,切段。土豆洗净后切块入锅内,加入牛肉汤接着煮,等土豆八成熟时加上焖好的汤,加入精盐、胡椒粉、醋精(醋精是食用醋酸加水兑而成的)、柠檬汁调剂口味。食用前放入菠菜一同煮沸。起锅时在汤盘内放上切好的牛肉片,盛上汤调味即可。本品能补气血,使身体健康,精力充沛。适用于贫血患者食用。

2. 菠菜烧猪肝

菠菜 200 克,鲜猪肝 100 克。先将菠菜留根、茎、叶,略焯沥水后切长段。鲜猪肝斜剖,切片,加入葱花、姜末、料酒、红糖,用湿淀粉拌匀。汤锅加清水适量煮沸,放入猪肝片用中火煮沸,下菠菜段,边拌边烧,加精盐、味精、五香粉,煮沸后淋入麻油。佐餐食。本品有补血生新,养血益气之功效。

3. 粉丝焓苋菜

苋菜 200 克,粉丝 20 克。将苋菜洗净,入沸水中焯一下,捞出控去水分,切寸段入盘中备用。粉丝入温开水中浸泡 30 分钟,柔软后切为 10 厘米长的段备用。炒锅上火,入色拉油,油温升至七成热时,入葱丝、粉丝同炒,入盐、酱油煸炒几下,入味精、香油翻炒后,倒入菜盘中,调拌均匀即成。本菜易于消化,适用于贫血患者。

4. 番茄茼蒿芹菜汁

番茄 250 克,茼蒿 100 克,芹菜 60 克,柠檬汁 5 克,冰块适量。先将番茄洗净,切成碎块。茼蒿、芹菜洗净,切成小块。在玻璃杯中放入冰块。将番茄、茼蒿、芹菜放入榨汁机内榨出汁,用纱布过滤,注入放有冰块的杯中搅匀,在调好的果蔬汁内加入柠檬汁即可。本品有养血补血,降压清热之功效。适用于贫血等症。

贫血病人不宜饮茶

贫血病人饮茶，会使贫血症状加重。因为食物中的铁，是以3价胶状氢氧化铁形式进入消化道的。经胃液的作用，高价铁转变为低价铁（2价铁）才能被吸收。可是茶中含有鞣酸，饮后易形成不溶性鞣酸铁，从而阻碍了铁的吸收，使贫血病情加重。所以贫血病人不宜饮茶。

糖尿病

糖尿病是中老年人常见的一种内分泌代谢性疾病。它是一组由于胰岛素相对缺乏或分泌不足而引起的慢性代谢紊乱性疾病或症候群。本病多见于40岁以上喜欢吃甜食而肥胖的病人，脑力劳动者较多。糖尿病患者由于胰腺部分或全部停止工作，身体对食物的吸收方式会发生变化，可能出现多尿、多饮、多食、消瘦等表现，即"三多一少"症状。

中医把糖尿病称为"消渴"。认为糖尿病的发生由多食肥甘，损伤脾胃所致。因此，少吃过肥、过甜、过于精细的食品，是预防糖尿病的重要措施。糖尿病也有不同表现：症见烦渴多饮、口干尿多、舌边尖红的，属于肺热津伤，应该多吃清热润肺、生津止渴的蔬食，比如菜花、白萝卜等；症见多食易饥、体瘦便秘、胃热炽盛型的消渴，要给以清胃火、生津液的蔬食，比如苦味的蔬菜苦瓜、苦菜等；尿频量多、口干腰酸、舌红苔少者治宜滋阴固肾，可以使用中药六味地黄丸，同时多吃滋肾阴的食蔬，如黑木耳、黑芝麻、海带、黑枣、黑豆等。

此外，临诊时还可根据多饮、多食、多尿的程度来辨明上、中、下三焦的病位。除中药外，也要注意调节情志、控制饮食。

吃蔬菜有利于降低血糖，可提供维生素、矿物质和膳食纤维，还能增加饱腹感，保持大便通畅，对糖尿病的控制很有好处，所以糖尿病病人宜多吃蔬菜，尤其是补益脾胃的黄色蔬菜。绿色蔬菜相对来说含糖、脂肪和热量更低，每天的摄入量可不做严格限制，也就是说，在进食适量的主食和动物性食品及油类之后，白菜、菠菜、卷心菜、油菜、莴笋、韭菜、黄瓜、冬瓜、柿子椒、西葫芦等绿色蔬菜应该及时供应。有色蔬菜如番茄、南瓜和茄子等，实际上含糖量也不高，也是可以吃的。

下面我们再给大家介绍一些常用的防治糖尿病的蔬菜食疗方，以供参考：

1. 木耳粥

黑木耳 30 克，粳米 50 克，大枣 3 枚，先浸泡木耳，将粳米、大枣煮熟后加木耳共煮粥食。适用于糖尿病血管病变者。

2. 蚌肉苦瓜汤

苦瓜 250 克，蚌肉 100 克，共煮汤，加油盐调味，熟后喝汤吃苦瓜蚌肉，适用于轻型糖尿病。

3. 生炒苦瓜鳝鱼

苦瓜 200 克，鳝鱼 100 克。将材料洗净切好，先将葱蒜等调味料爆香，加入鳝鱼快炒至半熟，再加入苦瓜片炒熟。适当调味后，可当作主菜食用。适用于消瘦乏力的糖尿病患者。

4. 芦笋枸杞汤

芦笋 100 克，枸杞 10 克，薏苡仁、赤小豆各 25 克。将枸杞、薏苡仁、赤小豆分别洗净，加入温水中浸泡，连同浸泡的水一起倒入沙锅内，用小火煮至将熟。将芦笋洗净切末入锅内，续煮即可。本品有清热解毒、补湿止渴、养肾益肝、降低血糖之功效。适用于糖尿病。

5. 玉米须蚌肉汤

玉米须 30~50 克，蚌肉 50 克。放入锅中一起煮清汤，加入适当调味料后，服用。也可当作主菜的配汤，隔天吃一次。适用于糖尿病患者口渴欲饮者。

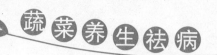

6.南瓜百合粥

南瓜 250 克,粳米 100 克,百合 100 克。先将南瓜去皮籽,洗净切块。百合去皮,洗净切瓣,开水烫透,捞出沥干水分备用。粳米淘洗干净,浸泡 30 分钟,捞出,下入锅中,用大火烧沸,再下入南瓜块,转小火煮约 30 分钟,加入调味料及百合,煮至粥黏稠即可。本品有降低血糖之功效。

7.蘑菇烧兔肉

兔肉 300 克,鲜蘑菇 200 克。先将兔肉洗净切丝,放入碗内,用鸡蛋清、淀粉、料酒、酱油拌匀上浆。蘑菇洗净后切丝。炒勺上火,放入花生油烧热,下入兔肉丝滑熟后,出勺沥油。原勺留底油,放入葱花、姜丝、蘑菇丝煸炒,加入鸡汤、精盐、味精、酱油、胡椒粉、兔肉丝煸炒,待汤汁浓稠时用水淀粉勾芡,淋入芝麻油,放入葱花,拌匀后即可。本品有补中益气、清热止痛、凉血解毒等作用,是糖尿病患者的理想保健菜肴。

8.山药绿豆羹

山药 50 克(鲜品 150 克)切片,绿豆 50 克。将绿豆煮熟,加入山药,再一同炖烂熬成羹。喜欢香醇口味的人,还可以加入鲜奶 50 克,一同熬煮成羹。适用于糖尿病各期,有降低血糖作用。

养生小贴士

糖尿病患者的注意事项

当被确诊为患有糖尿病之后,很多人都会不知所措,甚至有些恐惧。其实大可不必惊慌,正确配合医生治疗,调整生活方式,是初诊为糖尿病的病人最该做的。

(1)要合理饮食:一定要保持一天的总热量不变。糖尿病病人的食品可以多样化,利用少食多餐的方法,既能根据个人口味享受到多种食物,又可以帮助病人树立战胜疾病的信心。

（2）适当运动：运动要根据个人情况而定，量力而行。年纪轻的可以进行跑步、游泳、骑车、打球等运动；年龄大的要根据自己的体力和无其他疾病的情况下选择慢跑、快步行走，打太极拳等。

（3）规范用药：糖尿病病人的用药，要根据内分泌的专业医生建议，进行个体化治疗，决不能在用药上道听途说，盲目相信广告宣传，一旦用药不当或是用药无效，就会导致血糖控制不好，进而引起并发症，后果十分严重。

（4）定期体检：糖尿病人在治疗的同时，一定要定期检测各项指标，这对糖尿病全面控制达标非常重要。最好每周测血糖、血压，体重；每年检查眼底、肝肾功能等，做到早发现，早治疗。

高血脂

高血脂是指人体血液里面的一些脂肪，主要是胆固醇、甘油三酯增高。现代医学认为，本病是由遗传、环境以及饮食失调等因素引发的。中医认为，高血脂是因痰湿、湿浊及痰瘀所致，主要与肝、脾、肾三脏功能失调密切相关。多见于中老年人，且男性多于女性，体胖者多于体瘦者，脑力劳动者多于体力劳动者。绝大多数的高脂血症患者自己没有感觉，而是在检查身体，或者做其他疾病检查时被发现的。

高血脂分为两种：一种是原发性高血脂症，由于遗传缺陷所造成的血脂升高为原发性高血脂症，例如因遗传缺陷，脂蛋白脂酶缺乏和不能被激活，因而血中甘油三酯不能被清除而异常增高。另一种是继发性高血脂症，常继发于以下疾病：未控制的糖尿病、甲状腺机能减退和黏液性水肿、肾病综合征、肝内外胆管梗阻、脂肪肝、慢性肝炎、肝糖原积累症、胰腺炎、痛风、酒精中毒、女性服避孕药等。

饮食治疗是治疗高脂血症的基础，在采取任何药物治疗之前，首先必须进行饮食治疗，特别要注意的是平衡饮食，每日摄入的食物能量以维持正常体重

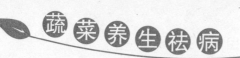
的需要为准。同时要适当吃些蔬菜，高血脂患者宜食用的蔬菜有芹菜、荠菜、油菜等。下面我们就给大家推荐几个常用于防治高血脂的蔬菜食疗方。

1. 凉拌水芹菜

水芹菜、姜、醋、麻油各适量。将水芹菜洗净，入沸水焯透后，沥干水分，加入姜末、醋、麻油，拌匀即可食用。佐餐食。本品具有清肝利尿之功效。适宜于高血脂或高血压病人服食。

2. 荠菜粥

荠菜、芹菜各 200 克，薏苡仁 100 克。先将荠菜与芹菜洗净后切成碎末，薏苡仁加水煮沸后改小火煨煮 30 分钟，调入荠菜末、芹菜末，续用小火煨煮黏稠粥。每日早晚分食。本品有降压降脂，清利湿热之功。

3. 芦笋油菜心

油菜心 250 克，芦笋 120 克，鲜蘑 60 克，水发香菇 60 克。先将油菜心洗净后，沥干水分，入温油锅过一下，沥油。芦笋去老皮，一切为二。鲜蘑去根。炒锅入鲜汤、精盐、味精、黄酒、白糖烧沸，入油菜心煨断生捞出，下鲜蘑、水发香菇、芦笋煨入味捞出。煨透的主原料置菜盘中，最上层为鲜蘑，往下依次为油菜心、芦笋、香菇，蒸 1 分钟。炒锅内汤汁烧沸，用湿淀粉勾稀芡，淋少许明油后浇盘中菜上。佐餐食。本品有解毒消肿之功效。适用于高血脂等症。

养生小贴士

高血脂饮食的"五个原则"

低热量、低胆固醇、低脂肪、低糖、高纤维饮食是高血脂饮食的"五个原则"。

（1）减少热量和脂肪的摄入量是控制热量的基础。首先要减少动物性脂肪的摄入。

（2）低脂，低胆固醇饮食。血中甘油三酯受饮食影响较大，而胆固醇受饮食的影响相对较小。但长期大量进食高胆固醇的物质，如蛋黄、动物内脏、鱼籽、脑等，也可以导致高血脂。最近的研究表明：有的食品除营养丰富外，还可以降低胆固醇，如豆制品、香菇、黑木耳、洋葱、大蒜等。

（3）适当减少碳水化合物的摄入量。不要过多吃糖和甜食，因为糖可转变为甘油三酯。每餐应七八分饱。应多吃粗粮，如小米、燕麦、豆类等食品，这些食品中纤维素含量高，具有降血脂的作用。

（4）高纤维饮食。膳食纤维被称为现代人的第七营养素，可以阻止胆固醇的吸收，降低血胆固醇的含量。如燕麦、海带、各种蘑菇、山楂、花生、淡菜、萝卜、玉米、海带、豆腐、牛奶、黄豆等。多采用蒸、煮、熬的烹调方法。坚持少盐饮食，每日食盐6克以下。

肥胖症

“肥胖”，对于大家来说，相信已经不是一个陌生的名词。当我们的生活逐渐步向小康的时候，您同时会发现周围的胖子似乎也越来越多了，稍不留神可能连您自己也加入了“胖人一族”。

有人说，胖不胖，一眼就能看出来，大多数情况下确实是这样。但诊断肥胖，肉眼的观察不能作为凭据，需要的是科学依据。

通俗地说，肥胖就是体内脂肪积聚过多。医学界认为，如果一个人每天摄入食物中所含的能量大于机体的消耗量，多余的这部分能量就可能会以脂肪的形式储存在体内，久而久之，这个人的体重就可能超过正常的体重标准。当一个人的体重超过标准体重10%时，称为超重；超出标准体重的20%，称为轻度肥胖；超出标准体重的30%，称为中度肥胖；超出标准体重的50%以上，称为重度肥胖。

肥胖症可分为单纯性肥胖症和继发性肥胖症两类。单纯性肥胖是指并非

由于其他疾病或医疗的原因,仅仅是由于能量摄入超过能量消耗而引起的肥胖。在所有肥胖者中,99％以上是单纯性肥胖。继发性肥胖症,又称症状性肥胖,是由明显的内分泌代谢病因引起的,常继发于脑炎、脑瘤等引起的下丘脑损害、肾上腺皮质功能亢进、甲状腺功能减退症、糖尿病等,除肥胖外更有各原发病的临床表现。

肥胖症的治疗,继发性肥胖症患者以治疗原发病为主,单纯性肥胖症患者除了要增加运动量以提高脂肪利用率外,西医用抑制食欲药、甲状腺素等增强代谢、促进脂肪消耗及减肥手术等法。中医据辨症分别施以具有化痰利湿、健脾化湿、理气活血、清胃泻火、温肾健脾的蔬菜配合治疗。常用于防治肥胖症的蔬菜有冬瓜、萝卜、黄瓜、银耳、四季豆、番薯等。下面我们就向大家介绍一些防治肥胖症的蔬食方。

1. 冬瓜炒三丝

冬瓜500克,瘦猪肉丝50克,香菇丝15克,黑木耳10克。先将冬瓜去外皮,去瓤,切长条块,入水焯5分钟,沥水,入油锅炸至金黄色,捞出。锅底油烧热,爆香生姜片、蒜片,投入瘦猪肉丝、香菇丝、黑木耳略炒,加入黄酒、鲜汤、精盐、葱花、湿淀粉、胡椒粉、麻油即可。本品有益气消渴,嫩肤减肥之功效。

2. 油焖干萝卜丝

干萝卜丝50克,火腿3片,葱头2个,青豌豆荚5个。先将干萝卜丝洗净,用温水浸泡。火腿切丝、葱头切片。锅内放油先炒火腿,再炒干萝卜丝、葱头,加入汤料、酱油、糖、精盐、番茄酱,煮至汤尽。豌豆荚用开水焯一下切斜丝,撒在菜上盛盘即可。干萝卜丝比萝卜营养价值高,由于受到日光的照射,维生素 B_1 增加10倍,维生素 B_2 增加10倍,钙增加16倍,铁增加32倍。此外,它还含有丰富的植物纤维,可防止体内糖分的吸收,防止肥胖,同时可促进胃肠蠕动,使大便通畅,缓解便秘。

3. 山楂汁拌黄瓜

黄瓜500克,山楂30克,白糖适量。先将黄瓜洗净后切条,加水煮熟,沥水。

山楂加水适量煮 15 分钟,取汁液 100 毫升,下适量的白糖以小火熬化,加入黄瓜条拌匀即可食用。本品有清热降脂,减肥消积作用。

4. 银耳鸡肉汤

银耳 25 克,鸡脯肉 150 克,鸡蛋 2 个。先将银耳用清水泡发后,入大汤碗内,加入高汤适量,加入少许精盐、味精,上笼蒸 10 分钟取出待用。将鸡脯肉洗净,用刀背砸成蓉放入锅内,加入蛋清、料酒、精盐、味精、水淀粉拌匀。把鸡蓉做成小丸子,放入开水锅内煮熟捞出,放入碗内。将高汤放入锅内,加入精盐、味精,把银耳连同原汁倒入锅内,待汤开后,投入丸子,稍开倒入小盆内,加入鸡油即成。本品营养丰富,具有降脂功效。

5. 四季豆粥

四季豆 50 克,粳米 100 克。将四季豆与粳米分别淘洗干净,入锅内同煮为粥。本品有健脾利湿的功效。可用于脾虚水肿,小便不利及肥胖症。

6. 番薯黄芪汤

黄芪 25 克,番薯 100 克,冰糖适量。先将番薯去皮洗净切块。将黄芪洗净。将二者入锅内,加入适量的清水煮汤,用大火煮沸后转小火煮熟,加糖和匀即可。本品有补气、健脾、通便之功效。适用于减肥美容者食用。

养生小贴士

警惕发胖的先兆

有不少肥胖者,自己是怎么胖起来的不高不清楚。其实,许多疾病在发病前,身体都会出现一些异常反应,肥胖也不例外。当排除了疾病因素外,如果出现了以下情况,那么就要给自己的体重敲响警钟了。

(1)爱吃爱喝:在排除了糖尿病、甲状腺功能亢进等疾病后,若近来食欲大开,上一顿刚用完,却又感到饥饿了,特别是到了晚上,如果没有夜宵,总觉得有一件事没办完似的。那就要警惕肥胖的发生了。

（2）特别爱睡觉：原来的作息时间比较有规律，但不知什么原因，近来经常感到很困，睡觉特别香，已经睡了足够的时间还想睡，要不就是经常哈欠连天，如果不是过于疲劳的话，这就是肥胖即将到来的预兆。

（3）变懒：如果一向勤快、比较喜欢运动的人突然变懒了，经常无精打采，很多事会心有余而力不足，或者对原先喜爱的运动也提不起精神，甚至感到参加运动是一种负担，那可能就是发胖的预兆。

（4）怕累：如果与平时相比，现在很容易感到疲劳，稍一活动就会大汗淋漓、气喘吁吁，如果不是生病，就有可能是肥胖到来的信号。

以上四条肥胖预警信号，每一条都与肥胖密切相关。红灯已经亮起来了，接着就看自己怎么应对了。

阳痿

阳痿是指男性在性生活时，阴茎不能勃起或勃起不坚或坚而不久，不能完成正常性生活，或阴茎根本无法插入阴道进行性交一种复杂的、整体效应特别明显的性障碍性疾病。阳痿又称"阳事不举"。偶尔 1~2 次性交失败，不能认为就是患了阳痿。只有在性交失败率超过 25% 时才能诊断为阳痿。据国外有关资料统计，阳痿患者约占全部男性性功能障碍的 37%~42%。国内有关调查表明，在成年男性中约有 10% 的人发生阳痿。阳痿的发生率随年龄的增长而上升。男性在 50 岁以后，不少人会阳痿，到了 65~70 岁时阳痿的发生进入高峰。但也因人而异，并非绝对。

现代医学则认为，阳痿多由器质性病变或精神心理因素所造成。通常情况下，器质性病变引起的阳痿仅占阳痿总数的 10%~15%，此种阳痿属于原发性阳痿，其主要表现为阴茎在任何时候都不能勃起。此类症状发生原因很多，包括生殖系统疾病、全身性疾病、药物因素、血管疾病等。

精神心理因素引起的阳痿，又称为功能性阳痿，这种阳痿在日常生活中比较常见,占总数的 85% ~90%。此种阳痿属于继发性阳痿,患者经过检查并没有引起性功能障碍的器质性疾病。精神性阳痿常与个人的精神因素有关,常以突然发病为主要特点。如,有的刚接触配偶时能勃起,但想要性交时阴茎会突然萎缩;有时患者发病为一次性或暂时性,经过治疗多数可恢复。这种阳痿发生的原因,是由于大脑皮层抑制作用增强,使大脑性中枢得不到足够的兴奋所造成的。

临床上除极少数患者有器质性病变外,绝大多数系功能性病变所引起,因此只要治疗方法得当,一般均可改善或治愈。此外,本病多与情绪有关,因此在治疗上除药物治疗外,还要针对具体情况,配合心理及精神治疗。同时还要配以合理的饮食,也可通过蔬食来配合阳痿的治疗,阳痿患者可以适量地吃些大葱、韭菜等蔬菜。以下是几款治疗阳痿的蔬食方,可供阳痿患者选用。

1. 大葱羊肉粥

葱白 5 克,羊肾 2 对,羊肉 50 克,枸杞子 250 克,粳米 150 克。先将羊肾清理干净后切成丁。将羊肉洗净后切片。将葱白切成细丝。枸杞子放入纱布袋内扎紧。以上材料一起与粳米同入锅中,用文火煮粥即可。本品适用于腰腿痛、阳痿等症。

2. 韭菜炒羊肝

韭菜 100 克,洗净切段。羊肝 120 克切片。铁锅急火炒羊肝(适量食油、食盐、味精),待羊肝炒至八成熟,放入韭菜共炒,熟后食用。有补肝肾、益精血的作用。用于肝肾不足,精血亏虚之阳痿。

3. 韭菜炒黑鱼丝

嫩韭菜 200 克,新鲜黑鱼肉 200 克,食用油 20 克。将韭菜择洗干净,切成约 3 厘米长的小段。将黑鱼肉洗净,切成约半厘米粗的丝,放入沸水中烫一下,然后捞出,沥干水分。将锅置于火上,放入植物油,待烧至五成热时,下入黑鱼丝、韭菜段、料酒、精盐稍稍翻炒,加入味精,淋上花椒油,即可装盘出锅。本品有益阴壮阳、补脾利水之功效,可用于辅助治疗阳痿。

4.白胡椒煲猪肚

白胡椒15克打碎,放入洗净的猪肚内,留少许水分,用线扎口,慢火烫熟。调味后服食猪肚,每日中餐空腹食,分3~5天食毕。连用3~5具。适用于脾胃虚弱的阳痿。

养生小贴士

阳痿的预防措施

（1）加强体育锻炼：预防阳痿从锻炼开始。体育锻炼不仅对人的机体有益,而且也有益于人的性功能。美国研究人员发现,常规、适度的锻炼能预防阳痿。身体虚弱、过度疲劳、睡眠不足、紧张持久的脑力劳动,都是发病因素,应当积极从事体育锻炼,增强体质,并且注意休息,防止过劳,调整中枢神经系统的功能失衡。

（2）消除心理因素：要对性知识有充分的了解,充分认识精神因素对性功能的影响。正确对待"性欲",不能看作是见不得人的事而厌恶和恐惧；不能因为一两次性交失败而沮丧担忧,缺乏信心；夫妻双方要增加感情交流,消除不和谐因素,默契配合；性交时思想要集中；特别是在达到性快感高峰,即将射精时,更要思想集中。

（3）节房事：长期房事过度,沉浸于色情,自慰用力过度导致精神疲乏,是导致阳痿的原因之一。实践证明,夫妻分床,停止性生活一段时间,避免各种类型的性刺激,让中枢神经和性器官得到充分休息,是防治阳痿的有效措施。

（4）按摩可以预防阳痿：①经常按压第4腰椎。②摩压手指：用右手大拇指、食指和中指抓住左手中指,由指根部往指尖部抻拉,直到皮肤红赤为止；或用右手的三个手指按压左手无名指和小指之间的骨头处、使皮肤呈红赤即可。③坚持揉按脚踝后内外凹陷窝偏下处。

遗精

在无性交的情况下发生的射精现象称为遗精。由于男性的睾丸是产生精子的器官，随着年龄的增长和生殖器官的成熟，睾丸每时每刻都在生产精子，精囊和前列腺等也不断分泌精浆，这样精液在体内不断地积蓄，当达到一种饱和状态时，就会通过遗精方式排出体外，所谓"精盈自溢"、"精满则泄"。中医认为，遗精多由肾阴亏损，阴虚生内热，热扰精室所致；或由手淫、早婚、房事过频等损伤肾阳，以致精关不固而成；也有因湿热下注，扰动精室而发生遗精者。

遗精常会伴随一些症状。神经衰弱症状：如头晕耳鸣，失眠多梦，神疲健忘，倦怠无力，或精神萎靡，神情恍惚，腰膝酸软等；伴随性功能障碍症状：如早泄、阳痿、射精无力、性欲低下、生殖器感觉异常等；其他系统疾病症状：如生殖器炎症、泌尿系感染等。

遗精一般可分为两类，睡眠梦中遗精称为梦遗，清醒状态下或无梦时遗精称作滑精，梦遗和滑精同为遗精，两者在本质上没有区别。引起遗精的原因大致有如下几种：

（1）精神因素 由于性的要求过分强烈不能克制，特别是在睡眠前思淫引起性兴奋，长时间使性活动中枢神经受到刺激而造成遗精（如经常读淫书、淫画，导致冲动发生遗精）。

（2）体质因素 体质虚弱，各脏器的功能不够健全，如大脑皮层功能不全，失去对低级性中枢的控制，而勃起中枢和射精中枢的兴奋性增强，也会发生遗精。

（3）局部病变 性器官或泌尿系统的局部病变，如包茎、包皮过长、尿道炎、前列腺炎等，这些病变可以刺激性器官而发生遗精。

一般来说，未婚而成熟的男性每月遗精1~2次，有时稍多几次，均属正常生理现象，若次数太多，一周内有几次或一夜几次遗精，就属于遗精的病理现象。过度频繁的遗精，往往容易使人长时间处于一种疑虑、紧张、担忧、羞涩的心理状态，有些弱型气质的男青年，梦遗后由于不能正确理解，更加沉默寡言，郁闷不乐，注意力不集中，甚至失眠，影响工作、学习和健康。

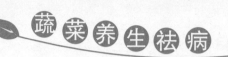
遗精在临床还可分为阴虚火旺、肾精不固、湿热下注三种类型。阴虚火旺型在饮食上宜选用滋阴降火的清淡饮食;肾精不固型宜食温肾固涩饮食;湿热下注型宜食清热利湿饮食。此外,对于遗精患者来说,平时可以适量地吃些山药、豇豆、韭菜等蔬菜,这些蔬菜对防治遗精可起到一定的疗效。下面我们向大家推荐两款防治遗精的蔬菜食疗方,已经患者不妨试试。

1. 山药丸子

糯米150克,山药500克,瘦猪肉蓉50克。先将糯米用冷水浸泡1日,沥水。山药去皮,与瘦猪肉蓉蒸熟后压成蓉,调入淀粉、精盐、味精,捏成小丸子,外裹糯米,入盘蒸熟。当点心食。本品有补气养血,健脾固精之功。

2. 豇豆粥

豇豆50克,粳米50克。新鲜豇豆切成小段,粳米淘净。将粳米加水煮粥,将熟时入豇豆,文火慢慢熬煮,至豆烂粥稠时,调入精盐、味精、葱花、姜末即成。可分为早、晚餐食用。本品有补肾健胃之功效。适用于遗精。

3. 核桃仁炒韭菜

核桃仁60克,先用香油炸黄,然后将洗净切成小段的韭菜150克放入油锅内与核桃肉同炒熟,加适量食盐调味食用。有补肾、壮阳、固精、暖腰膝的作用。适用于肾虚阳痿,腰膝冷痛,遗精梦泄,夜多小便等症。

养生小贴士

遗精的物理疗法

对于病理性遗精,除了中药调治外,还有几种物理疗法,而且操作起来也很简单,附录如下,供读者参考:

(1)按摩疗法:手掌相对摩擦发热后,在腰部至骶尾骨上下推擦100次;用手指按压前臂的神门穴和足部的太溪、足三里穴,各1分钟。

（2）冷水洗浴：每天洗冷水浴1次，或每晚临睡前用冷水冲洗阴囊2~3分钟，这样可降低性神经的兴奋度。

（3）提肛锻炼：每晚临睡前坐在床上收缩肛门，其动作好像忍大便的样子，反复做20~30次，收缩时深吸气，放松时呼气，动作宜柔和缓慢而有节奏。

（4）半蹲站桩：挺胸塌腰，屈膝半蹲，头部挺直，眼视前方，两臂前平举（意识中好像两手握重物，尽力前伸），两膝在保持姿势不变的情况下，尽力往内夹，使腿部、下腹部及臀部保持高度紧张，持续半分钟后复原。每天早晚各做1回，次数自便。

（5）仰卧收腹：仰卧位，两臂伸直在头后，然后上体和两腿同时迅速上举，使双手和两足尖在腹部上空相触，上举时吸气，还原时呼气。每天早晚可各进行1次。每次可做24~32次。随着腹肌力量的增强，重复次数可逐步增加。

前列腺炎

前列腺是男性生殖系统的重要器官，它产生的前列腺液，也是精液的重要组成部分，而且它还有营养精子、促使卵子受精的作用。前列腺器官虽小，但它带给男性的问题、麻烦却不少，因而不容忽视。前列腺炎就是其中的一大问题。前列腺炎是指前列腺特异性和非特异性感染所致的急慢性炎症。前列腺炎常由病毒感染、泌尿系统结石、前列腺慢性充血等因素引起。急性前列腺炎会有恶寒、发热、乏力等全身症状；局部症状是会阴或耻骨上区域有重压感，久坐或排便时加重，且向腰部、下腹、背部及大腿等处放射，若有小脓肿形成，则会疼痛加剧而不能排便；尿道症状为排尿时有烧灼感、尿急、尿频，可伴有排尿终末血尿或尿道脓性分泌物；直肠症状为直肠胀满、便急和排便感，大便时尿道口可流出白色分泌物。慢性细菌性前列腺炎常由急性前列腺炎转变而来。

前列腺炎对于男人来说，是不分老少的，因此不管是年纪大的还是年纪轻的，都应对此症加以重视。

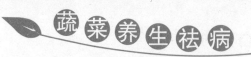
虽说药物是治疗前列腺炎的关键,但是如果我们再辅以饮食配合治疗,将会取得更好的效果。在平时的饮食中,前列腺炎患者宜吃些番茄、白菜、冬瓜等蔬菜,它们对防治前列腺炎可起到一定的辅助作用。下面我们就向大家介绍几款防治前列腺炎的蔬食方。

1. 素拌三丁

番茄 250 克,松花蛋 4 只,豆腐 250 克。先将番茄用沸水焯一下,去皮、籽,切成丁。松花蛋去壳、去蛋黄,切成丁。豆腐也切成丁。锅置火上,放适量水烧热,加入豆腐丁、适量精盐,煮沸后捞出,沥水晾凉。然后将番茄丁、松花蛋丁、豆腐丁一同放入盆中,加精盐、香油、味精,拌匀即可。本品有清热解毒、利水消肿的功效。适用于前列腺炎等症。

2. 白菜炒黄鳝

白菜帮 150 克,黄鳝 350 克。先将白菜帮洗净后切丝。黄鳝清理干净后,放入碗中,调入精盐、胡椒粉腌制。将黄酒、香醋、酱油、麻油、白糖、味精、葱花、生姜末、湿淀粉调成味汁。炒锅放油烧热,下白菜丝炒熟捞出。原锅中放素油,下蒜泥煸香,投鳝丝炒变色,加白菜、调味汁略翻拌。佐餐食。本品有补益脾胃、益气养血、祛风湿、强筋骨之功效。适用于慢性前列腺炎、糖尿病等症。

3. 冬瓜薏米绿豆汤

冬瓜 250 克,薏米 50 克,绿豆 50 克,白糖适量。将上述各物洗净,煲汤,加糖调味,分服。本品通利小便之功效。适用于湿热患者,对于前列腺炎患者也有良好的功效。

养生小贴士

不要长时间久坐或骑车

前列腺的解剖结构比较特殊,从生理观点看,坐位可以使血液循环变慢,尤其是会阴部的血液循环,久坐不动可以造成对前列腺的直接压迫而导致前列腺充血，使局部的代谢产物堆积、前列腺的腺管阻塞、前列腺液的排泄更加困难，导致慢性前列腺炎的发生。因此，从事久坐不动工作的男性，应该在工作闲暇时注意休息并及时地变换体位，改善前列腺的局部充血状态，减少或避免慢性前列腺炎的发生。

月经失调

月经失调也叫月经不调，月经失调是指月经的周期、经期、经量异常的一类疾病。包括月经先期、月经后期、月经先后无定期、经期延长、月经过多、月经过少等。月经失调的病因可能是器质性病变或是功能失常。许多全身性疾病如白血病、高血压、肝病、内分泌病、流产、宫外孕、葡萄胎、生殖道感染、肿瘤等均可引起月经失调。

月经失调是多数女性的一大烦心事，据中国母婴保健中心做的关于"社区已婚妇女常见病患病状况及影响因素调查"显示，月经失调占已婚女性妇科常见病的首位，比例为34.5%。有研究表明：便秘也可能会引起女性月经失调。这是因为直肠内大便过度充盈后，子宫颈会被向前推移，子宫体则向后倾斜。如果长时间受压而不畅通，子宫壁会发生充血，并失去弹性。若子宫长久保持在后倾位置，就会发生腰痛、月经紊乱。

中医认为，月经周期的变异多与脏腑功能紊乱有关，经量的多少与气血的虚实有关。具体而言，经行先期，量多色紫者属血热，量少色红者属虚热，量多色淡者属气虚；经行后期，量少色淡，属气血两虚，量少色黑有块属气滞或血瘀，量少色紫暗质薄属虚寒，量多色淡质粘属肝肾亏损。

对于月经提前者应注意补充含铁质类的蔬菜，同时还要增加对维生素 C 的供应，维生素 C 有促进生血功能的作用，可用以辅助治疗缺铁性贫血。蔬菜中也有一些可以用来调节女性月经的有益蔬菜，如莙荙菜、芹菜、甜菜等。下面我们就来介绍一些常用的防治月经失调的蔬菜食疗小偏方，供大家选择。

1. 莙达菜苡仁白果粥

莙达菜 20 克，苡仁 30 克，白果 10 克，粳米 100 克。先将莙达菜洗净，切碎。将苡仁、白果、粳米淘洗干净，将四者入锅煮粥食用，每日 2 次。本品有调经止带的作用。

2. 芹菜益母汤

芹菜 250 克，益母草 50 克，鸡蛋 2 只。芹菜洗净，去叶留梗，切成寸段。益母草洗净，与芹菜一道加水煮半小时左右，加入鸡蛋搅碎，煮开即成，放入适量油、盐调味。佐餐饮汤。具有补血调经之功效。适用于月经失调。

3. 甜菜粥

甜菜 250 克，粳米 100 克。先将甜菜洗净切丝，与淘洗干净的粳米同煮粥，粥熟时加入适量调味品即可食用。此粥具有通淋治痢，调经止带的作用。腹泻、痢疾、小便不畅、白浊带下、妇女月经失调者食之有益。

养生小贴士

月经失调的预防保健

每个月的那几天，都是女性颇为烦恼的日子。如果碰到不按规律"办事"的时候，更够女性朋友们烦的了。许多女性发生月经失调后，只是从妇科疾病去考虑，而忽视了生活因素。殊不知，不良的生活习惯是导致月经失调的罪魁祸首。在此，为女性朋友介绍几个好方法。

（1）缓解精神压力：可从事一些全身运动，如游泳，跑步，每周进行 1~2 次，每次 30 分钟。多食用一些有减压作用的菜肴，如香蕉、卷心菜、土豆、虾、巧克力、火腿、玉米、番茄等。

（2）提高自身免疫力：良好的自身免疫力会帮助你抵抗轻微的小病。不要随便给抗生素"升级"。一旦用了高级的抗生素，再用低级的就不起作用了，因为病菌对其已产生了耐受力。因此，用药应询问医生，"升级"要慎重。

（3）科学使用家用电器：日常操作电脑时，要做好防护。在手机上装个免持听筒对话器是比较安全的选择。当然，最好不要长时间使用手机。少用微波炉，冰箱不宜放在卧室里。讲究电器的科学使用，尽量避免多种电器同时开启使用，持续使用时间不可过长，次数不宜过频。

痛经

痛经是指妇女在经期及其前后，出现小腹或腰部疼痛，甚至痛及腰骶。每随月经周期而发，严重者伴有恶心呕吐、冷汗淋漓、手足厥冷，甚至昏厥等症状，给工作及生活带来极大的影响。目前临床常将其分为原发性和继发性两种，原发性痛经多指生殖器官无明显病变者，故又称功能性痛经，多见于青春期、未婚及已婚未育者。此种痛经在正常分娩后疼痛多可缓解或消失。继发性痛经多因生殖器官有器质性病变所致。

中医认为，痛经主要是由于气血失调，气机不畅，血行受阻所致，或因为肝郁、寒凝、热邪所致。临床上常见有气滞血瘀、寒凝胞中、湿热下注、气血两虚、肝肾虚损等症型。

痛经在治疗上应以益气养血、补益肝肾、活血散寒、理气化瘀为主。有些蔬菜调理痛经也很有效，如用韭菜、荠菜等。下面我们就来介绍两则常用的防治痛经的蔬菜食疗小偏方，供大家选择。

1. 韭菜汁红糖饮

韭菜 250 克，红糖适量。先将韭菜洗净，捣烂取汁，加水将红糖煮沸，加入韭菜汁即可。痛经时每日饮用 1 次，连服 3 日。有益气补血止痛之功效。适用于痛经属气血虚弱者。症见经期或经后小腹隐隐作痛，喜揉按，经量少，色淡质稀，神疲乏力，面色无华，舌质淡，脉细弱。

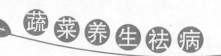

2. 荠菜石榴皮粥

石榴皮(干品)15 克,荠菜 50 克,粳米 100 克,蜂蜜适量。将石榴皮用纱布包好。锅内加水适量,放入石榴皮袋、淘洗干净的粳米煮粥,煮至八成熟时加入鲜荠菜末,再煮至粥熟,拣出石榴皮袋,调入蜂蜜即可。本品有清热止血、平肝明目、和脾利水等功效。

3. 姜枣花椒汤

生姜 25 克,大枣 30 克,花椒 100 克。将生姜去皮洗净切片,大枣洗净去核,与花椒一起装入瓦煲中,加水 1 碗半,用文火煎剩大半碗,去渣留汤。饮用,每日一剂。此汤具有温中止痛之功效,并有光洁皮肤的作用。适用于寒性痛经。

养生小贴士

痛经妇女夏天注意事项

炎夏痛经妇女特别要注意以下几点:

(1)避免冷饮:夏季是人们食冷饮最多的季节,在经期或经前后,痛经者宜多饮温开水,不应恣食冷饮。许多妇女发现在月经来潮时,进食大量冰淇淋会减少月经量,缩短周期,下腹疼痛加重。

(2)切勿贪凉:夏季出汗较多,毛孔开放,易受风寒之邪的侵袭,有痛经病史的妇女在树阴下、凉台上、过道里乘凉的时间不宜太长;吹电风扇的时间也不宜过长;空调房间的温度不要调得过低;沐浴后要把身上的水擦干。尤其在经行之际,尽量避免受寒。寒冷使血管收缩,血液凝滞,经血形成或排除受阻,不通则痛,引起痛经。

(3)劳逸结合:经期要保证充足的睡眠,可照常工作与劳动,但要禁止剧烈运动,如打球、游泳、赛跑、扛挑重物等,以免发生经血过多或闭止不潮,致气血损耗或气血运行不畅,使痛经反复发作。一些白领妇女有经行腹痛者,不可长期以一种坐势伏案电脑旁,应适当走动,使气血畅通。

（4）和调情志：经期，经血下注，阴血不足，肝气偏旺，容易情志不安宁，或抑郁或烦躁，心理欠稳定，气血不和，容易加重经期的不适感，可使痛经加重，所以应保持心情舒畅，勿使七情过度。听听喜爱的音乐，静静的休息或和朋友聊聊天等，消除紧张、烦闷、恐惧的心理，真正做到"心脾平和，经候如常"。

产后出血

产后出血指胎儿娩出后 24 小时内阴道流血量达 400 毫升以上。当胎盘脱离子宫后，如果子宫肌肉无法坚定有力地收缩以控制出血，就会发生产后出血的情况。分娩时间过长，造成子宫肌肉收缩无力，或是双胎妊娠，或多次生产而使子宫扩张过度，子宫肌肉变得软弱无力，这些情形都会造成产后出血。产后出血还可能是部分胎盘残留在子宫内，使子宫无法收紧，或者是软产道损伤及凝血功能障碍等原因所致。

中医认为，本病的病因病机多是素体虚弱、气血亏虚、冲任不固、不能摄血；或瘀血内留、血郁气滞、血液不循常道而妄行所致。

产后出血的常见症状表现为，头晕眼花、面色苍白、表情淡漠、血压下降等。严重者还会出现昏不知人、眼闭口开、手撒肢冷、汗出、脉微欲绝或浮大而虚等症状，甚至死亡。此外，自身凝血机制障碍或原有妊娠高血压综合征等均可导致产后出血。

产后出血过多如果不能得到及时制止，则必然是血愈耗，气愈伤，最终会导致气血两脱，阴阳离绝。在治疗上，可以采用莲藕、荠菜等蔬菜配合治疗。其常用的蔬食方如下：

1. 凉拌藕

鲜藕、黄米饭各 400 克，葱油 10 毫升，姜丝、橘皮丝、小茴香各 10 克。先将藕洗净切寸块，入沸水中略焯即捞出，盐腌后，沥干卤水，加葱油、姜丝、橘皮丝

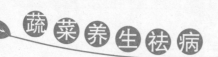

拌匀待用。小茴香研细末。将黄米饭、藕块等物搅拌均匀后加入小茴香末，捣烂，用鲜荷叶包裹，重物压一夜即可食。此菜具有生津开胃、补肺益气、养血止血、解酒毒的作用。

2. 荠菜炒鲜藕片

鲜荠菜50克，鲜莲藕90克，猪油20克，精盐、味精各适量。将荠菜去杂后，用清水洗净，待用。把鲜藕刮去皮，洗净，切成薄片，待用。将炒锅洗净，置于炉火上，起油锅，倒入荠菜，鲜藕片，翻炒至熟，点入精盐、味精调味，即可服食。一般服食5~7天有效。

本品具有和脾，利水，止血的功效。适用于血瘀引起的妇女产后腹痛、出血等症。

3. 荠菜汤

带根荠菜300克，鸡蛋2个。先将荠菜洗净切碎。沙锅内加入适量的清水和调料煮沸，下入荠菜再沸一二次后，放入搅匀的鸡蛋煮沸。每日1剂。本品适用于产后血色鲜红量多者。形寒肢冷、腹痛、血色淡者不宜多食。

养生小贴士

预防产后出血，做健康产妇

产后少量出血比较正常，但是如果产后经常大量出血，那就不正常了。大量出血会使产妇陷入休克，特别是因产程过长而太过疲劳，或患有妊娠高血压综合征，由于对失血的耐受力降低，在失血不足400毫升的情况下也可能会发生休克。那么如何提前预防呢？

（1）凝血功能不好及早进行防治。凝血功能障碍引起的产后出血是可以预防的，如在产前检查时发现凝血功能不正常，及时采取预防和治疗措施。

（2）出血时精神不要过于紧张。发生产后出血时，产妇不必过于紧张，越是紧张出血就会越多。应该保持安静，等待并配合医生处理。

（3）有出血可能的产妇最好提前入院。患有妊娠高血压、羊水过多、胎儿过大的产妇，最好提前住院，并检查血型。

（4）孕期认真接受分娩健康教育。分娩健康教育可使产妇在分娩过程中放松精神，战胜产痛，一直保持充足的产力，避免产程过长。还可使产妇能与医生很好地配合，防止胎儿娩出太快，造成软产道撕裂。

产后缺乳

产后乳汁少或完全无乳，称为缺乳。乳汁的分泌与乳母的精神、情绪、营养状况、休息和劳动都有关系。任何精神上的刺激如忧虑、惊恐、烦恼、悲伤，都会减少乳汁分泌。乳汁过少可能是由乳腺发育较差，产后出血过多或情绪欠佳等因素引起，感染、腹泻、便溏等也可使乳汁缺少，或因乳汁不能畅流所致。对前者西医尚无特殊处理方法，对后者可用催产素肌肉注射，以促使乳汁流出或用吸奶器等方法。

中医认为本病有虚实之分。虚者多为气血虚弱，乳汁化源不足所致，一般以乳房柔软而无胀痛为辨证要点。实者则因肝气郁结，或气滞血凝，乳汁不行所致，一般以乳房胀硬或痛，或伴身热为辨证要点。临床需结合全身症状全面观察，以辨虚实，不可单以乳房有无胀痛一症而定。缺乳的治疗大法，虚者宜补而行之，实者宜疏而通之。

对于本病的治疗，应针对不同病因，除消除精神因素、调整胃肠功能外，还可用养血、活血、益气、养阴等蔬菜配合治疗。比如茭白、丝瓜、木瓜、黄花菜、木耳、香菇等。下面我们介绍几款常用的防治痛经的蔬菜食疗小偏方，供大家选择。

1. 猪蹄茭白汤

猪蹄 250 克，白茭（切片）100 克，生姜 2 片，料酒、大葱、食盐各适量。猪蹄于沸水烫后刮去浮皮，拔去毛，洗净，放净锅内，加清水、料酒、生姜片及大葱，旺

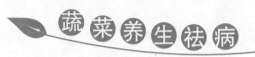
火煮沸,撇去浮沫,改用小火炖至猪蹄酥烂,最后投入茭白片,再煮 5 分钟,加入食盐即可。此汤可益髓健骨,强筋养体,生精养血,催乳。可有效地增强乳汁的分泌,促进乳房发育。适用于妇女产后乳汁不足或无乳等。

2. 丝瓜鲢鱼汤

鲢鱼 1 条,丝瓜 200 克。将鲢鱼清理干净,切块。将丝瓜去皮洗净,切条。将鲢鱼放入锅内,再加入调料,以及清水适量,煮至鱼熟,加入丝瓜条,煮至鱼和丝瓜熟后,加入调料即可。每日 1 次,7 天为 1 个疗程。本品对产后气血不足所致的乳汁缺少、乳行不畅者有较好的疗效。

3. 木瓜猪蹄汤

猪蹄、青木瓜、黄豆适量。先将青木瓜去皮、籽,切块。黄豆用清水泡透。锅中入猪蹄和清水煮滚,入黄豆煮至八分熟,放青木瓜煮烂,加盐调味即可。本方具有理气通乳的功效,适用于产后乳汁稀少。

4. 番茄猪骨粥

番茄 3 个(重约 300 克)或山楂 50 克,猪骨头 500 克,粳米 200 克,精盐适量。将猪骨头砸碎,用开水焯一下捞出,与番茄(或山楂)一起放入锅内,倒入适量清水,置旺火上熬煮,沸后转小火继续熬半小时至 1 小时,端锅离火,把汤滗出备用。粳米洗净,放入沙锅内,倒入番茄骨头汤,置旺火上,沸后转小火,煮至米烂汤稠,放适量精盐,调好味,离火即成。该粥具有通利行乳、散结止痛、清热除瘀的作用。

养生小贴士

产后缺乳的预防调摄

俗话说"三分治疗,七分调理",正确、合理地注意生活、饮食、精神等方面的调理对缺乳的防治非常重要。

（1）母婴同室，及早开乳。一般认为，早期母乳有无及泌乳量多少，在很大程度上与哺乳开始的时间及泌乳反射建立的迟早有关。有人通过比较，发现产后1小时内即予哺乳，产妇的泌乳量较多，哺乳期也较长。

（2）养成良好的哺乳习惯按需哺乳，勤哺乳，一侧乳房吸空后再吸另一侧。若乳儿未吸空，应将多余乳汁挤出。

（3）营养和休息要保证产妇充分的睡眠和足够的营养，但不要滋腻太过。应鼓励产妇少食多餐，多食新鲜蔬菜、水果，多饮汤水，多食催乳食品，如花生米、黄花菜、木耳、香菇等。

（4）调节情志。产妇宜保持乐观、舒畅的心情，避免过度的精神刺激，以致乳汁泌泄发生异常。

（5）及早治疗。发现乳汁较少，要及早治疗，一般在产后15日内治疗效果较好。时间过长，乳腺腺上皮细胞萎缩，此时用药往往疗效不佳。

痤疮

痤疮俗称"青春痘"，又叫"面疱""粉刺""酒刺""暗疮"等，是由于毛囊及皮脂腺阻塞、发炎所引发的一种慢性炎症性皮肤病，也是美容皮肤科的最常见的病种之一。通常好发于面部、颈部、胸背部、肩膀和上臂。临床以白头粉刺、黑头粉刺、炎性丘疹、脓疱、结节、囊肿等为主要表现。这种疾病多见于青春期，但也不完全受年龄阶段的限制，从儿童到成人，几乎所有年龄段的人都可以发病。

皮肤是五脏的镜子。痘痘的产生与五脏六腑有密切的关系，中国医学研究表明：痤疮虽生长在皮肤表面，但与脏腑功能失调息息相关。中医认为面鼻及胸背部属肺，因此本病常由肺经风热阻于肌肤所致；或因过食肥甘、油腻、辛辣食物，脾胃蕴热，湿热内生，熏蒸于面而成；或因青春之体，血气方刚，阳热上升，与风寒相搏，郁阻肌肤所致。

痤疮患者大多数有"内热"情况，在饮食上应多选用具有"清凉"去"热"、

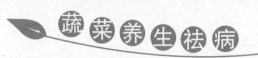
生津润燥作用的食品,如木耳、蘑菇、芹菜、莴笋、丝瓜、苦瓜、番茄、莲藕、绿豆、梨、山楂、苹果等。宜吃粗纤维食物,如全麦面包、粗粮(玉米等)、笋等,可促进肠胃蠕动,加快代谢。此外,维生素 A 有益于上皮细胞的增生,能防止毛囊角化,消除粉刺,调节皮肤汗腺功能,减少酸性代谢产物对表皮的侵蚀,如胡萝卜、荠菜、菠菜、动物肝脏等。宜吃富含维生素 B_2 的食物,维生素 B_2 能促进细胞内的生物氧化过程,参与糖、蛋白质和脂肪的代谢。含有维生素 B_2 的食物主要有:瘦肉、乳类、蛋类,绿叶蔬菜等。

　　痤疮的治疗在以药物治疗为主的基础之上,如果能够辅以以下食疗,对于预防、快速促进症状消失,加快病患治愈具有非常好的疗效。

1. 海带海藻百合汤

　　海藻、海带各 15 克,百合 50 克。将海带泡发后洗净,上笼屉内蒸透,取出后放入水中浸泡 4 小时后洗净,切小块。海藻用温水浸泡后洗净,用手撕碎。将百合泡发,洗净切成片。锅置旺火上,加入清水适量,加入百合、海藻、海带,用大火烧沸,捞去浮沫,再改用小火煮熟,加入调料调味即可。本品有清热、解毒、消炎之功效。适用痤疮患者食用。

2. 丝瓜鱼尾汤

　　丝瓜 200 克,鲩鱼尾 400 克,绿豆芽 150 克,豆腐 2 块。先将鲩鱼尾清理干净。将丝瓜洗净去皮切块。将绿豆芽洗净。豆腐速冻片刻。油锅上火,爆香姜片,下入鲩鱼尾,将其两面煎至金黄色,加入适量的沸水,煮 30 分钟后加入豆腐、丝瓜、绿豆芽,煮熟调味即可。本品有健肤益肤之功效。适用于痤疮、皮肤干燥、色斑等症。

养生小贴士

痤疮患者应忌口的食物

　　(1)辛辣之物。这类食品性热,食后容易升火,痤疮者本属内热,服食这类食品无疑是火上加油。

（2）高脂类食物。高脂类食物能产生大量热能，使内热加重。因此，必须忌食如猪油、奶油、肥肉、猪脑、猪肝、猪肾、鸡蛋等。

（3）腥发之物。腥发之物常可引起机体过敏而导致疾病加重，常使皮脂腺的慢性炎症扩大而难以祛除。因此，腥发之物必须忌食，特别是海产品，如海鳗、海虾、海蟹、带鱼等。

（4）补品。有些家长生怕发育期的孩子营养不够，于是拼命进补，实际上这是一种错误的想法。因为补药大多为热性之品，补后使人内热加重，更易诱发痤疮。

（5）高糖食物。人体食入高糖食品后，会使机体新陈代谢旺盛，皮脂腺分泌增多，从而使痤疮连续不断地出现。因此患者应忌食高糖食物，如白糖、冰糖、红糖、葡萄糖、巧克力、冰淇淋等。

雀斑

雀斑，中医又称为雀儿斑，雀子等。主要表现为面部皮肤浅褐色或暗褐色斑点，帽针头大小，多发性，对称分布，夏日晒后显著，冬季避晒减轻。好发在鼻梁部及眶下。但颈部、手臂、手背、小腿亦可发生。无任何自觉症状。中医认为本病主要是先天肾水不足，不能荣华于上，阴虚火邪上炎，蕴蒸肌肤而致。现代医学认为本质为常染色体显性遗传。多见于女性，常始发于4~5岁的学龄前儿童，少数自青春期发病，随年龄增长而逐渐增多。

本病的病理改变是表皮基底层，尤其是表皮突部位黑素含量增多，但黑素细胞数目并不增加。本病可以食用黄瓜、茄子、黑木耳等蔬菜疗法并配合其他药物进行对症治疗。

1. 黄瓜粥

取大米100克，鲜嫩黄瓜300克，精盐2克，生姜10克。将黄瓜洗净，去皮

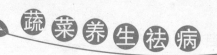

去心切成薄片。大米淘洗干净,生姜洗净拍碎。锅内加水约1000毫升,置火上,下大米、生姜,武火烧开后,改用文火慢慢煮至米烂时下入黄瓜片,再煮至汤稠,入精盐调味即可。一日二次温服,可以润泽皮肤、祛斑、减肥。

2. 蒸茄子

茄子250克。茄子洗净,切大条状,放入碗中,入蒸笼蒸20分钟左右。将蒸熟的茄子取出,趁热放盐,淋上麻油即成。此菜具有清热消痈的功效。适用于热毒疮痈所致皮肤溃烂。

3. 黑木耳红枣汤

取黑木耳30克,红枣20枚。将黑木耳洗净,红枣去核,加水适量,煮半个小时左右。每日早、晚餐后各一次。经常服食,可以驻颜祛斑、健美丰肌,并用于治疗面部黑斑、形瘦。本食谱中的黑木耳,《本草纲目》中记载其可去面上黑斑。黑木耳可润肤,防止皮肤老化;大枣和中益气,健脾润肤,有助黑木耳祛除黑斑。

养生小贴士

从小事做起,彻底告别雀斑

(1)洗脸要彻底:美容专家的主张是,进行"双重洗脸"。即使用卸妆水后,再使用洁面乳液,这才是正确的洗脸方法。

(2)警惕有害护肤品惹祸:护肤品最好在一个季节里就用完。否则其中含有的铅、粗糙油脂成分都对肌肤十分不利,导致雀斑出现

(3)当心化妆引来麻烦:最好把化妆的时间缩短到最低。回家后要马上卸妆,而不是等到睡觉前才卸妆。

(4)注意防晒和美白:每天涂抹防晒霜必不可省,同时还要兼顾美白护理,能净化、均匀肤色。

(5)每天用淘米水洗脸:淘米水中所含的成分可洗去脸上的污垢,其中的维生素B族、E也可帮助保持肌肤的滋润。方法是:用洁面乳洗脸后,用淘米水按摩肌肤3分钟,再用温水清洗。每天坚持可预防雀斑的生长。

酒糟鼻

酒渣鼻是一种主要发生于面部中央的红斑和毛细血管扩张的慢性皮肤病。因鼻色紫红如酒渣故名酒渣鼻。中医认为酒糟疹色发紫发红，发生于鼻部或鼻部沟侧，乃肺、胃之所，多由肺热受风或气血热盛生风所致，久之皮损呈紫红色，且有肝气抑郁之症，乃是肝郁气滞，经络受瘀血阻滞所致。脓疱、丘疹、结节之皮损则是由于毒邪作祟引起。鼻赘期乃是气血凝滞、毒邪内蕴造成。本病以颜面部中央的持续性红斑和毛细血管扩张，伴丘疹、脓疱、鼻赘为临床特征。多发生于中年，男女均可发病，尤以女性多见。

酒糟鼻的治疗除平时注意个人卫生，多用温水洗脸，戒怒，保持大便通畅以外，还可以选用清热利湿、解毒散结的蔬菜来配合治疗。下面给大家推荐两则治疗酒糟鼻的蔬菜小偏方。

1. 茭白饮

茭白 30 克。先将茭白洗净，用水煎，取汁，每日代茶饮。同时用茭白捣烂如泥，外敷患处。本品适用于酒糟鼻。

2. 醋馏茭白

茭白 500 克，植物油 50 克。先将茭白洗净切成块，起油锅投入花椒炸香后捞出，下茭白块略炒，放入糖、醋、酱油煮沸，用湿淀粉勾芡，淋入麻油即成。本品有清热除烦，除酒糟鼻之功。

养生小贴士

治疗酒糟鼻应注意的饮食

（1）忌食辛辣、酒类等辛热刺激物。中医认为，酒糟鼻是因饮食不节，肺胃积热上蒸，外感风邪，血瘀凝结所致。因此，饮食上应避免促使面部皮肤发

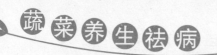
红的食物，如辣椒、芥末、生葱、生蒜、酒、咖啡等刺激性食物；少吃油腻食物，如动物油、肥肉；油炸食品、糕点等，以减少皮脂的分泌。多吃些富含维生素 B_6、维生素 B_2 及维生素 A 类的食物和新鲜水果、蔬菜。此外，可口服 V6，甲硝唑，每日两到三次，直至症状完全消失。

（2）尤其应当忌酒，注意避免冷、热刺激，避免情绪激动、精神紧张。尤其在轻度时，要用内服加外用产品同时治疗，一般内服维生素 B 族，如维生素 B_2、B_6 等。也可口服四环素或甲硝唑等。不要用手搔抓患处，以防感染，平时经常用温水洗涤同时不要用碱性肥皂洗涮。

夜盲症

夜盲症俗称"雀目"，"鸡毛眼"。当眼从强光处进入暗处时，开始一无所见，以后逐渐能看清暗处的物体，这种对光的敏感度逐渐增加，最终达到最佳状态的过程称为暗适应。夜盲症是指暗适应能力降低，在光线暗淡环境下表现为视觉障碍，行动困难，但在明亮环境下，视力仍然较好，或可保持正常。临床上可通过暗适应检查了解是否有夜盲。

中医认为，夜盲症主要为脾胃虚弱及命门火衰所致。脾胃虚弱则夜盲，多见于小儿，伴有腹大、面黄肌瘦、头发稀疏、白天视力正常而夜间或光线暗弱处则不能见物等症状。命门火衰者，初则夜盲，视力逐渐下降，并伴有头晕无力、畏寒怕冷、进食不香、遗精阳痿、苔白、无力等症状。在治疗视力减退、夜盲时，首先要查明原因，对症治疗才能奏效，以下蔬菜食疗方，可辅助治疗视力减退。

1. 山药胡萝卜粥

粳米 100 克，山药半根，胡萝卜 50 克。将山药洗净后用水泡透，切成薄片。胡萝卜洗净去皮，切成薄片。粳米淘洗干净。将粳米、胡萝卜、山药一同入锅，大火煮沸，再用小火煮为粥即可。本品有补肝明目的功效。适用于夜盲症。

2. 菠菜羊肝汤

鲜菠菜、羊肝各50克。先将菠菜洗净切段，羊肝切片。锅内加水约750毫升，烧沸后加入羊肝，稍滚下菠菜，并加入适量盐、麻油、味精，滚后即可。吃羊肝、菠菜并喝汤。此汤具有养肝明目的功效，适用于视力模糊，两目干涩等病症。

3. 南瓜滚猪肝汤

南瓜400克、猪肝250克、生姜3片。将南瓜洗净，去皮、瓤，切块；猪肝洗净，切为薄片，用生抽、生粉、生油各一茶匙拌腌10分钟。先把南瓜和生姜放进锅中，加清水2000毫升，武火煮沸至熟下猪肝，调入食盐便可。本汤对夜盲症有一定辅助治疗作用，宜长期食用。

4. 番茄炒猪肝

番茄250克，猪肝60克。将猪肝入锅煮熟，晾凉后，切片。将番茄洗净切块，与猪肝一起炒熟，加入调料即可。本品主治夜盲症。

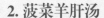

小儿夜盲症的预防

（1）提倡婴儿时期用母乳喂养。若不能用母乳喂养，则可用全脂牛乳或近似人乳成分的代乳品进行人工喂养。

（2）及时添加辅食。番茄、胡萝卜、菠菜等富含维生素A的果菜汁或果菜泥可根据小儿年龄增大而逐步添加。

（3）患麻疹、结核等疾病时勿过分"忌口"。应及时补充富含维生素A而又易于消化的食物。

（4）检查是否有锌缺乏症。可查发锌或血锌，如有锌缺乏，则需及时补锌，常用锌制剂有硫酸锌片、葡萄糖酸锌等，剂量按年龄大小而异，可按每日每公斤体重硫酸锌3~5毫克，分3次口服，或遵医嘱。

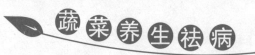

（5）补充维生素 A，4 岁以下每日 2500 国际单位，4 岁以上每日 5000 国际单位。可用浓缩鱼肝油或维生素 A 丸口服。维生素 A 丸每九含 2.5 万国际单位，可 5~10 天服 1 丸。浓缩鱼肝油每克内含维生素 A50000 国际单位，每日口服 1~2 滴即可预防维生素 A 缺乏。

一旦发生夜盲症则需要在医生指导下积极治疗。

骨质疏松症

骨质疏松症是较常见的一种代谢性骨病，以中老年人较为多见。其特点为单位体积内骨组织量减少，骨骼脆性增加。临床发病女性多见于绝经期后，男性多在 55 岁左右。有的无任何自觉症状，而以四肢某部的骨折或脊柱压缩性骨折而被突然发现，有的以腰背持续性钝痛或剧烈疼痛为特点，背举重物时加重，限制活动可减轻。此外，身材变矮是一个早期体征，患者常伴有驼背、上腹部出现横带状角化皮肤，消瘦及食欲减退等症状。

骨质疏松症在中医属"骨痿"范畴。中医认为"肾主骨"、"腰为肾之府"，因此本病发病的关键原因是肾虚髓液不足；根据临床表现可分为肾阴亏虚、肝肾阴虚、脾肾阳虚等证型。要治疗骨质疏松症，加强合理膳食以获得充足的营养显得十分重要。对于骨质疏松症患者来说，平时饮食中若适量地食用一些洋葱、卷心菜等蔬菜，可起到一定的防治效果。下面给大家介绍几两款防治骨质疏松症的蔬食方，骨质疏松症患者不妨试试。

1. 奶汁洋葱头

小洋葱头 20 个，牛奶 250 克，鲜奶油 30 克，黄油 50 克，面粉 80 克。先将小洋葱头剥去皮，洗净，放入锅内加适量清水煮熟，取出备用。取煎盘，加入黄油，用小火烧热，下入面粉混合拌匀，慢慢炒至出香味时，加入烧沸的牛奶将其冲开，边冲边用筷子搅动，制成稠沙司，再加入精盐、胡椒粉、味精及鲜奶油，调好口味,下入小洋葱头烧至微沸30分钟后即成。本品抗骨质疏松,抗动脉硬化,降胆固醇。适用于各型骨质疏松症。

2. 虾米拌卷心菜

卷心菜 250 克,小虾米 25 克,黄酒 10 克,酱油 10 克。先将卷心菜洗净,切成 3 厘米见方的小块,下沸水锅中焯一下,放入碗中。用黄酒发好小虾米,然后放入装有卷心菜的碗中,再将所有的调料加入碗中,拌匀即成。佐餐食。本品有抗骨质疏松,补肾养胃之功效。适用于各型骨质疏松症。

养生小贴士

喝牛奶晒太阳有利预防骨质疏松症

专家表示,通过对办公室工作的 20~60 岁人群 1420 人的回顾性调查问卷和骨密度测定进行了关于营养和锻炼对骨骼的影响的调查。结果发现每天喝 300 毫升牛奶的人和从不喝牛奶的人相比,无论女性还是男性,喝牛奶的人群的椎体和髋部骨密度分别高出 6%~7%。每周锻炼 40 分钟以上的和少于 20 分钟的人的骨密度相比,骨量在椎体和髋部分别高出 8%~10%。

因此,中国健康基金会发出通过健康的饮食和生活方式积极预防骨质疏松症的呼吁:建议民众每天喝 1 瓶牛奶、晒 10 分钟太阳、多走 20 分钟路、不吸烟、不酗酒,中老年人每年进行骨密度检测。

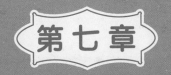

第七章

菜有所属：不同人群的蔬食调理

人们虽然与蔬菜朝夕相
处，但对于它们的了解远远不够。
蔬菜就像我们身体的好朋友，我们离不
开它。专家认为，纯粹的素食主义和纯粹的
肉食主义都不是健康的养生方式，最好的养生
方法是营养均衡，素荤结合。每个人都有自己的
择友标准，我们的身体也是。为了便于每个人都
能迅速找到适合自己的养生蔬菜，本章我们将
按照年龄、性别、不同职业和不同需求将适合
您的蔬菜一一道来。

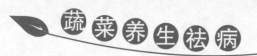
婴幼儿的蔬食调理

随着婴儿逐渐长大，一方面，他们对各种营养成分的需求越来越多，母乳或婴儿配方奶粉的营养逐渐无法供应，另一方面要让婴幼儿逐渐适应其他味道的食物，并学习咀嚼及练习使用餐具，逐渐接受大人的饮食方式。婴幼儿副食品的选择是一个必要的过程。婴幼儿副食品的选择要以天然新鲜、易消化吸收、卫生、避免加盐加糖、不油腻为原则。婴幼儿期的饮食需要摄入较高的热量和各类营养素，蔬菜是营养素的重要来源之一。

1.婴幼儿时期的蔬食调理

婴幼儿时期的蔬食调理要注意婴幼儿的发育特点：

家长在给婴幼儿选择蔬菜时，要选择应时应地生产、新鲜叶嫩、无枯萎、无斑痕及无破裂的，并要注意充分洗净农药残余。为避免病菌与寄生虫，一定要煮熟后再食用。可选取深绿色蔬菜及胡萝卜，这样可供给较多的维生素与矿物质。考虑到婴幼儿的生理特点，家长可按以下方法进行蔬食调理：

（1）蔬菜汁　蔬菜洗净切成小段，置于锅中加水煮熟，约3分钟后，将汤汁舀出，即成。

（2）蔬菜泥　将纤维少的蔬菜，如胡萝卜、番瓜、马铃薯等切块，加水煮熟，捞起置碗内，以汤匙压碎碾成泥状。

（3）剁碎蔬菜　如小白菜、莴苣等绿叶蔬菜切段，加少许水煮熟切碎，或煮熟后用汤匙压成碎状。

2.培养孩子爱吃蔬菜的习惯

培养孩子爱吃蔬菜的习惯应从给孩子添加辅食时做起。

（1）对于三个月内的宝宝的具体做法是

①在锅里注入水（约200毫升），烧开。

②准备100克左右的嫩青菜叶，洗净、切碎。

③将菜叶放入沸水中，待再次煮沸后，离火带盖静置一会儿。

④稍凉后弃渣留水即成。可加少许白糖（浓度低于 5%）。

可以在两次喂奶之间喂给婴儿食用，每次 50~60 毫升，每天 1~2 次。随着婴儿年龄的增加可逐渐增量到每次 100 毫升左右。

（2）对于满周岁的孩子

孩子周岁以后，肌肉、骨骼等生长快速，新陈代谢及活动量旺盛，宝宝自主性及反抗性增加，加上随着对外界接触机会的增多，更容易产生感冒等问题，孩子每公斤体重的热量需求比成人要高（当然，实际需要量会依每个孩子活动量及吸收量有所调整），除注意营养均衡外，应避免让孩子习惯摄取过甜、过咸、过辣及油炸的食物。此外，还要注意给孩子补充以下维生素：

①维生素 A：维生素 A 主要是促进幼儿生长，增加对传染病的抵抗力，防止眼结膜及鼻、口腔、呼吸器官等黏膜的干燥及变性以维持正常视力、暗适应能力，防止夜盲症等。幼儿的膳食里如缺乏维生素 A，会出现体重不增，身体各部的上皮组织角化及干眼病等，严重缺乏时甚至会导致死亡。深绿色或红色、黄色的水果蔬菜中含有大量的胡萝卜素，在体内可转化为维生素 A。

②维生素 C：维生素 C 能增强机体的抗病能力，对维持婴幼儿牙齿、骨骼、血管、肌肉的正常生理功能和健康发育有十分重要的作用。缺乏维生素 C 会使毛细血管壁脆性增加，易于出血，严重的可导致维生素 C 缺乏症。维生素 C 易在食物煮沸、消毒过程中损失，因此，婴幼儿应尽早补充菜汤、橘子水、番茄汁等各种富含维生素 C 的水果和蔬菜。

③维生素 E：维生素 E 具有抗氧化作用，能节省维生素 A 和不饱和脂肪酸。婴幼儿血液中维生素 E 浓度较低，故红细胞膜容易受到损伤，溶血率高，应注意膳食中有足够的维生素 E。特别是早产婴儿，其血浆中维生素 E 含量更低，这是因为通过胎盘血为胎儿输送的维生素 E 有限，更要适当补充。植物油中维生素 E 含量较为丰富，绿叶蔬菜和肉、蛋、奶也是维生素 E 的良好来源。

让宝宝爱上蔬菜

要让宝宝们喜欢吃蔬菜可不容易,所以家长们一定要多开动脑筋,变化蔬菜的花样以及烹煮方式,例如将蔬菜压成菜汁、菜泥;胡萝卜等根菜类切成丝状,添加于汉堡的碎肉中,或磨成酱,加入肉馅中,制成水饺或其他食物,不但小孩爱吃,大人也一样受益。

学龄前儿童的蔬食调理

学龄前的儿童智力发育迅速,活动范围扩大,活动能力和自我意识加强。在这一阶段,需要大量摄入矿物质,尤其是钙、磷和锌,由于血容量增多,也要保证铁的足够供给。

1. 学龄前儿童的蔬食调理

学龄前儿童的蔬食调理要结合学龄前期儿童的发育特点。虽然学龄前儿童生长速度比前一阶段要慢一些,但他们仍在继续生长发育,大脑的发育日趋完善,加之孩子随年龄增长,逐步过渡到可以独立生活,由于活动量增大了,活动内容丰富了。他们有着强烈的探索欲与求知欲。此外,这个时期的孩子的器官迅速发育,腿长得很快,需要足够的蛋白质。矿物质钙、磷、铁、锌、碘及其他微量元素有利于骨骼的发育、血细胞的形成及机体各部分的代谢。为满足骨骼发育,钙的供应量每天要在800毫克以上,高于成人的供应量;铁的供给量每天为10毫克。所以营养要求仍然较高,考虑到这一时期的孩子的消化能力尚未最后成熟,他们的膳食应该是从婴幼儿膳食组成逐渐过渡到成年人的膳食结构。营养专家提倡:从儿童阶段开始,节制盐的摄入量,避免吃太咸的食物。

对5岁以上的儿童来说,维生素族,包括维生素A、维生素D、维生素C的需求量相较幼儿也大得多，差不多接近成人标准。但儿童的胃容量比成人小，营养要求比成人高，为达到此目的，应增加餐次，并使早餐在整日总量的比例中不少于四分之一，同时应注意食物的精度和质量以及有良好的进食环境。

2. 学龄前儿童的营养补充

由于文化素质及生活水平的提高，近几年来，学龄前儿童的家庭饮食结构发生了质的变化。按照国家对学龄前儿童的供给量标准，要求儿童每天进食荤菜 100~150 克，蔬菜 100~250 克，牛奶 250 克。在有条件的情况下，家长可以给学龄前儿童服用合适的制剂，如矿物盐、维生素 A 及维生素 D 等；或由专业营养师为孩子配制营养均衡的午餐，以使这一阶段的儿童营养需求得到有效保证。主要方法是将一天三顿主食做好，避免吃过多的零食和养成偏食的不良习惯，如两顿饭之间的间隔太长时，可以有规律地给予少量小食。

蔬菜是食物中维生素 C 的主要来源，在为学龄前儿童选用蔬菜时，要注意选择一些绿叶蔬菜，如小白菜、油菜、苋菜、菠菜等。菠菜含草酸较多，不利于钙的吸收，烹调时应先用水焯一下，使草酸溶解到水里。为了避免维生素 C 在烹调过程中被破坏，可以给孩子吃一些生的蔬菜，如番茄及水果等，平均每人每天以供给 4~6 两蔬菜为宜。

养生小贴士

儿童早餐要加蔬菜

有些父母为让孩子吃好早餐，可谓想尽办法，花样百出。一项调查表明，儿童早餐多以稀饭、馒头、油炸食品为主，辅以蛋类、奶类、肉类等，此类食品富含碳水化合物、蛋白质和脂肪，但是缺乏一定的维生素。专家指出，多吃糖、蛋白质、脂肪食物容易导致血液偏酸性，使人容易疲劳。而且多吃蛋类、油炸类食物，消化时间长，致使血液过久地蓄积于消化道，减少脑细胞供血供氧。如果我们在早餐中安排一定数量的蔬菜，不仅能够维持血液酸碱度的平衡，减轻胃肠道的压力，还能为机体及时提供一定量的维生素，对保护儿童的健康发育十分有益。

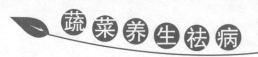
学龄儿童的蔬食调理

婴幼儿期结束后标志着运动、语言、心理社会功能等基本能力发育的完成，开始步入儿童期。儿童期大约在 7~12 岁，也称学龄期。

1. 学龄儿童的蔬食调理

学龄儿童的营养需要，既不同于婴幼儿，也与成人有所区别。学龄儿童的体重增长较平稳，但智力发育增强，体力活动增大。

据报道，全球范围内维生素 A 缺乏者儿童较成人多。我国人们的膳食中，蛋和动物食品用量较少，有的青少年因为偏食，使维生素 A 供应量严重不足。据调查，小学生平均每人日摄入量为供给标准的 40%~70%，而中学生也只达到 60%~90%。维生素 A 是维持健康、促进生长所必需的营养素，除从肝、蛋、乳等食物中获得外，也可从深绿色或红、黄色的蔬菜和水果中获取，以补充维生素 A 之不足。

2. 学龄儿童的营养需求

学龄儿童的学习任务重，脑力压力大，因此要注意为他们添加健脑食品。这时，可以适当为其准备餐外食品。比如：人脑中有一种与智力能力有重要关系的脂肪酸——DHA，它作为一种必需脂肪酸，对增强记忆与思维能力、提高智力等。作用显著。人群流行病学研究也发现，体内 DHA 含量高者的心理承受力强、智力发育指数高。

根据孩子益智的需要，家庭应为他们选择合理的健脑食物。学龄期健脑食物的选择原则是：补充必要的脂肪，要荤素搭配，尤其要多吃碱性食物（即含钠、钾、钙、镁等丰富的食物）。如：

（1）菠菜　缺乏维生素 B_1 会出现神经炎、神经传导受阻，出现健忘和不安症状等。菠菜中不仅含维生素 A、维生素 B 族、维生素 C，尤为重要的是，它含有对大脑记忆功能有益的维生素 B_1、维生素 B_2。此外菠菜中还有叶绿素和钙、铁、磷等矿物质，也具有健脑益智作用。

（2）胡萝卜 据科学分析，胡萝卜含有丰富的维生素 B_2，而缺乏维生素 B_2 的人，会发思维迟缓和忧郁症状。

（3）海带 海带中含有丰富的人体必需的矿物质成分，如磷、镁、钠、钾、钙、碘、铁、硅、锰、锌、钴、钼等，有些是陆生蔬菜所没有的，而且它还含有丰富的硫磺酸，对保护视力和大脑发育有重要的作用。

（4）茼蒿 茼蒿的营养成分丰富且茎与叶均可食，它含丰富的胡萝卜素，每百克含 2.54 毫克，是黄瓜、茄子含量的 15~30 倍。

养生小贴士

让宝宝全面摄取营养

其实比起单一食物的营养补充，更重要的是整个饮食方式的合理、科学。这一点，对于男女老幼通通适宜。如何把几种不同的蔬食，合理搭配，拼成一顿美味可口又营养丰富的饭菜，着实不易。然而，只要善做生活的有心人，想要做到这一点亲其师也不难，就是吃的一定要"杂"，偏食最最要不得。美国的营养专家曾经为 6~11 岁儿童制定了一份预防儿童肥胖的健康饮食方案，就是"金字塔"结构。"金字塔"的六种颜色——橙色、绿色、深红色、黄色、天蓝色、蓝紫色分别代表了谷物、蔬菜、水果、油、牛奶、肉和豆制品。这一"金字塔"代表了美国专家对父母提出的下面这些详细建议：

（1）多吃粗粮，如小麦、玉米。

（2）多吃深色蔬菜，如菠菜、胡萝卜、番茄。

（3）每餐让孩子吃一个水果，加餐食物不妨也选择水果。各种新鲜水果、干果等都是不错的儿童食物。

（4）吃含钙丰富的食物，因为钙能够增强儿童骨质，如脱脂牛奶。

（5）多吃瘦肉、鸡肉、鱼、各种豆制品。

（6）少让孩子吃糖分丰富或热量高的食物。

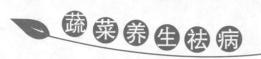

青春族的蔬食调理

通常男子的青春期是 15~16 岁,女子的青春期是 13~14 岁。青春期特征以骨骼生长、肌肉增强、大脑组织结构完善及性发育成熟为主要表现,这一时期是孩子身高迅速增高,体重增加最为显著的时期。男孩平均每年增高 9~10 厘米,女孩平均每年增高 8 厘米,经过一年多的高速增长后,逐步减速,约经历两年后,男孩至 18 岁、女孩至 16 岁时,则几乎停止生长。

1. 青春族的生理特点与营养

女孩子进入青春期后,生理上将会发生巨大的变化。特别是 12~17 岁的少女,正值青春期的初期,此时身体变化极大,体重也会增加,其外观也有很大程度的改变。一般来说,这一时期的女孩子的身高要增长 10 厘米左右,体重约增加 7~8 千克,除淋巴组织外,各个器官都要增大,月经要来潮,整个身体每天消耗的能量为成人的 1.25 倍。因此,青春期少女必须摄入大量的碳水化合物,还必须摄取足够的钙、铁、维生素 A、硫胺素、核黄素、烟酸、抗坏血酸等。如果这期间营养不良,少女便会出现身体矮小、推迟发育或发育不良、月经来迟,以至弱不禁风或呈现畸形。

男孩的青春期一般比女孩晚两年。青春期时的男孩在第二性征上的表现尤为突出,如:喉结开始凸出,声音变粗等。处于青春期的男孩,身高增长的幅度远大于同时期女孩子的增长幅度,到 18 岁时,身高约增长 20~25 厘米,到 20 多岁时,身高增长基本停止。在这期间,骨骼中的水分减少,矿物质沉积量增加,因此,青春期的男孩必须加强饮食营养,每日摄取足够的营养素,以确保能维持正常的生理机能和满足身体不断增长的需求。

2. 青春族的蔬食调理

青春发育期所需要的营养要从哪儿获得呢? 当然应该从日常食物中获得。食物中所具有的营养相当丰富,其中主要有蛋白质、碳水化合物、脂肪、矿物质、维生素和水,这也是人体所需要六大营养要素。

　　发育成长中的青少年对矿物质的需求量特别大。钙和磷是造骨成齿的主要原料。铁构成红细胞，是血液的主要成分，缺少了就会造成贫血。那么，哪些蔬菜中含有较多人体所需矿物质呢？在此，我们简单列举了几种：

　　含钙丰富的食物有：芥菜、香菜、油菜、金花菜、苋菜、豆类、蛋类、牛奶等。

　　含磷丰富的食物有：豆类、马铃薯、谷类等。

　　含铁丰富的食物有：菠菜、胡萝卜、鸡毛菜、芹菜、姜、韭菜、芥菜、豌豆苗、油菜、豆类等。

　　当然，富含矿物质的蔬菜有很多，这里就不一一列举了。

　　除了对矿物质的需求很大外，对于维生素的需要，青少年也较成年人更为迫切。维生素有利于青少年身体的发育，增强抵抗力，促进新陈代谢，帮助消化与吸收人体所需要的各种营养。人体所需要的维生素绝大部分来自于蔬菜和水果。

　　此外，还要特别提出的一点是，对于青春期的女孩来说，还要注意经期应避免食用生冷类和辛辣类等刺激性食物如花椒、丁香、胡椒等，否则容易造成痛经、月经不调、经血过多等症状。青春期男性宜摄入富含维生素 B 族和钙质丰富的食物。维生素 B 能促进皮肤的发育，也有利于声音的发育。钙质还可以促进甲状软骨的发育。同时，应避免过多食用辛辣刺激性食物，如辣椒、大蒜、胡椒粉、烟酒，以防刺激声带黏膜，引起急、慢性喉炎和咽炎。

养生小贴士

早餐吃点蔬菜，有利青春期生长发育

　　很多孩子早餐桌上出现最多的不外乎奶制品、鸡蛋、豆浆、稀饭、面包、油炸食品等。这类食品富含碳水化合物、蛋白质和脂肪，属于酸性食物。而蔬菜不仅仅含有丰富的胡萝卜素和多种水溶性维生素，还含有很多钙、钾、镁，这些都属于碱性，如果早餐吃点蔬菜就能做到酸碱平衡。因此，青春期的合理早餐应该是将面食、蔬菜、奶、花生、豆类食品和少量动物性食品适当搭配在一起。

　　青少年正值生长旺盛时期，骨骼发育迅速，需要摄入充足的钙。目前我国

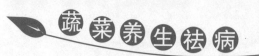

中小学生钙的摄入量普遍不足，还不到推荐供给量的一半，为此青少年应每日摄入一定量奶类和豆类食品，以补充钙的不足。中小学生中缺铁性贫血也较普遍，青少年的膳食应增加维生素 C 的摄入以促进铁的吸收。青春发育期的女孩应时常吃些海产品以增加碘的摄入。

老年族的蔬食调理

老年人基础代谢降低，活动量减少，所以总热量比成年人减少，饮食上就不能过荤。应以清淡的果蔬为主，以获取植物蛋白。"蔬菜之属美食所需。诸菜皆地产阴物，所以养阴，固宜食之。"

药王孙思邈提倡老年人饮食"常宜轻清甜淡之物，大小麦曲、米粳为佳"。"善养性者需少食肉，多食素"。进食要七分饱，少吃多餐，食谱越简单越好，烹调宜多用蒸、熬、煮等方法。那么，老年人具体该如何利用蔬菜来养生呢？

1. 十字花科蔬菜，老人最为适宜

据统计，多吃蔬菜有助于大脑保持年轻和延缓因年老而引起的智力下降，尤其是一天吃两顿以上蔬菜的老人，比不吃蔬菜的老人智力下降水平减慢40％。

有研究表明，老年人如果平时多吃十字花科蔬菜和绿叶类蔬菜，其记忆力、语言表达能力和注意力等随年龄增长而减退的趋势相对缓慢。这些蔬菜包括西兰花、菜花、长叶莴苣和菠菜等。

2. 黄色蔬菜益视力

老年人应该多吃各色水果和蔬菜，能够加大黄体素和玉米黄质的摄取量。此外，蛋类也富含黄体素和玉米黄质，玉米是含有黄体素最丰富的粮食，而橙黄胡椒所含的玉米黄质的量最大。

黄斑的退化现象是导致 50 岁以上中老年人失明的主要原因。玉米、蛋、胡椒、红葡萄和南瓜等富含黄体素和玉米黄质，可保护视力，这些物质有助于预防视网膜黄斑的退化。

3. 多喝蔬菜粥顾护脾胃

中医认为，脾胃是后天之本，对于体质虚弱不能运化水谷、阴液匮乏而致便秘等诸多不适的银发族来说，应该多多顾护脾胃。老人养胃应多喝粥。曹庭栋《老老恒言》极力推崇食粥，粥具有半流质的特点，容易吸收，可养胃气，只是不宜过饱。老年人可以把多种蔬菜食材熬成粥来喝，把蔬菜的营养汇入粥的芳香，二者的作用相得益彰。老年人熬粥时可以适当选用粗粮，如小米、玉米、燕麦等，因其具有更高的营养价值，含维生素 B_1 较多，因而有助于维持良好的食欲和消化液的正常分泌。同时，其中所含的食物纤维可刺激肠道使其加快蠕动，防止因食物纤维不足而使大便干燥，甚至便秘等。

此外，针对老年人容易缺钙、铁、维生素的特点，可以将菠菜、苋菜、萝卜、地瓜、南瓜、各种果脯干等熬粥同煮，口味不同，种类繁多，却都营养丰富。

4. 食菜时要合理搭配

蔬菜中含有的钾盐，明显多于钠盐，这对于心血管疾病患者是非常有益的，特别是动脉硬化患者，每天一定要吃一些蔬菜。不同的蔬菜所含营养成分也是不尽相同的，不要爱吃什么菜就老吃同样的菜。变换花样、互相搭配食用是保证人体吸收充足的热量、维生素和矿物质的最好方法。

5. 可将蔬菜打成泥或汁来食用

很多老年人咀嚼能力差或无牙齿，可将蔬菜煮熟后用果汁机将其打成泥状使用以足够的营养。

养生小贴士

老年人不宜大量生吃蔬菜

因为大量生吃蔬菜会导致体内锌不足。锌不足会引起味觉和嗅觉功能障碍，也是老年人皮肤瘙痒症的诱发因素，并能加重老年人健忘；同时，生蔬菜蘸酱吃又容易增加食盐摄入量，有可能引起血压升高，因此，老年人不应经常大量生吃蔬菜，以防体内锌不足。

女性经期的蔬食调理

月经来潮，是女子青春期开始的标志。月经来潮之前，会出现一系列或轻或重的经前症候：比如烦躁、情绪不稳定、胸部或腹部肿胀、体重增加、全身浮肿、食欲改变、口腔溃疡、长青春痘、头痛等。这些情况通常在月经前 10~14 天出现，月经开始后的 24 小时内结束，其症状的严重程度因个人的情况不同而有差异。

月经期间，体内荷尔蒙分泌量急速下降，体温也有所降低，血液中的雌激素和孕激素逐渐降至最低水平。由于经血流失，特别是月经过多的女性，会使血液的主要成分血浆蛋白以及人体重要元素钾、铁、钙、镁等丢失，人的抵抗力下降，容易疲劳。女性在月经期还可能伴有下腹部胀痛、腰酸背痛、经量不正常或周期难以掌握等异常情形。因此，月经期间除了避免过度劳累、保持精神愉快外，还应在饮食营养方面多加注意。

有研究表明：妇女在月经期间降低脂肪摄取量并且多吃蔬菜水果，能够降低痛经的程度与缩短痛经天数。

1. 多吃红色、黑色、紫色的蔬菜

"经前经期宜破血、活血"。因此，女子在这段时期内要多吃红色、黑色、紫色的蔬菜，比如番茄、胡萝卜、海带、红豆、黑木耳等。

2. 蔬菜最好加热，选择性温、热的蔬菜

"血得热则行，得寒则滞"。经期食用蔬菜最好加热，选择性温、热的蔬菜食用，比如茴香、生姜。来一碗热腾腾的生姜红糖水，对于改善因为受寒或是体质虚寒型的女性痛经，效果非凡。此外，陆生食物如南瓜、高粱、大麦；越夏植物如小麦；向阳食物柿子、红枣；以及高空食物栗子、榛子等都是阳性蔬菜，偏于温补，很适合这类女性。

3. 注意蔬食禁忌

少吃凉拌菜和蔬菜沙拉；属阴性的寒凉的蔬菜如清炒苦瓜、凉拌莲藕等尽量不要吃，否则易造成经血过少，甚至痛经。刺激性强的食物也尽量少食用，比如辣椒或川菜。

4. 多吃含铁高的蔬菜

有大失血情形的女性，还应多吃菠菜、芹菜、豆类、黑木耳之类含铁成分比较高的蔬菜。

5. 经后应补充蛋白质、矿物质及补血的食品

"经后宜养血、补血"。在月经干净后的 1~5 日内，应补充蛋白质、矿物质及补血的食品。多吃肉类、蛋、豆腐、黄豆等高蛋白食物，以补充经期所流失的营养素和矿物质。

养生小贴士

经期要防寒避湿

避免淋雨、涉水、游泳、喝冷饮等，尤其要防止下半身受凉，注意保暖。不妨多吃以下一些调经食物：

（1）鸡肉：含丰富蛋白质、维生素 A、B 群及菸碱酸等物质，行经期间补充食用，有益气补血的作用。

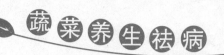
（2）柠檬：富含维生素 C、柠檬油精、生物类黄酮素等，而丰富的维生素 C 有助于促进血液循环，帮助铁质吸收，还能消除疲劳，提振精神。为了避免其中养分流失，切开后应尽快食用。

（3）大豆：含多种营养素，其维生素 B₆ 能稳定情绪，帮助睡眠，还能减轻腹部疼痛，大豆还含有高量的必需脂肪酸，具有改善皮肤粗糙的美容作用，因此适合经痛期的女性食用。

孕妇的蔬食调理

女性受孕之后，胎儿在母体子宫内快速生长，胎儿所需的营养素全部由母亲供给，所以更应该特别注意补充足够的营养。孕妇营养不良，不仅会危害胎儿，更会损害到自己本身的健康。

专家们认为，怀孕前实际上是对营养需求最重要的一个阶段。在准备受孕前，要保证自己的血液中含有足够的矿物质、维生素和其他营养物质，以满足在一旦获孕后的怀孕初期，这个胚胎发育的重要阶段对营养的需求。

其次是女性妊娠期间，应在膳食、烹调方面多加注意，少吃油腻食物，常吃清淡爽口的食物。可根据个人口味，吃些略带酸味的食物，以刺激胃酸分泌，增强食欲。呕吐严重的孕妇，应多吃些蔬菜、水果等碱性食物，并多服一些维生素 B 族和维生素 C，以减轻妊娠的不适感觉。

在营养专家制定的孕妇食谱中，蔬菜占据了重要地位。一般而言，蔬菜可分为两类，一类富含维生素 C，另一类维生素 A。为补充足够的维生素，每日要用两份深绿色蔬菜。

下面是一些主要的营养素比较丰富的蔬菜，孕妇可以作为参考。

含无机盐（即钙、铁、碘）丰富的蔬菜：海带、豆制品、白菜、青菜、马铃薯、豆类、水芹菜、芥菜、发菜、紫菜。

含维生素 A 丰富的蔬菜：胡萝卜、红心薯、菠菜、苜蓿、荠菜、豌豆苗。

含维生素 B$_2$ 丰富的蔬菜：雪里蕻、油菜、菠菜、青蒜等绿叶蔬菜。

含维生素 C 丰富的蔬菜：柿子椒、番茄、菜花及各种深色野菜类蔬菜。

养生小贴士

产后饮食原则

据营养医生推荐，新妈妈产后饮食应以精、杂、稀、软为主要原则。

（1）精是指量不宜过多：产后过量的饮食除了能让产妇在孕期体重增加的基础上进一步肥胖外，对于产后的恢复并无益处。如果你是母乳喂养婴儿，奶水很多，食量可以比孕期稍增，最多增加 1/5 的量；如果你的奶量正好够宝宝吃，则与孕期等量亦可；如果你没有奶水或是不准备母乳喂养，食量和非孕期差不多就可以了。

（2）杂是指食物品种多样化：产后饮食虽有讲究，但忌口不宜过，荤素搭配还是很重要的。进食的品种越丰富，营养越平衡和全面。除了明确对身体无益的，和吃后可能会过敏的食物外，荤素菜的品种应尽量丰富多样。

（3）稀是指水分要多一些：乳汁的分泌是新妈妈产后水的需要量增加的原因之一。此外，产妇大多出汗较多，体表的水分挥发也大于平时。因此，产妇饮食中的水分可以多一点，如多喝汤、牛奶、粥等。

（4）软是指食物烧煮方式应以细软为主：产妇的饭要煮得软一点，少吃油炸的食物，少吃坚硬的带壳的食物。因新妈妈产后由于体力透支，很多人会有牙齿松动的情况，过硬的食物一方面对牙齿不好，另外一方面也不利于消化吸收。

女性更年期的蔬食调理

更年期是女性荷尔蒙逐渐停止制造，造成月经逐渐不规则，最后停止的现象，也就是女性的生殖机能逐渐降低至完全丧失的过渡期。一般地，女性大约

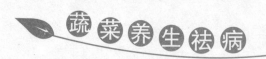

45~50岁开始步入更年期。进入更年期以后，人体逐渐出现衰老和退化现象，开始出现内分泌失调以及女性荷尔蒙减少等症状。女性荷尔蒙对于妇女是有保护作用的。停经后的妇女骨质会加速流失，最后造成骨质疏松症。此外停经后的女性得心血管疾病的几率会明显上升，这也是女性荷尔蒙停止对心血管保护的结果。更年期的妇女会遇到很多心理及生理上的许多不适，例如容易情绪不稳定、焦虑、多疑、失眠等精神方面的症状。也有热潮红、腰酸背痛、皮肤瘙痒、阴道干燥、频尿等生理反应。这些生理及心理上的不适，又因个别体质与营养的差异而有程度上的不同。

因此，更年期的妇女由于在生理与心理上的种种压力，对营养的摄取应更加注意。对于缓解焦躁不安的情绪，充分的钙、镁及维生素B族是必要的。也有专家认为，东方妇女的更年期症状比西方人要轻微，是因为东方妇女的豆类摄取量比西方人多。豆类含有与女性动情激素类似的植物动情激素，被认为有助于缓解更年期的症状，因此豆类蔬菜是更年期妇女的推荐食物，尤其是黄豆及其制品。相对的，咖啡因及酒精则会加重更年期妇女的不安情绪，应特别注意。此外，妇女在更年期要保持身心健康，就必须注意加强自我保健。注意饮食营养尤为重要，因为妇女更年期有着特殊的营养需求，对热量、蛋白质、脂肪、维生素都要求广泛吸收与全面营养。

总的来说，更年期妇女的蔬食调理可以概括为"五宜二忌"。

1. 五宜

（1）宜饭食清淡，但要摄入足够而富含蛋白质、维生素B族的食物以保证维持机体健康，宜多吃肉、蛋类、乳类、豆类制品等。

（2）宜多食宁心安神食物，以改善神经衰弱综合症状，如百合、核桃、莲子、桂圆、桑葚子等。

（3）宜多食新鲜蔬菜和水果，可以补充多种维生素，以减少神经衰弱症状，如菠菜、油菜、芹菜、番茄、胡萝卜、甘蓝、黑木耳、蘑菇、香菇、梨、苹果等。

（4）宜食用植物油，防止血清胆固醇过高，预防心血管疾病。

（5）宜多食含钙丰富的食物，防止骨质疏松，如发菜、豆类、银耳、黄花菜、苋菜等。

2.二忌

（1）忌食动物肥肉、蛋黄、内脏及高糖食品；

（2）忌食辛辣刺激性食物，如葱、蒜、辣椒、胡椒，并少喝或不喝酒，适量喝咖啡、可可、浓茶等。

养生小贴士

饮食三法,延迟女性更年期

对于所有女性来说，更年期是自然发展规律，是不可逆转的，延迟更年期的到来则是可以的。专家表示，合理饮食可以助女性延迟更年期。

（1）新鲜蔬果：新鲜蔬果含有的维生素C，能够有效遏止自由基的猖獗活动，保护女性身体，延迟更年期的到来。所以，女性要想阻挡衰老的脚步，就要多吃新鲜蔬果，补充体内的维生素。

（2）大豆食品：大豆食品由于含有丰富的植物雌激素，对于女性延迟更年期的到来具有很大帮助。因此，女性要在缓解心理压力、保证饮食多样化的同时，多吃大豆食品，以延迟更年期，减轻更年期症状。

（3）饮食禁忌：女性不光要知道吃什么延迟更年期，还应该注意一些饮食禁忌。专家表示，要想延迟更年期的到来，女性要尽量少摄入食盐和甜食，还要避免刺激性食物的摄入，如辣椒、咖啡、烟酒、浓茶等。

男士族的蔬食调理

与女性偏于阴柔的体质不同，男性多给人阳气十足的感觉。尤其是青壮年男性，强壮有力、肌肉丰满、雄性激素分泌旺盛。但一般情况下，男性所从事的工作的强度要比女性大得多，无论是体力劳动还是脑力劳动都需要消耗大量的营养素，因此，虽然男性本身是阳性体质，但由于阳气大量耗用，在饮食上对于主要营养成分的需要量自然也比女性大得多。所以除摄入大量高营养食物充

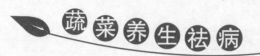

溢阳气以外,蔬菜调理也很重要,可以保证营养的全面。具体来说应注意以下几个方面:

1. 食用含维生素 A 的食物

维生素 A 有助于提高人的免疫力,预防癌症,保护人的视力。含维生素 A 较多的食物有番茄、胡萝卜、杏、香瓜等。

2. 食用含维生 B_6 的食物

维生素 B_6 有助于提高人的免疫力。维生素 B_6 可以预防皮肤癌、膀胱癌、肾结石。含维生素 B_6 较多的食物有马铃薯、香蕉等。

3. 多食用含维生素 C 的食物。

维生素 C 能提高人的免疫力,预防癌症、心脏病、中风、白内障,保护牙齿和牙龈,还有助于伤口的愈合,抗气喘,治疗男性不育症。另外,坚持按时服用维生素 C 可延缓衰老的过程。高维生素 C 的蔬菜有青花椰菜、芦笋、花菜、青辣椒、番茄等。

4. 多食用含维生素 E 的食物。

维生素 E 能降低胆固醇,清除身体内的垃圾,预防白内障。

5. 食用含锌的食物。

锌对男性很重要,除了与身体新陈代谢、生长发育息息相关以外,还能保持男性正常的性能力,治疗阳痿。含锌丰富的蔬菜主要有紫菜、黄豆等豆制品。

6. 食用一定量的铬。

铬有助于促进胆固醇的代谢,增强机体的耐力,另外,它在一定条件下还可以促进肌肉的生成,避免多余脂肪。

7. 食用含有镁的食物。

由于男女体内荷尔蒙分泌不同，男人比女人更容易患心血管疾病。不良的生活习惯会加大患病的几率，如抽烟、喝酒、饮食过度、压力、缺乏体育锻炼等等。而镁有助于调节人的心脏活动，降低血压，预防心脏病，提高男先生育能力。含镁较多的蔬菜有紫菜、大豆、土豆等。

8. 食用富有植物纤维的食物

植物纤维能加速肠的蠕动，降低胆固醇和某些胆盐，减少血液中的葡萄糖和脂酸，有降压的作用；另外还能消灭某些致癌物质。富有植物纤维的主要蔬菜有卷心菜、马铃薯、胡萝卜、莴苣、花菜、芹菜、花椰菜等。

养生小贴士

南瓜子——男人的最佳零食

营养专家指出，男人最佳零食首推南瓜子。这是因为，南瓜子含有丰富的氨基酸、不饱和脂肪酸、维生素及胡萝卜素等营养成分。经常吃南瓜子既可以预防肾结石的发生，还可促进患者排出结石。更重要的是，南瓜子中的活性成分和丰富的锌元素，可以治疗前列腺肥大。

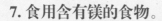

电脑族的蔬食调理

随着科技的进步，电脑的普及，与电脑打交道的人越来越多了。天天坐在电脑前面既想要维系健康美丽，又要与岁月硬撑可不容易。不良的坐姿，不时地熬夜，若再加上没有吃对食物，时间久了，身体就会向您发出警告和抗议。

长期坐在电脑前，不仅身体因机器辐射而受到伤害，而且由于长时间注视电脑屏幕，眼睛也会受到不同程度的损伤，视力受到影响。此外，由于工作的原因，利用电脑工作的人精神总是高度紧张、大脑疲劳。因此，保证充足的营养在电脑族保健中所扮演的角色显得尤其重要。

1. 多摄取"保护眼睛"的蔬食

电脑族因为长期注视电脑荧光屏,会导致视力下降、眼痛、怕光等,这是由于视网膜上的感光物质视紫红素消耗过多,未能及时补充的缘故。对于维生素A的需要量比一般人高,所以除了多吃肝类、蛋乳类的食物以外,还要多吃胡萝卜、菠菜、大白菜、黄花菜、番茄、生菜、空心菜、芥菜等富含维生素A的蔬菜。

2. 多吃防辐射食蔬

科学研究表明,电磁辐射对人体的危害与其导致机体过氧化有关,所以平时要注意补充具有抗氧化作用的维生素。维生素A、C、E是很好的抗氧化组合。维生素C是水溶性维生素,在各种蔬菜和水果,尤其是水果中含量甚丰,所以多吃水果和蔬菜可以增强对电磁辐射的抵抗能力。含维生素E的蔬菜,能够强化其他抗紫外线物质的功效,并加强皮肤抵御辐射的能力。此外,维生素E对红细胞、肌肉组织和其他人体组织的生成与发挥功效起着关键性作用。动物内脏、各种豆类、油菜、青菜、芥菜、卷心菜、萝卜等十字花科蔬菜等都含有丰富的维生素E,对帮助保护细胞膜免受自由基攻击非常有效。此外,番茄中的番茄素是很好的抗电脑辐射佳品。

3. 多食含纤维素高的食物

许多电脑工作人员总是精神紧张、情绪易激动,因此,体内维生素消耗较快,所以要多食用纤维素含量高的食物,如胡萝卜、芹菜、干果、果脯、菠萝等。

4. 一日三餐安排好

电脑操作人员一日三餐应吃得相对均衡,早餐要吃好,营养素要充分;中餐应多吃含蛋白质的食物;晚餐则应吃得清淡整,多选用新鲜蔬菜和水果。

养生小贴士

给电脑族的三大建议

（1）注意劳逸结合，可以做挂在网上的蜘蛛，来去自由；但不可做黏在网上的昆虫，只有自己受苦。应经常站起来活动筋骨、抖擞精神。可以选择一到两项自己喜爱的运动，并坚持下去，缓解压力的同时对放松身体也有好处。

（2）保护眼睛，多喝水，尤其是绿茶、菊花茶。绿茶中的脂多糖等多种成分抗电脑辐射极佳。而菊花除味道甘美以外，还可以养肝明目、滋润眼睛。

（3）面对电脑时涂点防晒霜，防晒霜本身有防辐射作用。

夜班族的蔬食调理

夜班族是一个庞大的族群，除了必须加夜班的人们，比如报社的夜班编辑、印刷和纺织业的工作人员、需要轮三班的员工、服务业、娱乐餐饮业、警务医护人员等等，还有喜爱夜生活的人们及一些因学业压力而熬夜苦读的学生。

对于他们来说，正常有规律的生活作息是保证健康的关键。人的身体各脏腑，会循着时间顺序进行吸收和排毒，中医认为每天晚上 11 点到凌晨 3 点这段时间是肝和胆值班的时间，在这段时间内保证睡眠，有利于肝胆排毒、补充血液、滋养阴气。所以熬夜对于肝脏造成的伤害很大。经常熬夜的人，肝功能异常的比例高于正常作息的人群。

有些夜班人员由于体内生物钟（昼夜周期）的改变，不能适应新的时间节奏，会感到睡不香、浑身无力、精神萎靡、吃东西没胃口。他们除了在上夜班时有轻重不同的不适外，白天在家亦难以安睡。为此有不少人对上夜班顾虑颇大。在饮食安排上需要动一番脑筋，改善饭菜质量，注意平时的营养补充，以弥补额外的营养需求。可保证夜班工作者吃饱吃好，满足其能量的消耗。

营养学家认为，营养合理首要的一条，是摄入的总热量必须满足需要量。

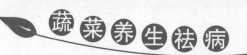
成年人每日基本热量的需要量为2400千卡,一般工作者(男性,体重65千克)大约需3000千卡左右,而体力劳动者如钢铁工人(男性,65千克),则每日热能供应需3600千卡。夜班族除了早、午、晚餐外,还要吃一顿夜餐,为了刺激和增进食欲,在主食品种方面要多换花样。蔬菜烹调用油应以素油为主,因为荤油太腻,会影响胃口。适量增加含优质蛋白质的瘦肉、鱼虾、蛋类及豆制品的供应。还可增加一些酸辣菜以刺激食欲和调节胃口。

除了要补充足够的热量外,由于上夜班眼睛容易疲劳,还应补充足够的维生素A。这是因为维生素A能够参与调节视网膜感光物质——视紫质的合成,能提高人体对昏暗光线的适应能力。维生素A大多存在于动物性食物中,植物性食物如胡萝卜、韭菜、菠菜、南瓜、黄豆、红薯、番茄等所含的胡萝卜素被人体摄入后,在小肠黏膜和肝脏胡萝卜素酶的作用下也可转变为维生素A。此外,夜班族对于维生素 B_1、维生素 B_2、维生素C的需要量也较多,应适量补充。

当然,不管怎么说,人的正常生活习惯被改变后,必然会有一段时间的不适感。然而,人适应环境变化的潜力又是相当大的,发挥这种潜力,除了要在饮食等方面精心调理外,还要依靠精神状态的自我调整。

养生小贴士

熬夜时最好放弃咖啡

需要提醒大家的是,90%以上熬夜族会选择咖啡,其实咖啡是最应该摒弃的。大量饮用咖啡会造成代谢速度加快,消耗身体能量,常喝咖啡只会暂时"欺骗身体",进入一个疲劳——短暂清醒——更疲劳的恶性循环。因此,多吃一些富含维生素的蔬菜,才是真正地"补身体"。

脑力劳动者的蔬食调理

脑力劳动者一般主要从事脑力劳动,肌肉活动少。怎样通过从食物中获取营养,提高大脑的劳动效率,这是每个脑力劳动者关心的问题。

科学研究发现,人脑的重量虽然只占人体重量的 2% 左右,但大脑消耗的能量却占全身消耗能量的 20%。人体消耗的能量主要由膳食中的糖、脂肪和蛋白质提供。但人脑在利用能源物质上与其他器官不同,它主要依靠血液中的葡萄糖(血糖)氧化供给。大脑对血糖极为敏感,人脑每天大约需用 116~145 克的糖,当血糖浓度降低时,脑的耗氧量也下降,轻者会感到头昏、疲倦,重者则会发生昏迷。因此,一定的血糖浓度对保证人脑复杂机能的完成是十分重要的。

蛋白质在大脑中含量最高。脑细胞在代谢过程中需要大量的蛋白质来补充更新。实验证明,食入不同含量的蛋白质食物对大脑活动有显著影响。增加食物中的蛋白质含量,能增强大脑皮层的兴奋和抑制作用,而且蛋白质中的合氨酸还能消除脑细胞在代谢中产生的氨的毒性,有保护大脑的作用。

人脑所需要的脂类主要是脑磷脂和卵磷脂(其中含有不饱和脂肪酸),它们有补脑作用,能使人精力充沛,增强工作和学习的持久力,对神经衰弱有较好的疗效。另外,科学家研究发现,人在长期从事紧张的脑力劳动时,机体会出现脂质代谢障碍,使血清胆固醇含量增高,引起高脂血症和肥胖症。此外,紧张的神经活动还能增加机体对维生素 C、尼克酸、维生素 B 族、维生素的需要量。总而言之,脑力劳动者的营养从其工作特点及其对营养素的需要看,应以补充脑组织活动的能源,构成脑细胞的磷脂或不饱和脂肪酸以及参与调节脑细胞兴奋或抑制的蛋白质、维生素 A 和微量元素等为重点。对辅助活动较少的,尤其是中年以上的脑力劳动者,由于热能摄取量较少,应特别注意保证摄入足够的优质蛋白质和维生素,少吃纯糖、纯油脂食物,多吃蔬菜、水果。

蛋白质除了主要从肉、蛋、奶中获取外,还要多吃豆类。各种各样的豆制品,如豆奶、豆浆、豆腐乳、豆豉,都是好吃又补脑的食物。

富含卵磷脂的食物除了鱼类、蛋黄,还有各种果仁,比如葵花子、花生等。

富含维生素的食物首选蔬菜。各种粗粮,如糙米、麦麸、米汤里面的维生素 B₁ 有保护大脑的功能,能够促进碳水化合物的代谢,为大脑提供能量,而不用大脑动用自己的能量储备或者用蛋白质作为能量。各种绿色的和红黄色的辣椒、柿椒、油菜、菠菜、番茄、韭菜、圆白菜、菜花、苦瓜等富含维生素 C,对于蛋白质和糖的正常代谢不可缺少。小麦麸、麦芽、大豆、甘蓝菜、糙米、燕麦、花生、胡桃

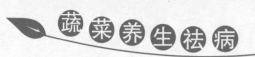
中的维生素 B_6 则有保护和镇定神经的功效。

补肾健脑的食蔬也是脑力劳动者们的最爱。根据中医"上补上,下补下"的原理,长在动、植物上部的食蔬多是补脑的好食品,比如栗子、核桃、榛子等它们都长在树木的上端,有很好的健脑效果。

而且《黄帝内经》里面说:脑为髓海,而肾脏主骨生髓,所以脑髓跟肾的关系密切,养脑就要补肾。补肾的食蔬也有很多,如黑木耳、黑芝麻、山药等。

养生小贴士

脑力劳动者晚餐别少吃

"早餐吃得饱,中餐吃得好,晚餐吃得少",被许多人当做健康饮食的黄金法则。其实,这不能一概而论。晚餐吃多少应依据具体情况而定。实际上,"晚餐吃得少"是以早睡为前提的,因为人在入睡后,大脑皮层处于抑制状态,机体生理活动降低,胃肠蠕动减弱,若晚餐吃得过饱,不仅会加重消化系统的负担,人体胃肠道容易因"操劳过度"而生病,而且还会干扰大脑皮层而妨碍睡眠,即中医所谓"胃不和则寐不安"。但是,对于从事脑力劳动的知识分子来说,他们晚饭后大多有"开夜车"的习惯,有的甚至晚饭后要工作、学习到夜间十二点左右。因此,晚餐不但不能"吃得少",反而要适当加点夜宵,否则到临睡时饥肠辘辘,影响入睡,而且这还会造成某些慢性胃肠疾病的发生。对于体质瘦弱的脑力劳动者来说,晚餐更为重要,应该把晚餐做为他们补充营养的好机会。据营养学家研究发现,提高晚餐质量,可以有效地改善人体的营养状况,这与晚餐摄入的营养物质更利于人体吸收有关。当然,知识分子的晚餐也要因人而异,对于已明显超重或肥胖的知识分子,晚餐适当吃少些,占全天总热量的 30% 左右即可。脂肪类食物少吃些,多吃些蔬菜和豆制品,以保证他们吃饱为准。

体力劳动者的蔬食调理

　　体力劳动者是一个特殊而庞大的群体，因而有着特殊的营养需求。体力劳动者多以肌肉、骨骼的活动为主，他们能量消耗多，需氧量高，物质代谢旺盛。一般中等强度的体力劳动者每天要消耗 3000~3500 千卡的热量，重体力劳动者每天消耗热量达 3600~4000 千卡，其消耗的热量比脑力劳动者高出 1000~1500 千卡。另外，有些体力劳动者还可能接触一些有害物质，如化学毒物、有害粉尘等，通过合理膳食可以在一定程度上减轻或消除这些有害物质的危害。

　　体力劳动者一方面应多吃粗制面粉、甘薯、有色蔬菜、豆类及其制品、小虾米、动物内脏（如肝）等；另一方面应改进食品加工和烹调的方法，以减少无机盐及水溶性维生素的被破坏甚至丢失。

　　为此，体力劳动者在蔬食调理时应注意多吃些蔬菜和水果，以保证体内有充足的维生素和无机盐，尤其是对于那些经常接触有害粉尘、化学毒物、高温、高湿等不良因素的劳动者更要注意饮食方面的调理，多吃一些营养丰富的食品，尤其是多吃高蛋白食品和蔬菜水果，以保证均衡而充足的营养，以增强机体对各种毒害的抵抗力。

　　充足的维生素和无机盐不仅能满足人体的正常需要，而且可以保证某些特殊工种的劳动者身体不受危害。例如从事汞作业的人，应多吃含蛋白质丰富的食物，以使体内巯基酶免受汞的毒害。夏天从事高温作业的人往往大汗淋漓，体内容易缺乏维生素 C、维生素 B 族以及氯、钠等，造成营养素比例失调。因此，应该多吃些新鲜蔬果，以及咸蛋、咸小菜、盐汽水等，以补充维生素 C、维生素 B 族以及氯、钠。从事铅作业的人，为了防止铅中毒，注意每天需要补充 150 毫克左右的维生素 C。在膳食中要增加新鲜蔬菜和水果，以减少铅在体内的蓄积。经常与粉尘等污染物接触的人可以多吃黑木耳，它是很好的消化道清洁剂。

蔬菜养生祛病　　就这么简单！

清洁作业人员的饮食营养

养生小贴士

清洁人员的劳动环境较差,粉尘、垃圾较多,每天消耗的能量多,需氧量也多,物质代谢频率高,需要有足够的营养和热量供应,所以清洁工人的饮食要注意以下几点:

(1)清洁工人由于接触粉尘的几率多,所以应多吃清肺的食物,如胡萝卜、木耳、豆浆、蜂蜜等。

(2)常喝绿豆汤、酸梅汤,多吃蔬菜,有利于清热解毒。

(3)安排好进餐时差,避免在刚动劳后食欲较差时进食,最好在上班前和下班后经过充分休息后再进食,这样有利于食物的消化吸收。

(4)多吃肉类、蛋类、脂肪和糖类等高质量食物,这样可补充劳动时损耗的热量。

素食族的蔬食调理

在许多发达国家当中,素食主义已经成为一种时尚。女性素食主义者在素食者中的比例不断增加,许多老年人因为害怕心血管疾病也加入这个队伍。许多人认为,素食可预防肥胖,延长寿命,而且可以避免动物性食品当中的许多污染物质。更有一些人为了环保,为了节约食物资源而崇尚素食。

那么,对于素食族,该如何进行蔬食搭配呢?

一般情况下,我们推荐全谷类食品,对素食者,我们尤其建议。因为它们除了提供热量外,更富含维生素 B 族、维生素 E 及多种微量矿物质,而且如果全谷类和黄豆制品一起食用,它们的蛋白质可以相互弥补彼此的不足。

植物性食品(如蔬菜和水果)通常比肉类含有更多的膳食纤维、维生素与矿物质,但是素食者也可能缺乏某些矿物质及维生素。譬如,素食者往往缺乏维生素 B_{12},因为维生素 B_{12} 基本上来源于动物性食物。长期缺乏维生素 B_{12} 还会造成恶性贫血，危及生命。某些海草、藻类以及发酵后的植物食品如豆腐乳、豆豉、豆油辣酱、酱油中含有少量的维生素 B_{12}，但往往不能满足机体需要。

另外一个要注意的是维生素 D。维生素 D 大多存在于动物性食物中，其优质来源是鱼、动物肝及蛋乳制品。晒太阳可将皮肤中的维生素 D 原转化为维生素 D，因此常做户外活动可弥补饮食中维生素 D 的缺乏。但素食而又不轻易出门晒太阳者，或在阴暗和烟雾多地区的人士尤其要注意补充维生素 D。

在膳食中，肉类、内脏和动物血是铁的最佳来源，而素食中的铁很难被人体吸收。如果缺乏铁，造血功能便会发生异常，使人身体衰弱。与男性相比，妇女因每月月经来潮损失数十毫升的铁，膳食中要特别注意补充铁。要获得充足的铁元素，一是要经常吃富含维生素 C 的蔬菜，如青椒、菜花、绿叶蔬菜、番茄等，让膳食当中的维生素 C 促进铁吸收；二是烹调时注意用铁锅，多用醋和柠檬来调味，帮助铁的溶解和吸收；三是多吃富含维生素 C 的蔬菜和水果。此外还要注意补充锌，因为如果膳食中缺乏锌，将会降低人体抵抗力和伤病的恢复能力，还会影响到老年人的味觉功能，发生味觉减退甚至异常的问题。要获得足够的锌，需要经常吃一些坚果类、油籽类食品，如葵花子、榛子、黑芝麻等。

素食者还要注意控制膳食中的总能量，特别是白糖、烹调油的摄入量，少吃甜食，烹调清淡，尽量把精白米面换成各种粗粮杂粮，才有利于促进健康，维持适宜体重。

养生小贴士

素食者要当心光敏性蔬菜

皮肤科专家表示，很多减肥者常以绿色蔬菜为主食，这不失为一个好策略，但是如果过量食用芹菜等一些属光敏性的蔬菜，那么经太阳光直接照射后，可能会导致皮炎。

光敏性蔬菜有芹菜、菠菜、莴苣等。人吃了这些蔬菜后，体内的光敏,性物质达到一定浓度时，经过阳光照射，就容易导致光敏性物质代谢障碍，从而诱发皮炎。如果是强过敏体质的人，可能日晒半小时甚至 10 多分钟就会出现症状；非过敏体质者，日晒两三小时后也可能出现皮炎。因此，专家建议减肥者不要随便给自己制定饮食计划，当皮肤出现红斑等不良反应时应及时到医院就诊。

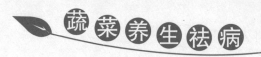

附录一 蔬菜养生诀

百菜白菜最为上，清湿生津通利肠。

萝卜止渴消食积，油菜散血治劳伤。

番瓜性温补中气，茄子消肿性甘凉。

黄瓜利尿消烦渴，丝瓜解毒疗痈疮。

茭白清热退黄疸，茼蒿和胃消腹胀。

竹笋化痰通二便，芹菜平肝血压降。

莴苣利尿下乳汁，韭菜散血暖肾阳。

通乳利尿黄花菜，开胃去湿辣椒强。

健胃明目胡萝卜，活血利水荠菜香。

凉血通便空心菜，逐寒畅胃数生姜。

鲜藕生津散瘀血，香椿收敛止便溏。

菠菜止血解热毒，芫荽消食胃口爽。

冬瓜利尿去头热，苋菜止痢明目亮。

大蒜暖胃行滞气，大葱散寒血脉畅。

山药健脾固肾精，芋芳散结宽胃肠。

黄豆生食通大便，降压消肿饮豆浆。

绿豆利尿消热毒，黑豆活血性寒凉。

蚕豆消肿补中气，豇豆健脾壮肾阳。

香菇抗癌降血脂，木耳益气疗痔疮。

紫菜消热除口臭，散瘿消肿海带良。

附录二 蔬菜搭配禁忌歌

猪肉菱角同食会肝疼，鸡肉芹菜相配伤元气。

牛肉栗子食后会呕吐，羊肉西瓜相会定互侵。

兔肉芹菜同食伤头发,鹅肉鸡蛋同桌损脾胃。

狗肉如遇绿豆会伤身,黄鳝皮蛋不可同道行。

鲤鱼甘草加之将有害,蟹与柿子结伴会中毒。

甲鱼黄鳝与蟹孕妇忌,鸡蛋再吃消炎片相冲。

柿子红薯搭配结石生,豆浆营养不宜冲鸡蛋。

洋葱蜂蜜相遇伤眼睛,萝卜木耳成双生皮炎。

豆腐蜂蜜相伴耳失聪,菠菜豆腐色美实不宜。

胡萝卜白萝卜相互冲,番茄黄瓜不能一起食。

黄瓜进食之后忌花生,萝卜水果不利甲状腺。

香蕉芋芳人胃酸胀痛,马铃薯香蕉面部起斑。

附录三 蔬菜治病速查表

病症	适用的蔬菜
感冒	大蒜、生姜、洋葱、菠菜、莙达菜
咳嗽	萝卜、焊菜、丝瓜、百合、白菜
肺结核	百合、银耳、玉竹、茼蒿
哮喘	苜蓿、萝卜、冬瓜
支气管炎	胡萝卜、鱼腥草
肺炎	萝卜、冬苋菜、卷心菜
消化性溃疡	白菜、藕、苤蓝、卷心菜、紫菜、歪头菜
消化不良	萝卜、雪里蕻、竹笋
肝炎	南瓜、番茄
脂肪肝	黄瓜、洋葱、竹笋、海带、芹菜
便秘	菠菜、番薯、莴苣、白菜、胡萝卜、芹菜

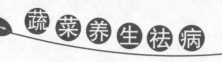
急性肠胃炎	扁豆、土豆、马齿苋、高良姜
痔疮	菠菜、丝瓜、金针菜、黑木耳
高血压	海带、芹菜、冬笋、芦笋、洋葱、茄子
冠心病	黑木耳、竹笋、紫菜、芹菜、荠菜、南瓜
贫血	菠菜、苋菜、茼蒿、发菜、胡萝卜、金针菜
中风	菠菜、胡萝卜
糖尿病	菠菜、扁豆、苦瓜、南瓜、莴苣、洋葱、蘑菇、银耳、竹笋
高血脂	芹菜、荠菜、油菜
痛风	番茄、芹菜
肥胖症	冬瓜、萝卜、黄瓜、银耳、四季豆、番薯
阳痿	大葱、韭菜
遗精	山药、豇豆、韭菜
前列腺炎	番茄、白菜、冬瓜
月经失调	莙达菜、芹菜、甜菜
痛经	韭菜、荠菜
带下病	苋菜、韭菜
产后出血	莲藕、荠菜
产后缺乳	茭白、丝瓜、木瓜、黄花菜、木耳、香菇
痤疮	海带、丝瓜
雀斑	黄瓜、茄子、黑木耳
酒糟鼻	茭白
夜盲症	胡萝卜、菠菜、南瓜、番茄
骨质疏松症	洋葱、卷心菜

图书在版编目（CIP）数据

健康正能量(5)：蔬菜养生祛病，就这么简单！ / 许彦来 , 李运伦 , 赵峻主编 .
— 青岛 : 青岛出版社 , 2015.3
（健康正能量丛书 / 李富玉 , 孙建光主编 ）
ISBN 978-7-5552-0246-2

Ⅰ . ①蔬… Ⅱ . ①许… ②李… ③赵… Ⅲ . ①蔬菜－食物养生 Ⅳ . ① R247.1

中国版本图书馆 CIP 数据核字（2015）第 005420 号

书　　　名	健康正能量（5）：蔬菜养生祛病，就这么简单！
丛书主编	李富玉　　孙建光
本册主编	许彦来　李运伦　赵　峻
副 主 编	张蕴慧　黄　俊　徐克利　陈美南　李敬增　吕　晓
编　　委	徐丽娟　孙习东　徐静雯　朱　梅　张杉杉　胡　靖
	王明勇　闫春草　李　麟　李小飞　张　倩　许晓雯
	颜廷燕　田秀娟　唐成珍　栾岩岩　白　丽　孔　荣
	肖玉燕　侯延云　刘　倩　王玮玮　许　丽　刘腾杰
	庄宝忠　袁　琳　徐冰岩　刘　英　郑琳琳　胡　勇
出版发行	青岛出版社
社　　址	青岛市海尔路182号（266061）
本社网址	http://www.qdpub.com
邮购电话	13335059110　0532-85814750（兼传真）　0532-68068026（兼传真）
责任编辑	傅　刚　E-mail:qdpubjk@163.com
封面设计	润麟设计
照　　排	青岛双星华信印刷有限公司
印　　刷	青岛双星华信印刷有限公司
出版日期	2015年3月第1版　2015年3月第1次印刷
开　　本	16开（710mm×1000mm）
印　　张	18.25
字　　数	300千
书　　号	ISBN 978-7-5552-0246-2
定　　价	29.00元